伤寒六经逢原

孙朝宗 主审

耿贤华 孙震 编著

人民卫生出版社

图书在版编目（CIP）数据

伤寒六经逢原 / 耿贤华, 孙震编著 . —北京：人民卫生出版社, 2019

ISBN 978-7-117-29004-3

Ⅰ.①伤… Ⅱ.①耿… ②孙… Ⅲ.①《伤寒论》-注释 Ⅳ.①R222.22

中国版本图书馆 CIP 数据核字（2019）第 207041 号

| 人卫智网 | www.ipmph.com | 医学教育、学术、考试、健康，购书智慧智能综合服务平台 |
| 人卫官网 | www.pmph.com | 人卫官方资讯发布平台 |

伤寒六经逢原

编　　著：耿贤华　孙　震
出版发行：人民卫生出版社（中继线 010-59780011）
地　　址：北京市朝阳区潘家园南里 19 号
邮　　编：100021
E - mail：pmph @ pmph.com
购书热线：010-59787592　010-59787584　010-65264830
印　　刷：三河市博文印刷有限公司
经　　销：新华书店
开　　本：710×1000　1/16　　印张：17
字　　数：287 千字
版　　次：2019 年 10 月第 1 版　2019 年 10 月第 1 版第 1 次印刷
标准书号：ISBN 978-7-117-29004-3
定　　价：59.00 元

打击盗版举报电话：010-59787491　E-mail：WQ @ pmph.com
（凡属印装质量问题请与本社市场营销中心联系退换）

前　言

　　《伤寒论》乃汉代张仲景著述的一部理论与临床结合的中医典籍,将有关多种外感热病的证候演变作出了系统归纳,创立了六经学说,对于后世中医临证诊疗起到了很大的指导作用,也因此被后世医家奉为经典,为学习中医的必读之书。

　　对于《伤寒论》的学习,由于经文古朴深奥,一般来讲不容易追溯与探讨,这样就形成了"经义难懂"的大问题,再由于"方药简朴"也就又形成了所谓的"经方难用"的第二个大问题。有鉴于此,为了系统地继承《伤寒论》的辨证论治,帮助读者从根本上学习好《伤寒论》,便编写了这《伤寒六经逢原》一书。

　　本书在具体编写过程中,对《伤寒论》中每条经文之下均列有[词注][逢原]两项,对于每条经文中难以理解的字、词、句一一予以点解,作了细致的分析,了解了条文的基本精神,就能够更好地运用到临床辨证论治中去,从而达到学习《伤寒论》的目的。

　　对于《伤寒论》中的方剂,在[词注]与[方义]之中,重点对选药方法以及炮制、煎煮、服法、禁忌、针灸方法等,也做了深浅不同的一一点解,这样就破了所谓"经方难用",自然就会把经方运用到临床实践中去。然而运用经方,切记不可死搬硬套,还要重视加减化裁,灵活运用。前贤所谓:"梓匠轮舆,能与人规矩,不能使人巧"。这规矩中的巧,又全在存乎其人、独立思考、举一反三,触类旁通,经验愈久而机圆法活,然后庶可得之矣。

　　由于我们学识有限,编写经验不足,本书难免存在缺点错误,希望读者给以指正。

编　者
2018 年 5 月

致　谢

《伤寒六经逢原》就要出版了，这标志着我们在追求学术的道路上取得了一些小小的成绩，在满心欢喜的同时，我们要向恩师、山东著名老中医孙朝宗先生致以衷心的感谢，感谢先生对我们的悉心指导和关怀。

孙朝宗先生是孙氏中医世家第四代传人，先生的父亲鲁川公名冠一方，与我国中医方剂学泰斗周凤梧先生相交莫逆，孙朝宗先生幼承庭训，精勤不倦，并拜师针灸名家苏兆仪先生，尽得其传，在青年时代就已取得了重要的学术成就，如今年逾八旬，仍醉心临床，手不释卷，提携后学，不遗余力。先生至今已出版专著十余部，《奇经八脉证治发挥》《临证试效方》《临证方药心得》《〈奇经八脉考〉笺注》等，在学术界产生了重要影响，受到读者的广泛好评。

先生学问渊深，其荦荦大者，乃有两端，一为经方研究，一为奇经八脉研究。

先生于经方研究，体现出一个"精"字。学参诸家，高屋建瓴，又能自出机杼，探微索隐，谦虚谨慎，不轻发一言，而一言既出，必能启人心扉。如先生关于对"桂枝汤的方与法"的阐述，剀切中肯，堪称卓识，提出了桂枝"去皮"乃属衍误；甘草之"炙"乃属烘干；"㕮咀"乃属品尝药物性味以辨真伪等论点，迥异时人，又符合临床实际。又如，经方脚注，人多忽之，而先生能以小见大，深入分析，畅明仲景之法，实是振叶寻根观澜索源的高手。

先生于奇经八脉研究，体现出一个"独"字。名宿吕炳奎先生有赞："开奇经之奥秘，展八脉之证治"，洵非虚语。奇经八脉是经络学说的重要组成部分，所谓"医不知此，罔探病机；仙不知此，难安炉鼎"，但文献散乱，难点甚多，历代学者多视研究为畏途。先生从临床实用出发，提出六经结合奇经综合辨证治疗的独特观点，并对奇经方药进行了系统整理，至今国内无出其右者。

先生临证用药，不拘一格，我等侍诊所见，既有轻剂灵动之效，复有重剂雷霆之威，几多疑难杂病，皆得桴鼓之应，堪称理论临床两擅其长，是学以致用的楷模。

我们追随先生二十多年了，朝夕相处，请教学问，获益良多。先生时常教育我们，要做全心全意为患者服务，品行端正、医术高超、理论扎实的中医人。

在先生的熏陶下,我们在繁忙的诊务之余,钻研学问,在仲景经方研究方面下了一些功夫,合力编写了《逢原》一书,先生不顾年事已高,精心指导,稿件初成以后,又认真审改,倾注了大量心血,没有先生的引导和扶持,就没有我们今天的成绩。

先生经常意味深长地吟诵前贤警句,"少年易老学难成,一寸光阴不可轻""读书切戒在慌忙,涵泳工夫兴味长",作为先生的学生,我们能从中深切地体会到先生传达的鼓励和鞭策,中医之路艰且长,在未来的日子里,我们一定要牢记先生重托,为孙氏中医传承作出新的成绩。

耿贤华　孙震

2019 年 9 月 16 日

说　明

一、本书以江苏人民出版社出版的《伤寒论释义》为底本，条文有所变动，以成无己《注解伤寒论》、柯韵伯《伤寒来苏集》以及南京科学技术出版社出版的《伤寒论译释》等为重点参考资料，并加有部分图说写成此书。

二、本书在【原文】后附有［词注］［逢原］。

1.［词注］对原文中的字、词、句、音义，选择性地进行一一点解，以帮助读者加以认识。

2.［逢原］以中医理论重点叙述经文的基本精神，综合分析仲景在条文中究竟阐述了哪几个问题，以引导读者认识、领会其经文的本义，通过独立思考，融会贯通，更好地应用到临床实践中去。

3. 对《伤寒论》方，除对"右×味"改为"上×味"外，其他皆以原方为主。方后亦列［词注］［逢原］。在词注与方义方面的重点字、词、句等，大都作了一一点解，对方剂的功效与主治重点加以阐述，并提出了个人的一些看法，引导读者正确地应用于临床治疗，以解决所谓"经方难用"的问题。

目　录

绪 论

一、概述

（一）《伤寒论》中的六经涵义

《伤寒论》的主要内容，是六经分证与治疗，这个六经就是太阳、阳明、少阳、太阴、少阴、厥阴。这六经分证是《黄帝内经》"热论"中的六经，"热论"所谓的六经，只是作为分证纲领。《伤寒论》发展了《内经》"热论"，而论述的六经是辨证论治的纲领。"热论"只是论述了热证，而《伤寒论》则又论述了虚证与寒证。《伤寒论》的六经分证是将外感热病所发现的各种症状，根据人体抗病能力的强弱，病势的进退缓急进行分析，找出变化的规律与类型，从中作出辨证论治的依据，凡属抗病能力强的，其病亢奋的，统称为三阳证，治疗当以祛邪外出为主；抗病能力虚弱的，病势衰减的，统称为三阴证，治疗当以扶助正气为主。那么证候的产生，必然是病变的反映，六经证候就必然和经络脏腑有着一定的联系，所以对六经分证，必须全面理解，才能作出正确的认识与诊断。

如足太阳经络起于目内眦，上额交颠，从颠入脑还出别下项，挟脊，抵腰中，循环于人体的背部，所以太阳病有头项强痛，腰脊疼痛、癫疾，目似脱，项如拔等症。足阳明经络，起于鼻之交頞中，下循鼻外，其直行者从缺盆下行，经胸腹下行至足。主要循环于人体的前部，所以阳明病有身热面赤，腹胀痞痛，汗出、颈肿、大腹水肿等症。少阳经络起于目锐眦，上抵头角，下耳后，从缺盆下循环于胸部与胁部，主要循行于人身的侧部，所以少阳病有耳聋、目眩、胸胁苦满等症。

足太阴经络，起于大趾之端，入腹属脾络胃，上膈挟咽，连舌本，散舌下，其支者，复从胃，别上膈，注心中，其病腹满时痛，食则呕、噫气不除，身重心烦，泻利、黄疸等。足少阴的经络，起于小趾下，走足心，出然谷，上股、贯脊，属肾，络膀胱，其直者，上肾肝膈，入肺中，从肺络心，注于胸中，其病咽痛、咽干、目不明、心如悬、善恐、烦心心痛，嗜卧等。足厥阴经络，起于大趾，循足跗，上行至股阴过阴器，抵小腹，贯膈，布胁肋，循咽喉上颃颡，连目系上出额，与督脉会于颠顶。病则气上撞心、心中痛热等。

与脏腑的关系尤为密切,膀胱为太阳之腑,如外邪不除,内传于腑,便会形成蓄水与蓄血之证,热邪入于膀胱气分,膀胱的气化功能不行,则会出现小便不利,口渴脉浮的蓄水证;若热邪与膀胱血分相结,则病少腹硬满,其人如狂的蓄血证。胃为阳明之腑,热邪侵入胃腑,津液为之耗损,腑气转输不利,则为腹痛拒按,大便秘结的肠胃燥实证。胆为少阳之腑,如胆热上逆则为口苦、咽干、目眩。胆气横逆犯胃则又病不欲饮食,心中烦热,呃逆呕吐等。太阴病的腹满吐利,主要原因是脾阳不振、转输无权,少阴病的无热恶寒,脉细微,但欲寐,主要是心肾阳气衰弱。厥阴病的气上撞心,主要是肝气上逆。

（二）六经与经络脏腑的病变

经络脏腑是人体不可分割的整体,一经病变很可能影响到另一经。六经的传变,阳证大多从太阳入阳明与少阳。若人的体质虚弱,也可以邪传至三阴经。阴证大多从太阴传入少阴与厥阴经,但也有邪气直中少阴经的。

阳证传入三阴,有表里相传的,如太阳经传入少阴经,阳经传入太阴经,如少阳经传入厥阴经,这当然不是绝对,但病邪的传变,大多是由表证而里证,由实证而虚证,反而在正复邪衰的情况下,亦可由里达为表证,由虚转为实证,在《伤寒论》的条文中,也有太阴病转化为阳明实证;少阴病转化为太阳腑证;厥阴病转化为少阳证,这都属于六经传变的规律。病邪的轻重缓急,体质的强化与衰弱以及治疗过程中的当否,是决定疾病传变的主要因素,举凡病人身体虚弱,治疗与护理不当,虽然是阳证也可以转变为三阴证,如果治疗与护理得当,虽然是阴证也可以转变为三阳证。病邪的传变虽然没有固定形式,但总不出六经的证候范围。

（三）六经与气化的关系

六经气化对疾病也有很大关系。如果对于六经的气化不明,也就不能更全面更深刻地解释病情与病理。比如说"少阳之上,火气治之,中见厥阴",肝与心包络同称厥阴,这样,就说明少阳之本以火为治,它的中气是厥阴风木。余经可以类推。并联系到发病上,比如少阳之上又火为本,故其发病则口苦、咽干、目眩。因炎性炎上,炎上则作苦,故有口苦,相火灼阴则为口干,风火上冲于头目,则为目眩,这都是从本发病的明证。而厥阴从乎中者也是这样,因厥阴为阴尽阳出之经,故其见证则厥热交替,而以热多为顺。

（四）六经与八纲辨证

《伤寒论》的六经虽然是辨证论治的纲领,而在具体应用时,确是遵循阴阳表里寒热虚实八纲的精神,所以明白了六经分证以后,还必须依赖八纲辨证的法则,两者不可分割,要相互结合才能辨证精确,治疗得当。例如太阳经的表证,如果不辨其表虚表实,又怎么能分别进行解肌与发汗的治疗呢。又如少阴病为虚证,若不辨其虚寒与虚热,便不可能确定哪一个可用扶阳,哪一个可用滋阴的治疗。由此可知,六经与八纲的辨证论治,关系相当密切。所说六经概括了八纲论治,六经与八纲在辨证论治上是一个不可分割的整体。

阴阳是相对的不同属性,而疾病的产生,都是由于人体阴阳偏盛偏衰所引起,阳气盛实,抵抗力强,则发病为热证、实证。阴气盛实,抗病力弱,则发病虚证、寒证。《伤寒论》中对于证候的划分,虽有六经分证,但实质上是不离阴阳两纲的范围。在临证观察病人之际,首先辨清阴阳,才能作出进一步的诊断,如"病有发热恶寒者,发于阳也,无热恶寒者,发于阴也",就是从有热无热和恶寒的病情上来辨别疾病的属阴与属阳,再分析其属于三阴三阳的哪一类型,和其病位的深浅以及正邪的盛衰,则病变的性质自然明确无误了,所以说,阴阳又是八纲中的纲领。

表里是分析病位的纲领,邪在经络肌表的为表证,邪在脏腑的为里证,发表与攻里,是根据病位的深浅而决定的治疗法则。太阳表证,宜用解表发汗;阳明里证,可用清泻里热或攻下里实。但病疑似在表里之间,或表里同病,辨别表里尤为重要,如"伤寒,不大便六七日,头痛有热者,与承气汤,其小便清者,知不在里,仍在表也,当须发汗"。又如"伤寒医下之,续得下利,清谷不止,身疼痛者,急当救里;后身疼痛,清便自调者,急当救表,救里宜四逆汤,救表宜桂枝汤。"前者根据小便来分辨头痛发热的属表属里,而决定或汗或下的治疗,后者是以大便的情况,来分辨表里的缓急而决定先里后表的治疗。表里同病的治疗,有先表后里、先里后表和表里同治的三个法则。如表病里虚,以里虚为急,应先治其里而后治其表,上述所谓先与四逆汤治里,后与桂枝汤以救表,便是其例,若不先治里虚而妄用发表,而表邪不解,里虚必甚,所以在里虚兼表的情况下,必先救里,待正气恢复以后,才可以使用解表发汗。在表里同病时,应先解表,而后攻里,可以制止表邪内传,若不按照这一原则先攻其里,则里病不已而使表邪内陷,还可能引发其他病变。有时里实为甚,病情较急,虽有表证未解,亦可先攻其里,如已见发狂之象,病情较重的蓄血证,虽有太阳表证,亦可先攻其里,当用抵当汤急攻其瘀,这就是属于表病里实而里急于表的治疗。如表里同病而病情均急,则可表里同治,如太阳与少阴的两感证,治疗以麻黄附子细辛汤,这也就是既温经又解表的方法,又如表里热不汗出而烦躁的大青龙汤证,即是解表与清里同治的方法,知道了这些规律,对于表里兼病的治疗,才能作出正确的处理。

寒热是辨别疾病性质的纲领,凡病势亢进,阳邪偏盛者,多属于热;病势沉静,阴邪偏盛的症状,多属于寒。如自利不渴属脏有寒,下利欲饮水者为里有热象。脉滑而数的属于热,脉沉而迟的属于寒,这些都是以疾病的现象作为诊断寒热的根据。一旦寒热极盛,便会出现反常的现象,假如"病人身大热,反欲得衣者,热在皮肤,寒在骨髓也;身大寒反不欲近衣者,寒在皮肤,热在骨髓也",前者内真寒外假热,后者内真热而外假寒。临床诊断此病,就不能仅凭体表肌肤的寒热,必从病者喜恶之情断其里证以探疾病寒热的真相,才能作出正确的处理,所以说六经病的寒热,也是辨证施治的重要内容。

虚实是辨别邪正盛衰的纲领。"邪气盛则实,精气夺则虚",虚是正气虚,实为邪气实。辨别虚证与实证,是在治疗上采用扶正与祛邪的关键所在。《伤寒论》中所述的"发汗后恶寒者,虚故也,不恶寒但恶热者,实也"。前者是发汗之后阳气虚弱,故不发热而恶寒,后者是发汗之后,又因其发汗不当而邪气内传,所以不恶寒而发热,前者采用芍药甘草附子汤以治其虚,后者使用调胃承气汤以攻其实。综上所述,可知六经与八纲,是外感病辨证论治的核心,弄懂八纲与六经的关系,才能够分清寒热虚实,所以说六经的辨证离不开八纲的法则。

(五)六经与奇经八脉的关系

《伤寒论》的六经与奇经八脉的关系是甚为密切的。《伤寒论》之论述,以六经为宗旨,旁涉了奇经八脉之治,仲景不言奇经,恐乱其六经之旨也。今特论仲景《伤寒论》中的针灸方法以示端倪。

论针刺风池、风府:《伤寒论》指出:"太阳病,初服桂枝汤,反烦不解者,先刺风池、风府,却与桂枝汤则愈。"初服桂枝汤,反烦不解,这是因为邪气郁闭于太阳经腧较甚,经气不得流通,扰其胸膈而生烦,仲景先刺风池、风府,直接破其经腧之结,结气散,再与桂枝汤,药力不受阻碍,因而邪气速散而烦亦自解。正如徐灵胎所说:"此非误治,因风邪郁结于太阳之要络,则药力不能流通,故刺之以解其结,盖邪风太甚,不仅在卫而在经,刺之以泄经气。"风府穴为督脉经穴,位于枕骨下缘,督脉又为手足三阳经经气所会,主统摄诸阳经之经气,也为通达脏腑功能的枢纽,该穴主治伤风头痛,颈项强直等。而风池为手足三阳、阳跷、阳维之会穴,位于项侧发际之陷中,针之有祛邪散风之功,可疗风寒、汗不得出、偏正头痛、颈项强直等。位于项部太阳经之要穴天柱,大有发散祛邪之功,仲景为什么不采用此穴针之,而但刺风池、风府。因为风府一穴正当项部之中,能通督脉以行太阳经之气的缘故。天柱为太阳经之俞穴,但其经气必并之于督脉,这又是因为诸阳之经皆"纲乎于督脉"的缘故。风池穴为少阳经经气经过项部之要穴,刺之可以预防太阳之邪传入少阳,含有预防为主之意。

论针刺大椎及肺俞、肝俞:仲景所以要针刺大椎、肺俞、肝俞,这是因为该病具有太阳病的头目眩晕及"时如结胸",时如结胸,并非是结胸证,结胸是满痛特甚,没有休止,本证的"时如结胸"只是心下痞满,而又时轻时重,这主要是热邪之气,游荡于太阳、少阳之间,病在太阳,忌用下法,病在少阳,忌用汗法,所以仲景于《伤寒论》第147条与176条分别告诫:"慎不可发汗""慎勿下之",既不可发汗而又不可攻下,因此便采用针刺大椎及肺俞、肝俞,进行治疗。大椎穴,位于第七颈椎和第一胸椎棘突的中间,为督脉经穴,手足三阳经所会,督脉统一身之阳气,有疏散表邪之功,主治头项强痛,外感风寒,脊背痹痛及肩膊挛急之证。仲景兼针肺俞,直接退肌表之热邪。刺肝俞,直接泄肝胆之热邪。

论灸少阴经:仲景灸少阴经,主要是针对少阴经的阳虚阴盛证,主证有三:一为气血不复脉不至,一为阴血虚、汗出亡阳,一为少阴阳气衰微。《伤寒论》指出:"少阴病,吐利,手足不逆冷,反发热者不死,脉不至者,灸少阴七壮。"脉不至主要因吐利,气血一时不复,属于阳虚阴盛的重证,灸少阴以温通经络,回阳复脉,至于灸少阴七壮之穴,一般认为灸关元穴、气海穴。历代医家,如常器之主张灸太溪穴,柯琴主张灸太溪、复溜,承淡安主张灸气海穴及太溪穴,均可作为参考。《伤寒论》指出:"少阴病,下利,脉微涩,呕而汗出,必数更衣,反少者,当温其上,灸之。"历代医家大都主张灸神阙穴、中脘穴以急救回阳。少阴阳气虚弱者,《伤寒论》指出:"少阴病,得之一二日,口中和,其背恶寒者,当灸之,附子汤主之。"这主要是阴寒之气郁滞于督脉,至于灸法,重点是大椎穴,以回督脉之阳。更可配任脉经的关元穴与气海穴。以上所谓"灸少阴经",尽管历代医家所采用的穴位不同,但是温经、回阳、复脉的宗旨是一致的。

二、总纲

(一)阳证和阴证初起正局

【原文】病有发热恶寒者,发于阳也,无热恶寒者,发于阴也,发于阳,七日愈,发于阴,六日愈,以阳数七,阴数六也[①]。(7)

[词注]①阳数七,阴数六也:古人以一、二、三、四、五为五行的生数,为五

行之初生。六、七、八、九、十为五行的成数,为五行之成长。天一生水,地六成之,地二生火,天七成之,所以六表示水数足,七表示火数足,阳数七,阴数六,乃阴阳水火之气已经充足,足以胜邪之意。

[逢原] 本条提示:可以根据伤寒的症状,来诊断疾病的属性和愈期。

阴阳是一对不同属性而又相对的代名词,无论何种疾病,都有相对的两种情况,把疾病分作阴阳两种类型,是为提纲挈领,也是辨证论治的原则。

发热恶寒发于阳,无热恶寒发于阴,这是根据疾病初期发现有无发热,来断定病发于阳或病发于阴。发热恶寒,反映了正邪相争情况,阳气能与邪争则发热,阳气被邪气所胜则恶寒,三阳之经病,皆有发热,太阳病有发热恶寒,阳明病有蒸蒸发热,少阳病则有往来寒热,所说凡有发热证候则为病发于阳,无热恶寒只有恶寒而无发热,说明阳气衰弱阴寒独盛。

至于阳数七,阴数六,从理论上仍不出阴阳范例,奇数为阳,偶数为阴,七日为奇数,六日为偶数,所以说阳证的愈期为七日,阴证的愈期为六日,这仅仅是一种推理的方式,其疾病的愈期决不会如此固定。临床应根据具体的脉证以及疾病的趋势,和人体正气强弱来分析,至于七日愈日数不必泥定。

关于"发于阳""发于阴"历代医者看法不一,归纳起来有三点。

1. 柯韵伯、钱潢主张此条为六经总纲,《伤寒论》之大法,发热恶寒为邪中三阳,无热恶寒为邪中三阴。

2. 成无己、陈修园主张所说阴阳,一主太阳、阳病之始。二主少阴、阴病之始。

3.《医宗金鉴》、魏荔彤主张都在太阳本经,风伤卫、中风发汗;寒伤营、伤寒,不即发热。

现在综合分析一下,根据有热是病在阳经,无热是病在阴经,因为发热大都在阳经,阴经大多无有发热,局限分析,也不完全对,因为太阳伤寒,初起也有暂时不发热的,难道可以诊断为病发于阴,而用温中、四逆吗?事实上并不完全如此。

又如以风为阳邪,寒为阴邪,风伤卫为病发于阳、寒伤营为发病于阴,把风寒与营卫割开不为妥当,事实上风与寒,营和卫,不能决然分开,中风与伤寒的定义,是根据它们的症状不同而分的,如果离开了脉证侈谈风与寒,乃是空谈。

再如以寒热分阴阳,不必凿分营卫经络,柯氏的这一说法,真乃直截了当,是客观可从的。

仲景在本条以有热无热,指出了阴阳的不同,是给医者一个初步的概念,然后再结合其他症状,进一步辨证,才可以得到确实的诊断。例如说病人有头项强痛,而脉象微细、但欲寐等,当然就是病在少阴了。阴阳作为病的概括,要结合脉证来理解,离开脉证的推论、刻板的认识,不免是片面的。

（二）寒热真假辨

【原文】病人身大热①,反欲得衣者,热在皮肤②,寒在骨髓③也,身大寒,反不欲近衣者,寒在皮肤,热在骨髓也。（11）

[词注]①大:当读太意,犹言甚,大热、大寒,犹言甚热、甚寒。

②皮肤:此指人身肌表而言。

③骨髓:此指人体内部而言。

[逢原]本条提示:病有寒热真假,内外不一,阴阳疑似的辨证原则。

此条重点指寒热真假,内外不一,诊断这种病时,必须要认真去辨证,病人身太热,反欲覆衣被者,为内有真寒外有假热,又名阴证似阳。病人身太寒,反不欲覆衣被者,为内有真热,外有假寒,又名阳病似阴。这是临床辨证的关键。

1. 外假热内真寒——不渴,渴而不欲饮水,畏寒喜温,小便清利,其脉浮而有余,沉取不足,舌胖嫩,舌苔白滑。

2. 外假寒内真热——口渴多饮,更喜冷饮,扬手掷足,肢冷而手心热,溲赤热痛,浮紧而数,沉按有力,舌色绛,苔黄燥。

以上所说,只是一般的认识,欲求诊断明确,还须结合其他脉证作综合性的辨证,方可不为疑似所误。

三、《伤寒论》的学习方法

1. 记住六经纲领,掌握辨证关键　怎样记住纲领,就是抓六经主证主脉,作为辨证论治的依据。分清主次,知常知变,据八纲辨证,依汗吐下和温清消补结合方剂用药,只有如此,才能掌握辨证论治的关键。

2. 熟悉条文,融会贯通　历代先贤对于学习《伤寒论》主张熟悉条文,融会贯通,一是通本背诵,也就是死背硬记,若想背诵得朗朗上口,起码得一年半载。二是融会贯通,到这一步,再结合临床,那就真不是三五年的事情了。

3. 以证订方,方随证变　有主张以证订方、方随证变者,如柯韵伯的《伤寒来苏集》,尤在泾的《伤寒贯珠集》等,必先掌握主证主脉及主证主方与变证,之后,随其证变,习其方变,这样的学习方法很简捷,条理清楚,收效亦快。

如太阳篇:有太阳经证与太阳腑证,太阳经证有太阳中风与太阳伤寒,中风宜桂枝汤,伤寒宜麻黄汤。太阳腑证有蓄水证与蓄血证,蓄水宜五苓散,蓄血宜桃核承气汤等。

中风桂枝汤证,除注意方后禁忌,其类证变法下即有方随证变,如:桂枝加厚朴杏子汤、桂枝加葛根汤、桂枝麻黄各半汤等。麻黄汤证亦从其体例,类证变法下即有大青龙汤、小青龙汤、葛根汤等。

汗、吐、下、火迫诸逆变证,均属救误,书中更加体现了辨证论治的灵活性,如栀子豉汤,主证为虚烦而不得眠,心中懊恼,少气者加甘草,呕逆者加生姜,腹满者加厚朴。都是以证订方,方随证变的方法。这种方法思路清楚,方法得力,得心应手,触类旁通,结合临床,就可以获得深刻的领会,取得良好的疗效。

4. 参考名著 我们认为,较好的范本有成无己的《注解伤寒论》,柯韵伯的《伤寒来苏集》,尤在泾的《伤寒贯珠集》。尤为洋洋大观者,当推当今南京中医学院编著的《伤寒论译释》,此书通释了《伤寒论》,论述中肯,集历代各家之说附之于后,并加按评述,可为当今一部最有说服力的名著,学者亦不可不读。

第一篇

辨太阳病脉证并治

一、治法大纲

（一）太阳病脉证提纲

【原文】太阳之为病,脉浮①,头项强痛②,而恶寒③。(1)

[词注]①脉浮:脉的形象,浮于体表,如水漂木,轻手按之即得。

②头项强痛:此指头痛项强的意思。项指颈的后部,强,僵意,指重着而强硬。

③恶寒:指畏寒怕冷。

[逢原]本条提示:太阳病的脉象及症状的提纲。

太阳病,是指太阳经脉受病,太阳经主人身的外表部位,又为六经的藩篱,一旦外感风寒,首先要伤及太阳经,所以又称太阳经为六经之首,太阳经受到风寒侵袭所发生的症状,就是太阳病。它的主要症状与脉象,即脉浮,头项强痛,而恶寒。脉浮是太阳经的主脉,其状浮于体表,轻手按之,如水漂木,浮脉加头项强痛,恶寒,才是太阳病。若是脉浮,并没有头项强痛、恶寒等,不能称为太阳病。如果见有太阳表证,而脉相反不浮,或沉,或浮而太弱,也不能称之为太阳病。

太阳病的病理,是太阳病的主要脉证决定的。脉浮,是因为风寒束表,影响正气卫外的功能,人体气血奔放于肌表,所以脉浮。风寒侵袭于太阳经脉的部位有关,太阳经脉,起于目内眦,上额交颠,其直者,从颠入络脑,还出别下项,所以也就会出现头项强痛的症状。风寒乍束太阳肌表,人身卫阳之气一时被郁遏,所以出现畏寒怕冷,这种恶寒又往往伴有发热出现,它同样都是太阳经表证的主要症状,也是辨证的要点。有关太阳病的论述,前贤之叙备也,惟包识生所谓:"夫太阳寒水之为病,有气、有经、有质三者之别,脉浮即气病也,头项强痛即经病也,恶寒即质病也。"其论亦为剀切。

头为诸阳之会,有太阳头痛、阳明头痛、少阳头痛,当从经络的循行部位加以区别:

三阳头痛 { 太阳头痛——在头后,接连项部而项强。
阳明头痛——在头前,前额部为甚,以前额胀痛为甚。
少阳头痛——在头侧,额角胀痛为甚,有时抽掣如刺为剧。

(二)中风伤寒脉证

【原文】太阳病,发热,汗出,恶风,脉缓①者,名为中风②。(2)

[词注]①脉缓:指脉搏有和缓之貌,即浮缓。

②中风:古人称中风证,即今之伤风证。与中风半身不遂,口眼㖞斜不同。

[逢原]本条提示:中风证的主证与主脉。

本条所谓中风,当包括太阳之为病脉浮头项强痛而恶寒脉证在内,由于受邪不同,而有不同的脉证,本条因风寒伤人肌表,卫阳被遏而欲伸,所以发热。风性疏泄伤及太阳,卫外失密,皮毛疏松,所以出汗。关于恶风,是指在当风处才感到肌肤寒凛,在无风之处,即无如此感觉。脉缓,即脉浮而缓,指脉搏有和缓之形象。

对于中风,此条专指太阳中风,即表证,也就是伤风证,但与杂病中的中风猝然仆倒,口眼㖞斜,神志昏迷的中风脑病涵义不同,不可混为一谈。

【原文】太阳病,或已发热,或未发热,必恶寒①,体痛呕逆②,脉阴阳俱紧③者,名为伤寒④。(3)

[词注]①必恶寒:寒性阴凝,伤人肌表,卫阳一时不得伸展。

②体痛呕逆:寒邪伤人肌肤,阳气不伸,经络郁闭,所以身体疼。寒邪入内,胃气被束,失却和降,上逆而呕。

③脉阴阳俱紧:解释有二,一指尺寸,因尺为阴,寸为阳。二指浮沉,因浮为阳,沉为阴。紧脉,如按绳索,转索有力,这里的紧是指浮紧,浮紧为表寒,常与发热恶寒无汗并见。

④名为伤寒:寒主收引,肌肤敛束,皮毛闭塞,脉见浮紧,故名。

[逢原]本条提示:重点指出了伤寒证的主证与主脉。

本条的脉证与上条相比,上条属于表虚,此条属于表实,或已发热,或未发热,可知太阳病当有发热,未发热只是时间的迟速,终究是要发热的。必恶寒,是寒邪伤表的必有症状。寒邪外束,伤及人之肌肤,经络郁闭,阳气不得伸展,所以身体疼痛。寒邪伤人肌肤,胃气受束不能和降,所以上逆作呕。寒气主收引,肌肤寒束,皮毛闭塞,所以脉见浮紧。

关于恶风与恶寒:恶风是当风而恶,无风则不恶;而恶寒就是在无风之地亦感到畏寒,甚至向火、重加衣被仍然不得缓解,临床恶风常与自汗并见,因风性疏泄;恶寒常与无汗并见,因寒气冷凛,主收引。然而恶风与恶寒之间,只是程度轻重不同,也很难截然划分,寒邪袭人必借风力之助,风邪伤人,也有寒冷的感觉,因此临床恶寒的病人,一定也恶风,恶风的病人,也会感到恶寒。

附:中风与伤寒的主要鉴别:

$$太阳病\begin{cases} 中风——自汗、脉浮缓、表虚证、恶风。 \\ 伤寒——无汗、脉浮紧、表实证、恶寒。 \end{cases}$$

(三)温病风温脉证

【原文】太阳病,发热而渴,不恶寒者,为温病①,若发汗已,身灼热②者,名风温③,风温为病,脉阴阳俱浮,自汗出,身重④,多眠睡,鼻息必鼾,语言难出⑤,若被下者,小便不利,直视失溲⑥,若被火⑦者,微发黄色,剧则如惊痫,时瘛疭⑧,若火熏之,一逆尚引日⑨,再逆促命期。(6)

[词注]①温病:在这里指广义伤寒之一。

②身灼热:灼热而无汗。

③风温:此指温病误治的坏证,与后世的外感风温不同。

④身重:热甚伤耗津液之后,气虚四肢痿弱无力。

⑤鼻息必鼾:风火上扰,清窍不利,气粗有声。

⑥失溲:溲指大小便,下后伤气,下焦失却约束的能力,亦指大小便失禁。

⑦若被火:此指经过艾灸或火熏等法,促使荣血瘀败。

⑧瘛疭:指神志失常抽风挛急。

⑨一逆尚引日:误治之后,性命尚可延续数日,若一误再误,生命就会危险了。

[逢原]本条提示:温病的脉证,以及误治后的各个变证。下设三表解之。

1. 温病、伤寒、中风三者鉴别

$$证候\begin{cases} 温病——发热不恶寒,口渴,为热病伤津。 \\ 伤寒——脉浮紧,体痛呕逆,无汗,表实证。 \\ 中风——脉浮缓,头项强痛,有汗,表虚证。 \end{cases}$$

11

2. 温病误治的变证

证候
- 脉阴阳俱浮——阳热内外俱盛的病变。
- 自汗出——热邪充斥内外,迫使津液外泄之危候。
- 身重——热甚伤津,气虚神怠,四肢乏力。
- 多眠睡——热邪太甚,神志昏迷。
- 鼻息必鼾——风热上扰,清窍不利。
- 语言难出——热邪充斥肺胃,语言难以发出。

3. 误下、误火的坏证病变

误下
- 小便不利——风湿误下,重伤津液,水源枯竭。
- 直视失溲——重伤津液,精神昏愦,二便失禁,两目转动不灵。

误火
- 微发黄色——误火后,火热伤及营血,血被熏灼,郁蒸而为发黄。
- 惊痫瘛疭——火攻太甚,热极生风,内通神明,筋脉失养而抽掣。

通过以上表解,我们可以理解仲景于本条重点提示了对于温病的辨证与治疗大法。太阳病当以汗解,无论太阳伤寒与中风,都应当以辛温解表的方法治疗,而温病当以辛凉解表的方法治疗。温病变化为风温的种种变证与坏证,都是因为错误地用了辛温方法以及误下与火熏,对于这些错误,统言之都是重伤了人体津液所产生的诸多病变。综观《伤寒论》,仲景一再提示了清热、养阴、苦寒、甘寒、咸寒、固下以及收摄真阴等治疗法则,其方如白虎汤、黄芩汤、麻黄杏仁甘草石膏汤、竹叶石膏汤以及黄连阿胶汤等。掌握了仲景在本条的提示,对于风温病的诸多变证,无论在辨证以及治疗方面都是具有重要临床价值的,这也就是仲景于本条所揭示的本义。

(四)汗下缓急辨

【原文】本发汗,而复下之,此为逆①也,若先发汗,治不为逆。本先下之,而反汗之为逆②,若先下之,治不为逆。(90)

[词注]①此为逆:错误的治法。

②而反汗之为逆:表里同病,里气急,应当先用下法,反而用了发汗法,这也是错误的治法。

[逢原]本条提示:汗下先后的治疗原则。

太阳病的伤寒与中风,应用辛温解肌发汗的方法是正确的,如果既有表证又有里证,应当首先解表发汗,这是定律,病愈之后,再行攻里。对于表里同病,还应当注意孰轻孰重,倘若表证急迫,虽有里证,也应当先解表;若里证急迫,如便秘、脘腹胀满,或大便燥结,环脐作痛,或发谵语,虽有表证,也要当先攻里,假若执意先表后里,那定然是错误的,所以临床应先辨别孰轻孰重,先治其急,则为治不为逆。

在临证治疗时,还有一个特殊情况,也应当注意,有的患者里证急迫,应用了攻下之法而外之表证亦随之而解,这是为什么呢,这是因为脏腑通畅后,脏腑之气自和,人体的正气自然向外伸展,所以不必再用解表之法而外已解矣,这就是内外和谐的现象。

二、传经、不传经、欲解时

【原文】伤寒^①一日,太阳受之,脉若静^②者,为不传^③;颇欲吐,若躁烦,脉数急^④者,为传也。(4)

【原文】伤寒二三日,阳明、少阳证不见者,为不传也。(5)

[词注]①伤寒:此指广义的伤寒,包括中风在内,与上条名为伤寒有广狭区别。

②脉若静:此指脉证相符,包括伤寒脉浮紧,中风脉浮缓,并没有数急的现象。

③传:转也,授也,为此经之病又转授于他经的意思。

④脉数急:此与脉静相对而言。

[逢原]本条提示:病邪的传与不传,是从脉证的表现上测定的。

伤寒一日,太阳受之,这是《素问》"热论"传经学说的理论根据。临床诊断传经与否,主要以脉证为主,并非"伤寒一日,巨阳受之,二日阳明受之……"。本条所言伤寒一日,或二三日,只是约略之词,可以理解为疾病的初起阶段,太阳病,伤寒脉浮紧,中风脉浮缓,脉证相符,为不传经。

脉象数急,为有传经之势。如果症状出现不恶寒,反恶热,躁烦等,说明病已传经阳明;如果症状出现口苦、咽干、目眩、颇欲吐等,说明病已传经少阳。传经的形式不外两种。

传经 { 循经传——按六经次序相传,太阳、阳明、少阳。
越经传——不按六经相传,太阳传少阳。

病在太阳、阳明或少阳,阳气盛实,可与邪相争,若阳气转虚不能抗邪,或误治后阳气衰,病邪也可陷入三阴经,由浅而入深,由轻转重地传变。又有太阳经直中少阴经的,具有少阴症状,经过治疗,阴气消失,阳气来复,而又出现阳经的症状,这是病由深转浅,由重转轻的传变。大凡:"阳证入阴为逆,阴证出阳为顺。"

13

【原文】风家^①，表解而不了了^②者，十二日愈^③。（10）

［词注］①风家：凡家字皆指宿病而言，此处应作太阳伤寒中风看。

②不了了：了了是清楚，不了了就是不清楚，此指风家之病，尚未清除。

③十二日愈：在此乃约略的意思。

［逢原］本条提示：表证解后，神气未爽的，还需要待其正气完全恢复，才是自愈。

风，称为家，是说感受风邪较长的症状，虽然用了桂枝汤或麻黄汤，大部分的症状已经解除，只是略有余邪未尽，还感到有点疾病未有了了，临证时这个未有了了，也就不能再用桂麻二汤发散了，这里有两方面的原因，一是余邪尚未全清，一是正气尚未全复，这也就是后人常说的待期自疗。

关于十二日愈的问题，是古人根据"七日来复"以及"五日为一候"的说法而预定的，七日来复加上五日一候，也就十二日了，对于这种刻板的认识，万万不可拘泥。老百姓对于疾病的认识也有一种说法，就是"紧七慢八"，意思是七日之内病若不减，等到第八日至第十五日，其病就会逐渐地好起来，直到病愈。医生应当了解这些问题，但决不能作为治疗的依据。

【原文】太阳病，头痛至七日以上自愈^①者，以行其经尽^②故也，若欲作再经^③者，针足阳明^④，使经不传则愈。（8）

［词注］①七日以上自愈：古人根据"天一生水，地六成之"及"七日来复"的理论拟定的，不可作为临床定律。

②经尽：旧说伤寒日传一经，六日至厥阴，七日再传太阳，八日再传阳明……，不可作为依据。

③再作经：很可能是传入阳明经或少阳经。

④针足阳明：太阳病甚，有向阳明发展之势，针足阳明经，使邪气不能传入阳明，此含有预防为主之意。

［逢原］本条提示：指出太阳病的机转以及防止传经的方法。

《内经》指出："七日巨阳病衰，头痛少愈。"是说太阳病不论中风、伤寒，还是发热与否，以及脉象浮紧与脉象浮缓，等到第七日后，阳气回复，这个太阳病证就会病愈，然而这仅是一种说法，但绝无定律。倘若医者遇到这种情况，难道就让待期七日以上自愈么？如果七日以上不愈怎么办？医者不可学书费命，为解除病痛，亦可应用温阳散风之方调之，让病邪解之于太阳之表。像这样的小方，在《伤寒论》中也有桂枝麻黄各半汤、桂枝二麻黄一汤、桂枝二越婢一汤，这都是仲景调治太阳病的一些灵动之方，难道我们就不能借鉴其义而用之? 有关传阳明的问题,它必须有欲传阳明之势,如发热加重,又有欲吐或心中嘈杂不安等,才可断定欲传阳明。历代医家大都认为针足三里穴,针之能使谷气、荣气、胃气、元气上升,以抵御邪气深入之意。

【原文】太阳病,欲解时,从巳至未上。(9)

[逢原] 本条提示:指出了太阳病欲解的大概时间。

六经欲解时,历代注释者,大多随文附意,艰涩难懂,惟有包识生先生深入浅出的解释,可为振聋发聩之作,此选包氏对于六经欲解时之章节,以示读者:

包识生指出:"按一日十二时,三阳居九,三阴居五,寅时为日出天晓之时,阳气初生,乃是小阳,小阳者少阳也,故寅卯辰三时为少阳所主,少阳虽主三时,尚含厥阴母气二时在内,如哺乳小儿在母怀中时候更多也,小阳渐大曰渐高,至巳午未三时,日居天中则小阳变为大阳也,大阳者,太阳也,故巳午未三时为太阳所主,阳气由小而大,大而必旺,旺则极明,故曰阳明,日已斜西,阳气衰老,阳明者,纯是一个老阳也,故申酉戌三时,为太阴所主,太阴之后子时阳气渐多,阴气渐少,少者少也,故子丑寅三时,为少阴所主,两阴交尽曰厥阴,厥阴者,老阴也,阴老必衰,则阳气渐旺,而且中含少阳,故丑寅卯三时,为厥阴所主也。夫病之,虚者得旺时而愈,实者得旺时而剧,所以太阳病欲解时从巳至未上。先师下一从字,甚有深义,即虚从之谓也……问曰,太阳病欲解时何以在巳午未三时? 答曰,大阳者,太阳也,日中之阳为太阳,太阳病之虚者,得天地太阳之助力,正旺而邪衰,故病欲解也。"

本条指出了太阳病愈与天人相应的道理,人禀天道自然之气,是为一个小天地,与天地相应而生,此条的主旨告诉我们,太阳病欲解,指虚证而言,若属实证,遇此时则病剧。以上包氏之论,乃点睛之论矣。

三、桂枝汤证

(一)桂枝汤证正治

【原文】太阳病,头痛,发热,汗出,恶风,桂枝汤主之。(13)

[逢原] 本条提示:桂枝汤证的主要症状。

本条为桂枝汤的本证。所谓太阳病,太阳主人身肌表,即所谓人身"藩篱"。统辖营卫。与太阳经脉的循行是分不开的,其经起于目内眦,上额交颠,其支者,从颠到耳上角,其直者,从颠入络脑,还出别下项。风寒外袭,太阳经首当其冲,发病必为头痛;太阳主表之营卫,风寒束之,正邪相争而发热,汗出是由于人体的体质不同,虚者,肌肉疏松而有汗,有汗则恶风,实者,肌腠密集而无汗。本条之头痛发热、汗出、恶风,是太阳中风证的虚证,所以应用桂枝汤以调和营卫,解肌发汗。

【原文】太阳中风,阳浮而阴弱①,阳浮者,热自发,阴弱者,汗自出,啬啬②恶寒,淅淅③恶风,翕翕④发热,鼻鸣⑤干呕⑥者,桂枝汤主之。(12)

[词注]①阳浮而阴弱:阳浮指浮缓之脉,轻手按之即得。阴弱指沉取之脉为弱。

②啬啬:啬,音色,形容怕冷的样子。

③淅淅:如小雨洒到人体皮肤的一种感觉。

④翕翕:发热轻浅,这种情况,就像羽毛覆盖在身上,潮湿闷热的样子。

⑤鼻鸣:鼻中窒塞,气息不畅而鸣响。

⑥干呕:呕而无物,俗名干哕。

[逢原]本条具体地指出了太阳中风证的脉象与症状。风邪盛而腠理开,故汗出而恶风,这种汗出发热现象是风邪不散,风胜而脉浮,热蒸汗出,阴弱不能内守而发泄,津气益虚,故曰其脉阳浮而阴弱。所说:"阳浮者,热自发,阴弱者,汗自出。"由于太阳中风,发热汗出,故脉为浮缓,这种发热汗出的症状比太阳伤寒发热无汗为轻,也是由于发热汗泄,体质虚弱,更有身上怕风恶冷的感觉,以及如小雨阵阵洒在身上一样,人身正气与风邪相争,在肌肤之间的热而是一种潮湿闷热的状况。这种潮湿问题,影响到肺窍不利,就会鼻鸣,影响到胃气的升发,就会有干呕的现象,对于这种典型的太阳中风证,应以桂枝汤主之以调和营卫,解肌发汗。

12 条与 13 条之主证
- 主证主脉——头痛、发热、汗出、恶风、脉浮缓。
- 头痛——即头项强痛,风伤太阳之经。
- 发热——风邪不散,阳气浮越。
- 汗出恶风——肌腠松弛,玄府不固,故汗出恶风。
- 鼻鸣——风热盘踞,肺窍不利。
- 干呕——胃气不得升发而上逆。

桂枝汤方

桂枝三两(去皮)①　芍药三两　甘草二两(炙②)　生姜三两(切)　大枣十二枚(擘)

上五味,㕮咀③三味,以水七升,微火④煮取三升,去滓,适寒温⑤服一升,服已须臾⑥,啜热稀粥⑦一升余,以助药力,温覆⑧令一时许⑨,遍身漐漐⑩微似有汗者益佳,不可令如水流漓⑪,病必不除,若一服汗出病差⑫,停后服,不必尽剂。

若不汗,更服依前法,又不汗,后服小促其间⑬,半日许令三服尽,若病重者一日一夜服,周时⑭观之,服一剂尽病证犹在者,更作服,若汗不出,乃服之二三剂,禁生冷粘滑、肉面、五辛⑮、酒酪⑯、臭恶等物。

[词注]①去皮:去污浊之皱皮,存其真皮,若去皮则为枯木矣,《本草纲目》载:"仲景发汗用桂枝,乃枝条,取其轻薄能发散。"

②炙:烘烤之意,实际上还是烘烤过的生甘草。

③㕮咀:品尝药物气味,以鉴别药物之真伪。

④微火:又名文火,火力不猛烈,煮药小沸不溢为度。

⑤适寒温:冷热要适当,不使汤液过冷或过热。

⑥须臾:即一会儿,半小时左右。

⑦啜热稀粥:啜即今之喝字,喝热粥以助药力发挥。

⑧温覆:覆盖衣被,避风寒以使周身汗出。

⑨一时许:即一个时辰,相当现在2小时。

⑩漐漐:即微发汗出的样子。《通雅》云:"小雨不辍也。"

⑪流漓:即大汗淋漓之貌。

⑫病差:差应作瘥,指病愈。

⑬小促其间:把服药的时间缩短,有催促之意。

⑭周时:即一昼夜24小时,也称晬时。

⑮五辛:即大蒜、小蒜、韭菜、胡荽、芸薹五种有辛辣味的蔬菜。

⑯酒酪:酒与糖类制作的副食品,如奶油酥糖、肉馅糕点等食品。

[方义]桂枝汤一方,是解肌祛风、调和营卫,主治风中肌表、表虚自汗之主方。其方剂组成,不偏不倚,尤为精当。方以桂枝灵动之品为君,加生姜、甘草以辛甘化阳,以芍药、大枣伍甘草益阴气,通血痹,以苦甘化阴。化阴化阳均借甘草调和诸药,"共奏安内攘外之绩"。该方巧妙地运用了啜热稀粥一法及复之使温以裨药力和谐于中州,更取水谷之精以为汗津,为胜邪之本,即"所谓立身于不败之地"。统观仲景之方,"酌盈济虚""补偏救弊"不外乎两大类:一者为阳化之方,如桂枝甘草汤辈;一者如阴化之方,如芍药甘草汤类。仲圣于桂枝汤统二方而为一方,调其"阴阳俱虚,营卫并病",变方有所侧重,化裁无穷,故后世以此方为"群方之冠"。在具体应用这一方剂时,除啜粥、温覆之外,更应当注意其"遍身漐漐微似有汗者佳,不可令如水流漓"。"禁生冷、粘滑、肉面、五辛、酒酪、臭恶等物"。临床运用发汗之剂时,唯有以此为准绳,才能符合仲景方法的基本精神。

【原文】病常自汗出者,此为荣气和,荣气和者,外不谐,以卫气不共荣气谐和故尔,以荣行脉中,卫行脉外,复发其汗,荣卫和则愈,宜桂枝汤。(53)

[逢原] 本条提示:申述汗出之因,不在营而在卫。

病常自汗出,又云荣气和,以卫气不共荣气谐和故尔,这说明其病主要在卫,而形成了营卫不和。尽管荣行脉中,卫行脉外,治疗还得通过发汗以使荣卫和谐,还仍然须要用桂枝汤。

对于仲景原文,要通盘考虑。病常自汗出,津气外泄,仲景指出:"此卫气不共荣气谐和故尔。"说明其病主要在卫,荣卫二者本不相失,卫既相失,其原因究竟在哪里? 从治法上去探讨,又为什么还宜用桂枝汤调和营卫复发其汗? 说明这与"外不谐"有关,卫外为什么不谐,必然有其外在的因素,那就是风阳之气仍在卫,尽管是轻微的,这种轻微的风阳之气促使了卫气失于固护肌表的功能。卫气失于固密,因而不能与荣气和谐,便失去了荣卫相互的平衡,对此,卫气必须恢复正常的卫外功能,而荣气才能安于内守。

【原文】病人脏无他病,时发热自汗出,而不愈者,此卫气不和也,先其时发汗则愈,宜桂枝汤。(54)

[逢原] 本条提示:太阳病汗后,余邪未尽之调治方法。

病人内脏没有病,即为里和能食,二便正常,只有时而发热并自汗出,这是脏器和人身卫气不和的现象。对于这类的病变,仍属于余邪未尽,可以再用桂枝汤调和营卫,解肌发汗,其病可愈。病人有发热汗出,为什么还要用桂枝汤发汗? 原因是大势已去而余邪未除,犹如残贼入夜犯境,旦出则退。这种虚邪贼风是个主要因素,对于这贼风所致的自汗出,只有在邪退正复的情况下,应用桂枝汤,进行一次调和营卫、微似汗出的治疗,彻底蠲除了余邪,身体才会感到康复。这也就是桂枝汤具有调和营卫的特点了。

【原文】太阳病,外证未解^①,脉浮弱者,当以汗解,宜桂枝汤。(42)

[词注] 外证未解:指表证而言,如头痛、发热、汗出无风等症未罢。

[逢原] 本条提示:脉浮弱是为本条辨证要点。

太阳病外证未解除,仍有头痛、恶寒、发热等在,而脉弱者,自然是太阳中风的虚证,仍当应用桂枝汤解肌发汗,祛邪外出。假若是脉浮紧者,仍有表证在,那就得用麻黄汤治疗以解除太阳伤寒的实证。本条根据脉候来测证,决定其桂枝汤证与麻黄汤证,本条文虽未言有汗与无汗,只能依靠脉浮缓的信息了。

【原文】太阳病,外证未解,不可下也,下之为逆,欲解外者,宜桂枝汤。(44)

[逢原] 本条提示:表里兼病的治疗方法。

太阳病,外证未有解除,若用下法是错误的,表证宜解其外,里证宜攻其下,这是治疗的常规。既然已经用了下法,但病邪仍在经表之外,仍当应用桂枝汤治疗。倘若既有表证而又有里证的,治疗也应当先解表而后攻里。

(二)太阳中风桂枝汤证变治

【原文】太阳病,下之后,其气上冲①者,可与桂枝汤,方用前法②,若不上冲者,不得与之。(15)

[词注]①其气上冲:胸中有逆气上冲,说明人体之正气,虽然下后,其气仍上冲向外。

②方用前法:仍然可以用服桂枝汤的法则,如被覆使温,身微微汗出,禁生冷、粘滑、肉面、五辛、酒酪、臭恶等物。

[逢原]本条提示:太阳病误下后,邪尚未陷,人身正气方上冲外达,当趁势驱邪外出。

太阳病,虽有兼夹,也应当以解外为主,如果错误地应用了下法,邪气内陷就会有所变故。今虽用了下法,而病人自觉有气上冲之感,这就说明了人体的正气未衰,仍在与欲陷入里的邪气抗争,所以应当与桂枝汤助正气使邪从表解。假若气不上冲,表邪内入,便会形成结胸、痞证或协热下利等症,像这样表邪内陷情况,桂枝汤已不适应了,故尔指出"不得与之"。临床见此变故,就得"观其脉证,知犯何逆,随证治之。"

【原文】伤寒不大便六七日,头痛有热者,与承气汤。其小便清者,知不在里,仍在表也,当须发汗,若头痛者,必衄①,宜桂枝汤。(56)

[词注]①若头痛者,必衄:若有剧烈头痛的症状,也许有可能引起衄,这只是设想当中的病情变化。

[逢原]本条提示:不大便、头痛、身热,有在表在里之异,辨证的重点在小便清利与否,小便黄者,热邪在里,可用承气汤;小便清者,说明邪热仍在表,可用桂枝汤。本条可分三节理解。

1. 邪热里结　伤寒不大便六七日,头痛有热,说明邪热郁结在里,不大便为主证。阳热之邪鸱张于内,上冲清阳之腑,所以形成头痛。腑实内结为重,当与承气汤下之,下之后,里气已和,阳气外展,头痛也会随之而愈。

2. 邪仍在表　鉴别邪仍在表的关键是"小便清利"。虽然不大便六七日,也可知道,里之邪热未有结实,邪仍在表为主证,既然邪仍在表,说明桂枝汤证仍在,与桂枝汤和解表邪,表邪解除了,头痛发热亦随之而愈。区别热邪在表里,主要看小便的清利与否。

3. 头痛或衄　头痛甚重,是由于阳邪太盛上冲,动其营血妄行,所说"头痛者必衄"。至于衄与不衄,只是测知而已。倘若衄者,其证必解,亦所谓"红汗"之意。

表里兼病,头痛发热,当以鉴别:

三阳头痛发热 {
太阳——风寒外束,发热恶寒——小便清利。
少阳——木火上炎,往来寒热 }
阳明——里热上冲,但热不恶寒 } 小便黄赤。

【原文】太阳病,先发汗不解,而复下之,脉浮者不愈,浮为在外,而反下之,故令不愈,今脉浮,故在外,当须解外则愈,宜桂枝汤。(45)

[逢原]本条提示:发汗后表邪未解除,而下后脉仍浮,说明未成坏证,则仍可应用桂枝汤以解其外邪。

太阳病,无论中风与伤寒,汗法、下法皆已用过,病仍不解者为何? 然虽已发汗,是汗不如法,或病重药轻。还是病人体质关系,应结合各方面情况始妥。下之不如法,而幸未造成结胸与下利,也说明邪气未陷,邪气未陷邪仍在表,这都是因为其人正气强盛,仍当解其外邪,应用桂枝汤。

浮脉是表邪的主脉,不论是汗后、下后,有浮脉就说明仍有表证,那就应该再汗,甚至三汗,直至病邪解后为妥。临床认证审脉,十分必要,杜绝主观想象,就会杜绝汗下不愈的后果。

【原文】伤寒发汗已解,半日许复烦①,脉浮数者,更可发汗,宜桂枝汤。(57)

[词注]①半日许复烦:大约半天的时间,虽然服了桂枝汤,但胸中烦扰不安,未有感到清爽的样子。

[逢原]本条提示:伤寒汗出余邪未尽,因而复烦,仍当发汗而解。

伤寒发汗之后,若脉静身凉,说明病已解除。但经过半日,又感到胸中烦扰不安,脉象也又浮数起来,说明表邪仍未彻底解除,复烦是此条的主证,引起这一复烦的原因,一是余邪未得到尽除,邪气又复聚集起来,一是汗后肌腠疏松复又感受外之风寒。这两种情况,无论何因,脉浮数,仍当应用桂枝汤调和营卫,再发汗而愈。

【原文】太阳病,初服桂枝汤,反烦①不解者,先刺风池②、风府③,却④与桂枝汤则愈。(24)

[词注]①反烦:外有烦闷之形气,内无烦躁之根蒂,说明服桂枝汤后,而邪气未能随汗而解除。

②风池:本穴为足少阳经之腧俞穴,针之有祛邪散风之功。

③风府：督脉经穴。主治伤风头痛，颈项强直等症。

④却：此可释为"即"字，有立即之意。

[逢原]本条提示：服桂枝汤之后，反烦不解的变通治法以及汤药与针刺合用的优越性。

桂枝汤一剂，分作三服，第一服为初服，初服不得汗解，而又增加了烦，这与病重药轻有关，邪气仍郁闭于太阳经腧较甚，经气不得流通，邪气扰其胸膈而心烦，这种烦是外有烦闷之形气，内无烦躁之根蒂。仲景先针刺风池与风府二穴，直接破其经腧之郁结，使经气疏散，针刺后立即再与桂枝汤，药力不受阻碍，因而邪气速散而烦闷自解。文中之"却与"就是"立即"之意。

四、桂枝汤禁例

（一）脉紧无汗禁

【原文】太阳病三日，已发汗，若吐若下若温针①，仍不解者，此为坏病②，桂枝不中与③之也。观其脉证，知犯何逆，随证治之。桂枝本为解肌④，若其人脉浮紧，发热汗不出者，不可与之也，常须识⑤此，勿令误也。（16）

[词注]①温针：是火针的一种方法。

②坏病：使用错误的治疗方法，而发生变乱的各种不良症状。

③不中与：对于各种坏病，不可再用桂枝汤治疗。

④桂枝本为解肌：采用桂枝汤调和营卫使其微微汗出，肌腠疏松，祛邪外出。

⑤识：音志，即记住的意思。

[逢原]本条提示：药石杂投而形成了坏病，桂枝汤不可再用。

太阳病本应解肌发汗，而错误地用了汗吐下及温针等法，促使了病情变化多端，错综复杂，仲景称之为坏病，不可再用桂枝汤，应当观其脉证，知犯何逆，随证治之。

坏病变治
- 若汗出不止——宜桂枝加附子汤治之。
- 若心悸欲按——宜苓桂术甘汤治之。
- 若心下悸、头眩、身瞤动、振振欲擗地——宜真武汤治之。
- 若脐下悸、欲作奔豚——宜苓桂甘枣汤治之。
- 若汗出恶寒——宜芍药甘草附子汤治之。
- 若发痞硬——宜五泻心汤治之。
- 若成结胸——宜大小陷胸汤治之。

若其人脉浮紧，发热汗不出，为太阳伤寒麻黄汤证，误用桂枝汤，还会形成衄血、心烦，或心中懊侬。若其人脉浮缓，身汗出，此为太阳中风的桂枝汤证，误用麻黄汤，也会造成坏病多端，或大汗亡阳，或四肢逆冷。

（二）酒客禁忌证

【原文】若酒客病①，不可与桂枝汤，得之则呕，以酒客不喜甘故也。（17）

［词注］①酒客：此指平素爱饮酒的人。

［逢原］本条提示：湿热素盛之人，不得用桂枝汤。

本条指出爱好饮酒的人，得了太阳病中风证，不可应用桂枝汤治疗，这是因为爱好饮酒的人，胃腑定有湿热郁滞的缘故。桂枝汤中的桂枝辛温，能助其热，甘草、大枣其性甘腻，服了以后，恐其湿热被遏，胃气不得和降而上逆发生呕吐，然而这只是仲景的一条规矩。历代有些先贤只有囿于本条文字作种种设想，如柯氏主张应用葛根芩连汤，喻氏主张用辛凉以彻其热，辛苦以消其满，均非是矣。一者酒客病中风，若用桂枝汤，也不一定就会引起呕吐，再者，有关治太阳中风证的方剂，也并非桂枝汤一方，如疏散风寒、理气和中的香苏散，解表化湿和中的香薷饮，解表散寒的葱豉汤或香苏饮加葱白与豉的香苏葱豉汤等等，都是可以斟酌应用的方剂。

（三）服汤吐者禁忌证

【原文】凡服桂枝汤吐者，其后必吐脓血①也。（19）

［词注］①必吐脓血：内有湿热壅滞，不可进服温热之药，所谓"必吐脓血"乃警戒之词。

［逢原］本条提示：桂枝汤不适用于阳热内盛的病证，否则有可能引发吐脓血的不良反应。

本条第一个字"凡"，有"大凡""大概"为广义之字。又"其后"二字，言其日久之意。

本条重点说明桂枝汤不适用于阳热内盛或湿热壅滞的病证，大凡经常服桂枝汤类方的，日久之后，湿热鸱张，有可能造成"必吐脓血"的后果，这是仲景警戒后人的话。然而经文古奥，又每每于虚字处见精神，读者于此等字句处，当三致意焉。

五、桂枝汤类证变治

（一）桂枝加厚朴杏子汤证

【原文】喘家作①，桂枝汤加厚朴杏子佳。（18）

【原文】太阳病，下之微喘者②，表未解故也，桂枝加厚朴杏子汤主之。（43）

　　[词注] ①喘家作：经常有哮喘的人。

　　②下之微喘者：太阳病误下之后，尚有微喘者与其气上冲略同，说明尚有表证。

　　[逢原] 本文提示：上条为宿有喘疾，又病中风。下条为误下表未解而微喘，病邪都与肺有关。

　　上两条同样应用桂枝加厚朴杏子汤，这是因为二者的机制相同，一是外感风邪，兼有痰湿宿疾而喘，一是下后其气上冲，尚兼表证，既然病机相同，所以都用桂枝加厚朴杏子汤解肌发散，加杏仁以定喘，加厚朴以理气宽中。

喘 { 喘家中风——外邪引动宿痰而喘。
　　误下微喘——邪气不因误下内陷，正气上逆抗邪。

桂枝加厚朴杏子汤方

　　桂枝三两（去皮）　甘草二两（炙①）　生姜三两（切）　芍药三两　大枣十二枚（擘）　厚朴二两（炙、去皮）　杏仁五十枚（去皮、尖）

　　上七味，以水七升，微火煮取三升，去滓，温服一升，覆取微似汗。

　　[词注] ①炙：所谓"炙"实际上是经过烘烤以后的生甘草。

　　[方义] 桂枝加厚朴杏子汤一方，主要适应于素有咳喘而又兼感风邪的病人，方中所以加厚朴，这是因为厚朴一药，性味苦辛温平，主入肺与胃二经，其主要功效为下气、散满、燥湿，主治肺气壅滞而咳喘，并宽中消痰，所谓"苦降能泻实满，辛温能散湿满"。方中所以加杏仁，因杏仁一药，性味苦辛甘平，为肺经之专药，苦甘可肃降肺气，辛平可宣发肺气，尤为止咳、平喘之良药。然肺为清虚之脏，而又主气，素有宿痰咳喘兼有中风者可用之。中风误下，表邪未陷而微喘者亦用之，原因何在？然喘家中风、误下邪存，都是痰浊内蕴、肺气壅滞、其气上逆而形成的喘与微喘，所以都用桂枝加厚朴杏子汤以达邪外出，兼以平喘。

（二）桂枝加葛根汤证

　　【原文】太阳病，项背强几几①，反汗出恶风者，桂枝加葛根汤主之。（14）

　　[词注] ①项背强几几："几"短羽之鸟欲飞伸颈之貌也，此指项背之部强直不灵活，俯仰不得自如。

　　[逢原] 本条提示：说明了桂枝加葛根汤的症状，推广了桂枝汤的应用范围。

　　太阳病，风寒伤于太阳之经腧，项与背强几几拘挛不疏展，这种现症说明了此证比头项强痛更加严重，若脉紧无汗，当属太阳伤寒，今反汗出恶风，有汗、脉浮缓,这就是太阳中风证,而兼挟太阳经腧不利证的项背强几几,治疗仍用桂枝汤加葛根以升发津气兼疏通经腧。

桂枝加葛根汤方

葛根四两 麻黄三两(去节①) 芍药二两 生姜三两(切) 甘草二两(炙) 大枣十二枚(擘) 桂枝二两(去皮)

上七味,以水一斗,先煮麻黄、葛根,减二升,去上沫②,内诸药,煮取三升,去滓,温服一升,覆取微似汗③,不须啜粥,余如桂枝法将息④及禁忌。

[词注]①去节:麻黄去节,容易煮透,今人多不遵守此法,而是以杵捶之便可。

②去上沫:麻黄与葛根煮后有褐色浮沫,必去之,不尔饮后,多有令人呕吐者。

③覆取微似汗:服药后,令病者以衣被覆盖于项背之局部,使其温暖汗出,以缓解项背部之拘挛。

④将息:斟酌调养之意。

[方义]桂枝加葛根一方,本来是治太阳中风病而重点在缓解头项强几几的,加葛根一药,因为葛根升发津液,即所谓"升发清阳之气",虽然为阳明之药,但兼走太阳及督脉,故有治"项背强几几"之功用,再观此方与葛根汤治疗基本相同,仲景为什么不用葛根汤,而又专列出桂枝加葛根汤呢?细寻之,这个方子加葛根重点是治"项背强几几",可葛根汤亦治"项背强几几",两个方子的区别又在哪里?很是值得研究的。葛根汤所治是"无汗恶风""覆取微似汗出",桂枝加葛根汤所治是"反汗出恶风",复云"覆取微似汗""不须啜粥",不须啜粥就减去了桂枝汤中的"服药须臾,啜热稀粥一升余以助药力"等句,意思发汗也不要像葛根汤那样,那覆取微似汗就是重点,这温覆实指温覆项背局部,项背局部汗出,这几几拘急之象,必然缓解。《金匮要略》有古今录验续命汤脚注云:"温服一升,当小汗,薄(音博,迫也)覆脊,凭几坐,汗出则愈,不汗、更服,无所禁,勿当风。"可供参考。

(三)桂枝麻黄各半汤证

【原文】太阳病,得之八九日,如疟状①,发热恶寒,热多寒少,其人不呕,清便欲自可②,一日二三度发。脉微缓③者,为欲愈也;脉微而恶寒者,此阴阳俱虚④,不可更发汗更下更吐也。面色反有热色⑤者,未欲解也,以其不得小汗出,身必痒⑥,宜桂枝麻黄各半汤。(23)

[词注]①如疟状:病发症状,就好像疟疾病发作一样却与疟不同。

②清便欲自可：清同圊字，清便欲自可，即指大小便都正常。

③脉缓：脉来柔和，不洪、不紧。

④阴阳俱虚：阴阳指表里，此指表与里都是虚象。

⑤面色反有热色：说明病之邪热尚未解除，仍当用发汗之法予以治疗。

⑥身必痒：病邪仍在人身之肌表而未得解除，故作痒。

[逢原] 本条提示：邪微表郁不宣，可采用小发汗的方法予以治之。

太阳病八九日不得解，而如疟状，发热恶寒，热多寒少，说明人身的正气正在恢复阶段，寒少就说明病势必衰微。其人不呕，清便欲自可，说明未见有少阳证，同时也未见到阳明的里实，脉微而缓和，其病将愈矣。若脉微而恶寒甚，乃是表里都虚，不可汗、吐、下。面色反有热色以及身必痒，证明病延日久，未能及时汗解，致使邪气郁滞于肌表，治之之法，仍当采用发汗的方法，若用麻黄汤峻发其汗，势必造成大汗亡阳，但用桂枝汤反而出现面色反有热色，身痒不已，因此两方合用，扶正祛邪，应用小剂量以发其微汗，其病必愈。附表分析于下：

主证 {
太阳病八九日如疟状，发热恶寒，热多寒少。
一日二三度发，面色反有热色。
不得小汗出，身必痒。
}

辨证 {
不呕，清便欲自可——无少阳、阳明证。
脉微缓——邪退正复，病将愈。
脉微恶寒甚——表里俱虚，不可汗、吐、下。
}

小汗发之 {
热多寒少——正气将复，病势衰微
面有热色——阳气怫郁在上。
身必痒——邪气在表欲出不得。
} 桂枝麻黄各半汤主之。

桂枝麻黄各半汤方：

桂枝一两十六铢①（去皮）　芍药　生姜（切）　甘草（炙）　麻黄各一两（去节）　大枣四枚（擘）　杏仁二十四枚②（汤浸③去皮尖④及两仁者⑤）

上七味，以水五升，先煮麻黄一二沸去上沫，内诸药，煮取一升八合⑥，去滓，温服六合。本云桂枝汤三合，麻黄汤三合，并为六合，顿服，将息如上法。

[词注] ①十六铢：古代剂量二十四铢为一两，十六铢即六钱有零，即今之18g有余。

②杏仁二十四枚：即杏仁24个，相当于今之剂量18g。

③汤浸：热水浸泡后，其皮易于脱落。

④去皮尖：杏仁皮尖有毒，苦涩，故去之。

⑤两仁者：杏仁见有双仁者甚少，此古人过于入细处。

⑥八合：合音哥，一升十合，即一升之十分之八。

[方义]桂枝麻黄各半汤，其药物用量各半，虽说各半，又非各半之比例，只有两方总剂量的三分之一，是仲景的一则复方轻剂，含两方冶于一炉，变大方而为小方，即示人以规矩，教人以技巧矣。本云：将息如上法者，究竟是如桂枝汤法，还是如麻黄汤法，桂枝汤须啜粥，麻黄汤不须啜粥。所谓"将息如上法"是如哪个上法，此乃古人惯用笔法，但又有失于检点处，以证测方，以方测证，证属邪郁轻浅，病微证虚，不任攻伐，只能以质轻气扬之品略以解肌发汗而已，桂枝汤的啜热稀粥一法，本属扶正之法，用之想必有益无损，所以将息如上法者，当以桂枝汤为是。钱天来指出："且所煮不过一升八合，为剂小而所服者少，自无过发汗之弊，恰可以解散其邪已耳。"徐灵胎亦指出："乃治邪退后，至轻之剂，犹无药也。"

（四）桂枝二麻黄一汤证

【原文】服桂枝汤，大汗出，脉洪大①者，与桂枝汤如前法。若形似疟②，一日再发者，汗出必解，宜桂枝二麻黄一汤。（25）

[词注]①脉洪大：脉来虽如洪水，但来盛去衰。

②若形似疟：邪气仍在皮毛肌腠之间与正气相争。

[逢原]本条提示：服桂枝汤未能如法，所形成的两种变证。

1. 汗不如法　本为太阳中风证，应用桂枝汤以使遍体微微汗出，不使如水流漓则愈。今反没能按桂枝汤的方法进行，造成发汗太过，而风寒之邪未能排除，又形成脉洪大的一种现象，这种征象又好似阳明病的白虎汤证，但白虎汤证必有口渴引饮、恶热等，在本条内，但凭脉洪大不可认定为白虎汤证，这里所说的脉洪大是因误用了桂枝汤辛温鼓荡的意思，还得如法再服桂枝汤才可。

2. 玄府复闭　虽然经过大汗出，但太阳病的症状仍在，发热恶寒，头痛、形似疟疾，一日再发，说明了大汗出后，而风寒仍郁闭于肌表，仍可再用解肌发汗的方法来治疗，但病证已属微邪轻证，对此，应用麻黄汤嫌其太峻，应用桂枝汤又恐其玄府不得开启，所以仲景便使用了这桂枝二麻黄一汤，旨在调和营卫的基础上加了点麻黄以作启开玄府之用，其方法亦为实美，可效法矣。

桂枝二麻黄一汤方

桂枝一两十七铢（去皮）　芍药一两六铢　麻黄十六铢（去节）　生姜一两六铢（切）　杏仁十六个（去皮尖）　甘草一两二铢（炙）　大枣五枚（擘）

上七味,以水五升,先煮麻黄一二沸,去上沫,内诸药,煮取二升,去滓,温服一升,日再服,今合为一方,将息如前法。

[方义] 桂枝二麻黄一汤,亦属解表之轻剂,太阳病,大邪已解,而余邪尚未尽蠲,郁滞于肌表,其证尚有发热恶寒,若形似疟,一日再发者,当禁忌其大汗再发,邪郁较浅,采用桂枝麻黄各半汤酌变其麻黄杏仁之用量而为桂枝二麻黄一汤微发其汗,对此,仲景断言"汗出必解"。此事有必至,理之固然也。

(五)桂枝二越婢一汤证

【原文】太阳病,发热恶寒,热多寒少,脉微弱者,此无阳也,不可发汗,宜桂枝二越婢一汤。(27)

[逢原] 对于本条的破解,唯章虚谷先贤谈论最佳,他说:"此条经文,宜作两截看,宜桂枝二越婢一汤句,是接热多寒少句来,今为煞句,是汉文兜转法也。若脉微弱者,无阳也,何得再行发汗,仲景所以禁示人曰,不可发汗,作煞句读,经文了了,毫无纷论矣,婢当作脾,以其辛甘发脾气,故名越脾,越婢者,传写之误也。"有云:章氏独能不囿众说,独抒己见,一语破千载之惑,真不愧为善读书者。

桂枝二越婢一汤方

桂枝(去皮)　芍药　麻黄　甘草各十八铢(炙[①])　大枣四枚(擘)　生姜一两二铢(切)　石膏二十四铢(碎、绵包[②])

上七味,以水五升,煮麻黄一二沸,去上沫,内[③]诸药,煮取二升,去滓,温服一升。本云:当裁为越婢汤桂枝汤合之饮一升,今合为一方,桂枝汤二分,越婢汤一分。

[词注] ①炙:单指甘草一药用炙法,非桂枝、芍药、麻黄皆炙。

②绵包:石膏轧为细末,须用绵布包裹入于煮剂。

③内:即纳字。

[方义] 表邪郁闭,其邪未出而化热。表闭宜开,阳郁宜清,本方故以麻黄疏达表郁,又以石膏除其热郁,麻黄石膏同用,为清热解表之峻药,因为此证轻浅,不宜过汗,故以至轻之桂二麻一汤而扬之则愈。

以上三方,其主治都不属重证,运用之范围亦不太广泛,但在临床辨证上以及药方配伍上,相互印证,相互辅佐,尤有研究之必要。桂枝麻黄各半汤,是两方的各个三分之一组成,是治风寒两感的轻证,桂枝二麻黄一汤的剂量,比桂麻各半汤之桂枝汤量有所增强,而麻黄的剂量则稍减,是治感风重,感寒轻的轻证,桂枝二越婢一汤,亦是由桂麻二汤的小剂量组成,以石膏易杏仁,主治风寒两感之后,表邪郁闭,邪有化热的轻剂。丹波元坚指出:"言日二三发者,其邪稍重,言日二发者,其邪稍轻,不言数发者,其邪尤重些,且桂枝二越婢一其力紧,桂枝二麻黄一其力慢,桂麻各半在紧慢之间矣。"至于煮服方法亦较简单:桂枝麻黄各半汤,以水五升,先煮麻黄一二沸,"煮取一升八合",日三服。桂枝二麻黄一汤以水五升,先煮麻黄一二沸,"煮取二升",日二服。只是"先煮麻黄一二沸",比麻黄汤"以水九升""先煮麻黄减二升"则简单得多。从其同与不同点比较一下,即显出了仲景之方的灵活性。

六、麻黄汤证

(一)麻黄汤证正治

【原文】太阳病,头痛发热,身疼腰痛,骨节疼痛,恶风,无汗而喘者,麻黄汤主之。(35)

[逢原] 本条为太阳伤寒的主要证候,是应用麻黄汤的准证。在太阳病的范围中,有汗脉缓的称为太阳中风,主用桂枝汤解肌发汗;无汗脉紧的称为太阳伤寒,主用麻黄汤以解表发汗,宣肺平喘,祛散风寒。《伤寒论》的第三条"太阳病,或已发热,或未发热,必恶寒、体痛、呕逆、脉阴阳俱紧者,名曰伤寒。"两条互为参考,也就纲领性地明白了伤寒的主要脉证。其证候之头痛发热,是外感风寒,人体的阳气势必向上向外伸展。身痛、腰痛、骨节疼痛,是寒邪郁闭于表,太阳经气被束不得伸展。恶风、无汗而喘,乃卫阳被遏、玄府不通,腠理郁闭,肺主皮毛的功能被寒所束不得宣发,故而无汗而喘。再从本条的病理来看,本证的寒邪所伤,反而曰恶风,太阳中风为风邪所伤,反而曰恶寒,可见这恶风与恶寒便不能截然分开,而应当从有汗与无汗而区别中风表虚与伤寒表实。

麻黄汤方

麻黄三两(去节)　桂枝二两(去皮)　甘草一两(炙)　杏仁七十个(去皮尖)

上四味,以水九升,先煮麻黄,减二升,去上沫,内诸药,煮取二升半,去滓,温服八合,覆取微似汗①,不须啜粥②,余如桂枝法将息。

[词注] ①覆取微似汗:麻黄汤为发汗峻剂,但用法仍取微似汗,即漐漐汗出,并非大汗淋漓。

②不须啜粥:病属表实,不是桂枝汤的营卫俱虚,麻黄汤的发散性大于桂枝汤,故而不须啜粥。

[方义] 麻黄汤一方,为开发腠理、逐寒驱邪之峻剂,是治疗太阳表实证的一首主方,方以麻黄辛温发汗,佐桂枝以温通卫阳,助麻黄以发其汗,伍杏仁以宣降肺气而平喘,甘草调和诸药,以缓诸药之猛悍,君臣佐使,组方严谨。麻黄先煮以减其猛悍之气,其沫苦涩,服之令人烦闷,有时引起呃逆呕吐,煎煮时必须注意。至于温覆取汗,须使其漐漐汗出为度,不可令如水流漓。仲景指出"覆取微似汗"尤为着眼点。疮家、衄家、淋家、汗家、亡血家等,凡属阳盛血虚者,仲景皆例为禁例,更当注意慎重与防范。

【原文】脉浮者,病在表,可发汗,宜麻黄汤。(51)

【原文】脉浮而数者,可发汗,宜麻黄汤。(52)

[逢原] 以上两条的着眼点,就是"可发汗"三字。从可发汗宜麻黄汤处,可知以方测证的重要。至于脉象,还不能作出全面的诊断,必须是望闻问切密切结合,才可真正全面了解疾病。以上两条,一云"脉浮者",一云"脉浮而数",给后世好于穿凿者造成了一些误解,岂不知经典著作里古人所用的笔法就有"变文写法""倒装笔法""兜转笔法"或"详于彼略于此"等。黄坤载指出:"脉数即浮紧之变文。"柯韵伯谓:"数者急也,即紧也。"后来之贤者,也曾作过这浮与数的对比,言:"此处的数字,是对迟缓而言,脉象浮紧,则必不迟缓,迟与数对、缓与紧对,则浮亦可以用浮数来形容,这里的数脉是有紧数的意义,这是古人文字上的变换处,我们必须这样的理解它。"至此,对两条的有脉无证,必须与35条"太阳病,头痛发热,身疼腰痛,骨节疼痛,恶风,无汗而喘者,麻黄汤主之"互为对勘,才能得出结论。浮数的脉象,也不可用至数的多少来解之,上面已讲,浮数为浮紧之变文,这样方可领会到《伤寒论》的出神入化。

(二)麻黄汤证变治

【原文】太阳病十日以去,脉浮细而嗜卧者,外已解也。设胸满胁痛者,与小柴胡汤,脉但浮者,与麻黄汤。(37)

[逢原] 本条提示:太阳病十日已去的三种转归,一为表邪欲解,一为传入少阳,一为邪仍在表。

1. 表邪欲解 太阳病十日以去,或者经过治疗,其病已减轻而出现了欲愈的趋势,并没有寒热、头痛、骨节疼痛等症,脉浮细而嗜卧,有安静的表现,可预知其病必待日而愈。

2. 邪传少阳 太阳病十日以后,反而出现胸满胁痛者,并发口苦、咽干、目眩等症者,说明了表邪未尽而传入了少阳之经,既见少阳证,应从少阳病论治,宜用小柴胡汤,调其枢机,和解少阳,祛邪外出。

3. 邪仍在表 太阳病十日以后,如果脉但浮而不细,热不退,汗不出,恶寒头痛,骨节疼痛,说明病邪仍在肌表,仍以麻黄汤发汗使邪从表解。

本条"嗜卧"当与少阴但欲寐,阳明病嗜卧作一区别:

嗜卧 {
少阴病但欲寐——神气委顿,蒙迷,并非熟睡,脉微细。
阳明病嗜卧——神昏气粗,大热不渴,脉洪大为里热。
本条的嗜卧——熟睡状态,舒适而卧,脉来浮细,其病向愈。

【原文】太阳病,脉浮紧,无汗,发热,身疼痛,八九日不解,表证仍在,此当发其汗。服药已微除,其人发烦,目瞑①,剧者必衄,衄乃解②,所以然者,阳气重③故也,麻黄汤主之。(46)

[词注]①目瞑:眼睛不明亮,含有不欲睁目之意。

②衄乃解:衄血之后,则热邪随之而泄,病可得解,这种衄血,俗称红汗。

③阳气重:阳气久郁化热过盛。

[逢原]本条提示:太阳病日久服麻黄汤后,容易发生鼻衄,衄后热邪随之而解。

太阳伤寒麻黄汤证,虽然经过八九日,仍见脉浮紧,发热无汗,身疼痛,说明表证仍在,宜用麻黄汤发汗解表。而此病日久不解,服药之后,病已微除,轻者出现心中烦闷,不欲睁目;重者可引发鼻衄,衄血之后,热邪亦随之而泄,其病便会随之而愈,对于这衄血,俗称"红汗"。所以然者,阳气重故也,言此种鼻衄,是由于阳邪久郁化热太甚的缘故。"麻黄汤主之"一句,应连接在"此当发其汗"句下,于文义方能连贯,此乃古人"倒装笔法"。

【原文】太阳病,脉浮紧,发热,身无汗,自衄者愈。(47)

[逢原]本条提示:太阳表证发热,身无汗,自衄者,热邪可随衄而解除。

本条与上条大体相同,都是衄后病愈。上条衄血是在用了麻黄汤之后,本条未服麻黄汤而已。然而太阳病之脉浮紧、发热、身无汗,是麻黄汤证。因热盛而衄,虽然未有服药,其邪亦随衄血而解,此谓"血之与汗,异名同类,不从汗解,则从衄解"之义。

表证因自衄而解者,主要机转为表邪郁闭,邪热被遏,以借衄血为其出路。

【原文】伤寒,脉浮紧,不发汗,因致衄者,麻黄汤主之。(55)

[逢原]本条提示:表证失汗而致衄,虽衄而表邪仍在仍当应用麻黄汤主之。

伤寒脉浮紧,不发汗,应用麻黄汤发之,使邪从汗而解。今当发汗而失之,则邪气无从出处,郁遏阳络,逼血妄行,而发鼻衄,衄后病当解除,而今表证仍在,仍当以麻黄汤主之。上两条衄后,必脉静身凉,因为自衄者愈。本条衄后,头痛恶寒脉紧等症状依然存在,虽然见衄而病邪不除,这是因为表邪壅遏,此时欲止其衄,唯有开发腠理以发其汗,表通衄血亦可自止。

七、麻黄汤禁例

(一)尺中脉迟禁、误下尺中脉微禁

【原文】脉浮紧者,法当身疼痛,宜以汗解之。假令尺中迟者①,不可发汗,何以知然,以荣气不足,血少故也。(50)

[词注]①尺中迟者:迟脉是对浮紧而言,尺脉迟涩,惟尺中不浮紧,乃有余于上,不足于下,脉搏比常人减少,实指荣血不足。

[逢原]本条提示:凡尺脉迟者,虽有表证,慎不可以发汗。

本条论述尺中脉迟,不可发汗,此乃指荣气不足,血少故也,汗血同源,"夺汗者无血,夺血者无汗"。若发汗者,用之不当,定会形成亡阳液脱,证见筋惕肉瞤的变证,可不慎乎!

【原文】脉浮数①者,法当汗出而愈。若下之,身重心悸②者,不可发汗,当自汗出乃愈。所以然者,尺中脉微,此里虚,须③表里实,津液自和,便自汗出愈。(49)

[词注]①脉浮数:数字乃紧字之变文。

②身重心悸:表邪未得解除而重,营血不足而心悸。

③须:此须字含有等待的意思。

[逢原]本条提示:太阳病尺中脉微者,不可发汗。

此条指出太阳病误下后,身重、心悸,尺中脉微,不可用发汗之法,须等待自汗出而愈。误下之后,造成里气虚弱,尚且未致阳内陷,形成结胸、痞硬、下利等变证。纵然仍有表证,但由于尺中脉微,里虚荣血不足,这就是不宜发汗的原因。否则违犯师训,定会造成虚虚之戒,形成大汗亡阳,里失护卫的不良后果。

对于以上"不可发汗""当自汗出乃解""须表里实"等句,须当活看,因有尺中脉微、身重、心悸,是不可等待的,历代医家,有主张用小建中汤者,有主张用桂枝加附子汤者,在以上启发之下,我们自可变化处方,以调其里虚,早使表里和谐,自汗而愈。否则坐失良机,那就不是仲景的本义了,读者幸勿胶柱,庶为得之。

（二）胃家寒禁

【原文】病人有寒,复发汗①,胃中冷,必吐蚘②。(89)

[词注] ①复发汗:重复发汗的意思,说明在这以前已经发过汗了。

②必吐蚘:蚘即蛔,蛔不耐胃肠虚冷而出,若胃肠根本没有蛔虫,又何吐蛔之有? 可能会出现呕吐清涎等。

[逢原] 本条提示:素体中气虚寒者,不可发汗。

本条指病人有寒,胃中冷,是说平素中阳气虚者,已经发汗了,虽有表证未除,但因胃中冷,中阳不振,不可复用发汗的方法,如若发其汗,必致阳气外越,中阳更虚,里寒更盛,只能温中助阳,以和里表。不尔,若蛔虫因不耐胃中冷,所以会随呕吐而出。本条所述简略,根据病机,是内外之阳俱虚,还可以有其他虚寒的症状。

（三）咽喉干燥禁

【原文】咽喉干燥者,不可发汗。(83)

[逢原] 本条提示:阴虚津亏咽喉干燥,不可发汗。

咽喉是三阴经脉所循行之处,平素咽干或发汗后咽干,乃三阴经的精血津液不能上承咽喉,若再发其汗,必伤阴津,变证百出。后世有滋阴发汗的方剂,如葳蕤汤之类可以采用。

（四）淋家禁

【原文】淋家①,不可发汗,发汗必便血。(84)

[词注] ①淋家:此指久小便淋漓不爽,或尿血疼痛不利者。

[逢原] 本条提示:淋病不可发汗,指出误汗的变证。

淋,指小便频数,量少不畅,溲时急迫,溺管疼痛,其主要是由于肾阴不足,膀胱蓄有郁热所致。此病虽然有外感,慎不可发汗,发汗则膀胱蓄热愈炽,其热迫血妄行,血随小便出而为尿血。对此淋病的治疗,只能采用养阴清热之法,并佐以败毒之品,方可无虞。

（五）疮家禁

【原文】疮家①,虽身疼痛,不可发汗,汗出则痓②。(85)

[词注] ①疮家:其义有二,一为跌打损伤,亡血已多,一为疮疡,流脓流血,亡其津液者。

②痓:指风病,如角弓反张。在此指痉厥之病,如抽搐神昏症状者。

[逢原] 本条提示:疮家的发汗禁,如发汗必生变证。

本条指出久患疮疡的病人,营血久已亏虚,多有身体疼痛的症状,虽然有外感风邪,断不可发汗伤津,如果强迫发其汗,津液气血更加亏耗,筋脉失却滋养,便会引发强直拘急的痉挛,治疗尤当慎重。本条所云"痉"是一种症状的描述,它与外邪引起的刚痉、柔痉当区别。本条也未出治方,从证测药,似可采用养血发汗的方法,于发表药中加当归、熟地、黄芪等味,方为妥善。

(六)衄家禁

【原文】衄家①,不可发汗,汗出必额上陷脉急紧②,直视不能眴③,不得眠。(86)

[词注]①衄家:鼻腔经常出血者。

②额上陷脉紧急:指额两旁太阳穴处之脉拘急的样子。

③直视不能眴:眴音顺,眼睛活动不灵活的样子。

[逢原]本条提示:误汗就会形成血液伤耗的变证。

经常鼻子出血者,多为素体阳盛,经常出血,阴气必亏,若再发其汗,津伤阴更耗失,额上两旁的筋脉紧急,阳气偏亢,阴气偏弱,阳气不能下交于阴,下之精血不能上济于目,眼睛呆滞不灵活,阴阳不交故不得眠,此乃三阳经之危证也。

(七)亡血家禁

【原文】亡血家①,不可发汗,发汗则寒栗而振②。(87)

[词注]①亡血家:是对经常吐血、衄血、咯血、便血、尿血、崩漏、产后流血不止以及外伤大出血而言。

②寒栗而振:恶寒振战的样子。

[逢原]本条提示:亡血家不可发汗。

平素就有失血者,虽然患有外感,也是不可发汗的,如果错误用了发汗之方,就会形成恶寒战栗,因为汗为阴血所化,即所谓"汗血同源",阴血不足,再发汗损伤阴血,阴血已耗,阳气更衰,衰则不能卫外为固,所以就会形成寒栗而振。

(八)亡汗家禁

【原文】汗家①重发汗,必恍惚心乱②,小便已阴疼③,与禹余粮丸。(88)

[词注]①汗家:经常爱出汗的人,包括经常自汗与盗汗者。

②恍惚心乱:精神失常而神昏迷乱,心中悸惕不安。

③小便已阴疼:小便后阴中疼痛,为阴液亏损。

[逢原]本条提示:指出汗家误汗而出现的变证。

汗为津液所化,汗家经常汗出,再用汗法使其汗出,则津液益虚,而致心失所养,即所谓"汗为心液",心阴受损,心神失守,故而神思恍惚,慌乱不已矣。全身津阴匮乏,小便短少,小便之后茎中失其滋养,故小便已而阴疼也。

附:麻黄汤发汗禁忌表

发汗禁忌
- 尺中脉微——里虚。
- 尺中脉迟——营气不足(血少)。
- 胃中冷——中气虚寒。
- 咽喉干燥——津液不足。
- 淋家——肾阴亏膀胱热,汗出必便血。
- 疮家——荣血亏虚,误汗阴虚变证痉厥。
- 衄家——阴虚火旺,汗则额上陷,脉紧急,直视不能眴,不得眠。
- 亡血家——气血两伤,发汗则寒栗而振。
- 汗家——气阴虚而发汗,必恍惚心乱,小便已阴疼。

八、麻黄汤类证变治

(一)大青龙汤证

【原文】太阳中风,脉浮紧,发热恶寒,身疼痛,不汗出而烦躁[1]者,大青龙汤主之。若脉微弱[2],汗出恶风者,不可服之,服之则厥逆[3],筋惕肉眴[4],此为逆也。(38)

[词注]①烦躁:邪气因不得汗出,故心中烦闷,躁扰不安。

②脉微弱:此指阳气虚弱。

③厥逆:四肢逆冷。

④筋惕肉眴:肌肉跳动不安的样子。

[逢原]本条提示:大青龙汤的主证主脉。指出阳虚表不固者禁用,以及误治后的变证。

本条重点叙述了大青龙汤的主证主脉。若脉微弱汗出恶风者,当为所禁。历代有些医家依伤风为桂枝汤证,伤寒为麻黄汤证,风寒两伤为大青龙汤证,如此定论,其实非然。对于以上三者,都应当根据脉证为准,有汗脉缓者为桂枝汤证,无汗脉紧者为麻黄汤证,无汗脉紧而又有烦躁者为大青龙汤证,惟有如此,在临床上才容易掌握。

大青龙汤是一首发汗峻剂,若脉微弱,汗出恶风者为阳虚,故不可服之,服之则误。大青龙汤主治无汗、烦躁、脉浮紧之表实证,而脉微弱汗出恶风是表里两虚,误治则亡阳厥逆,筋惕肉眴,形成变证。

附：辨不同烦躁，以及误治变证。

烦躁
┌ 本条烦躁——外有寒邪，内有郁热，无汗脉浮紧，乃风寒外束，热
│　　　　　邪不得发泄。
│ 阳明烦躁——无表证，里热多汗，脉洪大或沉实有力，阳热独盛。
│ 少阴烦躁——但欲寐，吐利，脉微细欲绝，是阴盛格阳。
└ 误治变证 ┌ 厥逆——亡阳于外，阳气不能布化于四肢。
　　　　　 └ 筋惕肉瞤——津液外泄，阴气竭，不能温养肌肉，更不
　　　　　　　　　　　能滋濡筋脉。

【原文】伤寒脉浮缓，身不痛，但重，乍①有轻时，无少阴证②者，大青龙汤发之。（39）

[词注]①乍：一会儿。

②无少阴证：此指没有阴盛阳虚的少阴见证，用此一句作为鉴别。

[逢原]本条提示：大青龙汤的另一脉证，并和少阴病的身重作一辨证鉴别。

　　本条也为大青龙汤的变治，因为发热恶寒，不汗出而烦躁者为大青龙汤的主证，而此条又为大青龙汤的另一变治。脉不浮紧而浮缓，身不痛但重，既不是热伤筋脉的身重，也不是少阴病的身重，仲景在二者之间，只用了"乍有轻时与无少阴证者"作为诊断的重要鉴别点，读者读此，亦当三致意。下附大青龙汤与少阴证的鉴别表。

辨证
┌ 大青龙汤——属实证，脉浮缓，身不痛但重，乍有轻时，另一变治法。
└ 足少阴证——属虚证，脉微细，但欲寐，四肢沉重，或下利，阴气盛，阳
　　　　　　气虚。

大青龙汤方

麻黄六两（去节）　桂枝二两（去皮）　甘草二两（炙）　杏仁四十枚（去皮尖）　生姜三两（切）　大枣十枚（擘）　石膏如鸡子大（碎①）。

　　上七味，以水九升，先煮麻黄，减二升，去上沫，内诸药，煮取三升，去滓，温服一升，取微似汗②，汗出多者③温粉粉之④，一服汗出，停后服。若复服，汗多亡阳，遂虚，恶风烦躁，不得眠⑤也。

[词注]①石膏如鸡子大，碎：如鸡子大相当于今之30~50g，入煮必打成细末、绵包。

②取微似汗：麻黄汤"取"字上有"覆"字，此无"覆"字，是指大青龙汤发汗之力大于彼者，故不须温覆，亦可取汗，微似汗三字乃微微汗出为度，此乃仲

景用法之着眼处。

③汗出多者：体虚不任其发汗，实属误治，不遵经旨。

④温粉粉之：古方较多，亦可用今之扑粉。

⑤若复服汗多亡阳遂虚，恶风烦躁不得眠：此误服之变证，可用真武汤救之。

[方义] 大青龙汤方，本为麻黄汤增量加石膏等之大剂，所以加石膏，是因其主治之证为麻黄汤证而又兼内热烦躁。麻黄汤为解表发汗之底方，此方又加生姜、大枣，倍甘草以资解表发汗，石膏辛凉而甘，主清泄内热。妙在麻黄"倍用铢两，从卫分根本上泄邪"。"虽加石膏，终不足以相制也"。对于使用大青龙汤这样一个峻剂汗方，必须遵守"取微似汗"的谆谆教导。对于本方提出来的诸条禁忌，亦不可轻视。临床运用此方时，尤须加以注意，勿失本义。

附：大青龙汤证治表解

大青龙汤证治
{
病理——表寒内热。
治法——双解表里。
药物——麻黄、桂枝、杏仁、石膏、甘草、生姜、大枣。
服法
护理
{
1. 温服一升，取微似汗。
2. 汗出多者，温粉粉之。
3. 一服汗出者，停后服。
4. 不可复服，过剂汗多——亡阳遂虚，恶风烦躁，不得眠。
}
禁忌
{
脉微弱，汗出恶风者禁忌。
误治变证，厥逆、筋惕肉瞤。
}
}

注：《千金》温粉方止汗。煅龙骨、煅牡蛎、生黄芪各 9g，粳米 30g，研末，绢包，缓缓扑于肌表。

（二）小青龙汤证

【原文】伤寒表不解①，心下有水气②，干呕，发热而咳，或渴，或利，或噎③或小便不利，少腹满，或喘者，小青龙汤主之。（40）

[词注] ①表不解：仍有太阳表证存在。

②水气：即水饮病。

③噎：饮食之时有气逆噎塞之感觉者。

[逢原] 本条提示：伤寒表不解，心下有水气的主证兼证治法。

本条为太阳伤寒而又内夹水气的治疗。伤寒表不解，乃卫气不足，卫气不足则易伤肺，肺主皮毛又主通调水道，肺失宣降，最易引发水气内停，尤其是素有肺气虚弱,或素有痰喘的患者,发病尤为显著。这种内外合邪,影响到胃气的和降,便会引发干呕,肺气郁滞,气道不畅则导致喘或咳嗽。内有水饮,随气升降,无处不到,或上或中或下,各随其所至而为病。水气壅滞于上则渴而不欲饮;留滞于中则噎塞不利;留滞于下则小便不利少腹满。这渴、噎、小便不利等都是兼症,或有或无,都可用小青龙汤治之。更应注意的是要与水气射肺作一区别。

小青龙汤方

麻黄(去节) 芍药 细辛 干姜 甘草(炙) 桂枝(去皮)各三两 五味子半斤 半夏半斤(洗①)

上八味,以水一斗,先煮麻黄减二升,去上沫,内诸药,煮取三升,去滓,温服一升。若渴去半夏加瓜蒌根三两②,若微利去麻黄加荛花如一鸡子熬令赤色③,若噎者去麻黄加附子一枚炮④,若小便不利,少腹满者,去麻黄加茯苓四两⑤,若喘去麻黄加杏仁半斤,去皮尖⑥,且荛花不治利,麻黄主喘,今此语反之,疑非仲景意。

[词注]①半夏洗:半夏有毒,采收时,多用白矾浸泡,浸泡后,易生苔,应用时,通过冲洗,方可除去半夏的副作用。

②若渴去半夏加瓜蒌根三两:加瓜蒌根生津止渴,半夏辛燥故去之。

③若微利去麻黄加荛花如一鸡子熬令赤:荛花利尿,水气从前阴而去故利止,去麻黄者,恐津液内外两伤。荛花有毒,故令炒黄入药。《本经》主"伤寒温疟",下水气,破积聚,荡涤肠胃中之留饮等。

④若噎者去麻黄加附子一枚炮:加附子以温散寒水,寒水不逆则噎止,去麻黄恐汗多亡阳。徐灵胎曰:"《内经》无噎字,疑即呃逆之轻者。"

⑤若小便不利,少腹满者,去麻黄加茯苓四两:加茯苓以增强淡渗利水,去麻黄恐汗多以虚其阳。

⑥若喘去麻黄加杏仁半斤去皮尖:杏仁降肺气,能治水气迫肺,肺气降,故喘自平。麻黄治表实故去之。张隐庵曰:"此皆水寒内迫,故并去麻黄。"

[方义]小青龙汤一方为治水气在里、表寒外束之主方。方以桂枝、麻黄、芍药调和营卫而散表寒;以干姜、半夏、细辛、五味子温煦肺胃,行其水气,止其呕逆,更佐甘草以调和诸药。这就是《内经》所说的:"以辛散之,以酸收之。"方剂后的加减方法尤为重要,机圆法活,临床当详察。

【原文】伤寒,心下有水气,咳而微喘,发热不渴,服汤已,渴者①,此寒去欲解也,小青龙汤主之。(41)

[词注] ①服汤已渴者:由不渴而转为渴者,说明药已对证,这是寒邪已去,病将愈也。

[逢原] 服小青龙汤后,发现口渴的,是其病将愈的表现。此条为上一条的补充说明,所以仍冠以伤寒二字,也就说明了仍有太阳伤寒的表证,即有发热之证。咳又微喘的是心下有水气的主证,所以发热而不渴,其病的变化与上条基本是一致的。大凡心下有水气之病,口中大多不渴,即使渴也不会多饮,今服了小青龙汤以后而又见口渴,喝了以后反而感到舒服,说明药已中病,水气将要清除了,病已将瘥。

附:①小青龙汤表

小青龙汤证治 {
病理——寒邪在表,水气内渍。
治法——温肺散寒,化饮降逆。
药物——麻黄、芍药、细辛、干姜、甘草、桂枝、半夏、五味子。
加减法 {
1. 若渴——去半夏加瓜蒌根。
2. 若微利——去麻黄加荛花。
3. 若噎——去麻黄加附子。
4. 若小便不利少腹满——去麻黄加茯苓。
5. 若渴——去麻黄加杏仁。
}
预后效果——服汤已反渴,寒去欲解。
}

②大小青龙汤的鉴别

鉴别 {
大青龙汤证——外有表寒为甚,热闭于里,只有烦躁是里证。
小青龙汤证——水饮伏于内为甚,只有发热形寒是表证。
}

(三)葛根汤证

【原文】太阳病,项背强几几,无汗恶风,葛根汤主之。(31)

[逢原] 本条为葛根汤的主证。本条近于麻黄汤,所别者,麻黄汤有喘证无项背强几几;葛根汤有项背强几几而无喘证。麻黄汤重在发汗定喘,故佐以杏仁。葛根汤重在发汗生津,故重在葛根。表虚有汗与桂枝加葛根汤;表实无汗与葛根汤也。

葛根汤方

葛根四两 麻黄三两(去节①) 桂枝二两(去皮) 生姜三两(切) 甘草二两(炙) 芍药二两 大枣十二枚(擘)

上七味,以水一斗,先煮麻黄葛根,减二升,去白沫②,内诸药,煮取三升,去滓,温服一升,覆取微似汗③,余如桂枝法将息及禁忌,诸药皆仿此。

[方义] 葛根汤一方,是一首解肌透表的方剂,整个方剂组成,其气轻扬,主治太阳之邪有循经将入阳明之势者,本方通过解肌透表,引邪外出,与小柴胡汤的枢机作用别无二致,有人说:"对太阳初涉阳明之邪,仍能还归太阳,而从表解,也就是病有从外之内者仍使之外也。"这就清楚地指出了葛根汤的药理与病理,是值得深思力求的。

又按:葛根外黄内白,纤维密集,多含淀粉,故有粉葛根之称,辛甘性平,气质轻扬,功主升散,仲景用之"先煮去白沫",去沫再煮,实则取其筋络之气以通行人身之经腧与筋络。所谓经文古奥,每于虚字处见精神也。

九、蓄水证

【原文】太阳病,发汗后,大汗出,胃中干,烦躁不得眠,欲得饮水者,少少与饮之,令胃气和则愈。若脉浮,小便不利,微热消渴②者,五苓散主之。(71)

[逢原] 本条提示:五苓散的主要脉证与治法,本文可分两节读,一者为胃燥口渴,一者为膀胱蓄水。

1. 胃燥口渴　这一节是全文的陪文,也称为陪笔法,意思是说大汗之后,胃中津液损伤太甚,影响心神得不到应有的精微濡养,故而产生烦躁口渴的症状。对于这种症状,只要接连不断地少少饮水,待其胃中津气渐渐恢复,胃气一复,津气外达,外之轻邪亦就随之而愈了,这也就是仲景所谓的"令胃气和则愈"的本义。

2. 膀胱蓄水　表证发汗后,若脉浮,小便不利,微热消渴者,这是由于太阳之余邪不为汗解,循经入腑形成了水热互结的蓄水证。既已形成蓄水,说明膀胱的气化与三焦的决渎功能俱亦受到阻止,仲景与五苓散,外以散经之邪,内以通调膀胱及三焦的气化以利其水。

五苓散方

猪苓十八铢①(去皮②)　泽泻一两六铢　白术十八铢　桂枝半两　茯苓十八铢

上五味,捣为散,以白饮③和服方寸匕④,日三服,多饮暖水,汗出愈⑤,如法将息。

[词注] ①十八铢:古人以24铢为1两,十八铢约今之20余克。

②猪苓去皮:猪苓外皮粗糙、污垢,用之故去皮。

③白饮:即今之米汤。

④和服方寸匕:方寸匕即古人之食具,似今之汤匙,和服即调和于米汤之

内服之。

⑤多饮暖水,汗出愈:多饮热暖之水以助药力。内助利尿,外助发汗,使津气通行内外上下,故云汗出则愈。

[**方义**]五苓散一方,是解表利水之首方,主治太阳病既有风寒表邪,又有膀胱蓄水之证,方以泽泻二苓为主药,以渗湿利水,蠲逐饮邪,白术健脾利湿,桂枝通阳、蒸腾津液,化而为汗以解表,津液上承则口渴自止,肺气得润而布化有权,故小便通利。总之,上以宣畅肺气,布化津液,中以健脾运水,渗淡利湿,下以气化膀胱,导水下行,可见本方是一首通过宣畅三焦而达到解表、化湿、利水的方剂。方后嘱云:多饮暖水,白饮和服。其方法之巧妙,至精至当。然而今人多以汤剂煮服,违背经旨,故取效甚微,古人云:"梓匠轮舆,能与人规矩,不能使人巧"。这里仲景不但示人以规矩,而且教之以技巧,这也是难能可贵之处,读者不失仲景本义,庶为得之矣。

【**原文**】发汗已,脉浮数,烦渴①者,五苓散主之。(72)

[**词注**]①烦渴:形容渴之较甚而烦躁。

[**逢原**]本条提示:此条乃补充蓄水证的脉证。

本条文为五苓散的又一见证,但较上条的症状又甚之,按着一般情况,发汗以后,即会见到脉静身凉的佳象,今则不然,反而脉见浮数,烦渴不已,其证尚有发热脉浮数的外证以及蓄水证的气化不行、津气不布的烦渴内证。气化不行,其一烦渴,其二小便不利。这一条是补充上一条的见证,当与上条对勘,治疗方法仍与五苓散。但是此条很容易与阳明经的烦躁相混淆:

1. 太阳蓄水五苓散证——膀胱气化不行,津气不能上承,小便不利,有表证,脉浮数。

2. 阳明经热白虎汤证——阳气盛,津液耗伤,无蓄水,烦渴,脉洪大,有里证,无表证。

【**原文**】中风发热,六七日不解而烦①,有表里证,渴欲饮水,水入则吐者,名曰水逆②,五苓散主之。(74)

[**词注**]①而烦:因为水气停于膀胱,津气不能上腾,所以既渴而烦。

②水逆:胃脘部有停水,水气盘踞而不化,虽渴欲饮水,而水入即吐,故名水逆。

[**逢原**]本条提示:蓄水证的又一症状,是水入即吐的水逆证。

本条主述水入即吐的水逆证,也是蓄水证的一个重要证候。其"有表里证"是指既有表证的发热、恶寒、汗出、脉浮、头痛项强等;而又有里证的小便不利,烦渴欲饮,水入即吐的水逆。其主要原因,为表邪未解而入于腑形成水热互结,气化失职。膀胱的气化失职,津液不能上承而烦渴,又不能通调水道而小便不利,水气又盘踞胃脘,同时脾主运化水湿的功能也受到影响,转输无权,形成口渴欲饮,水入即吐的水逆证,这是蓄水病的一个主要证型,也是辨治水逆证的主要关键,所以仍与五苓散。

【原文】伤寒汗出而渴者,五苓散主之,不渴[①]者,茯苓甘草汤主之。(73)

[词注]①不渴:这里的不渴,是水气停蓄于中焦的胃脘部,水气犹能输布,所以口不渴。

[逢原]本条提示:五苓散与茯苓甘草汤的区别。

对于这一条的经文必须通盘予以权衡,一者汗出而渴者,五苓散主之,虽然这是仲景的省笔法,可知五苓散是太阳经邪内入于腑,形成了水热互结,它除了口渴之外,还应有脉浮数,微热,小便不利等,必须说明,这里的口渴,是水结下焦不能上承所致。二者是本条的口不渴,是水停蓄于中焦,水津借脾的转输微力尚能敷布的缘故,所以要用茯苓甘草汤以温胃降逆。《伤寒论》茯苓甘草汤有两见,除此之外还有"厥阴篇"356条"伤寒厥而心下悸,宜先治水,当取茯苓甘草汤"。两条互为对勘,可以知这本条的"口不渴"下当有"心下悸"一证了。这在临床上必须注意,当以鉴别。

茯苓甘草汤方

茯苓二两　桂枝二两(去皮)　生姜三两(切)　甘草一两(炙)

上四味,以水四升,煮取三升,去滓,分温三服。

[方义]茯苓味甘而淡,甘能补,淡能渗,既能益脾养心,又可利水渗湿。桂枝辛温而甘,主入心、肺、膀胱三经,上行以发表,解肌发汗,横走四肢,温通经络,与茯苓甘草合,可疗心悸,温阳利水。生姜和胃气而散中焦之水气。诸药相伍,既可行水,亦可治疗心中悸惕不安者。

【原文】本以下之,故心下痞,与泻心汤,痞不解,其人渴而口燥烦[①],小便不利者,五苓散主之。一方云:"忍之一日乃愈[②]"。(156)

[词注]①渴而口燥烦:口渴过甚引发的口燥心烦。

②忍之一日乃愈:能忍不饮,外水不入,内水得化,颇有参考价值。

[逢原]本来是太阳表证,反而用了泻下法,外之邪气随着内陷又形成了心下痞证,医生再用泻心汤以治心下痞似为对证,反而又引起了口渴燥烦,小便不利。对于这一病变必须加以探讨:痞证的形成,是因为外邪内陷,热邪痞结,除此之外,由于膀胱蓄水,气化失职,心下受水的影响,便形成了痞证,

水积于下,津液不得上腾,所以口内烦渴,膀胱失却转输之能,又造成了小便不利,这便是由蓄水所形成的痞证,所以在治疗时,仍可采用五苓散以通利膀胱气化,使其汗出,小便利、水饮化而痞必自除。关于"一方云:忍一日乃愈",但必须是由水蓄造成的痞证轻浅方可,待其内水得化,此又为消除痞满之法矣。

【原文】病在阳①,应以汗解之,反以冷水噀②之,若灌③之,其热被劫不得去,弥更益甚,肉上粟起④,意欲饮水,反不渴者,服文蛤散,若不差⑤者,与五苓散。(141)

[词注]①病在阳:指病邪仍在太阳经表,应当用发汗之法祛邪外出。

②冷水噀:用凉水喷洒人身,这是古人的一种退热方法,噀字是喷洒的意思。

③灌:即用冷水浇注。

④肉上粟起:肌肤之上引发粟起状之疹子。

⑤差:即瘥字之简写,形容病愈。

[逢原]本条提示水寒郁热的证治。

其病在阳是指病邪仍在太阳肌表,应当采用发汗解表的方法予以治疗,表邪出,病可痊愈。如果用冷水喷洒的方法以求速效,反而使表热之邪郁闭于肌表,邪欲出而不得,便增加了烦躁不安,或肉上粟起,意欲饮水,又反不渴,说明邪伏肌表不深,可以用文蛤散取效,因为文蛤有逐水除烦的作用。古人认为可用大青龙汤去桂枝加文蛤,亦不无道理。如果服了文蛤散而症状不减,可再用五苓散化气利水,促使膀胱气化转旺,使表里皆和,而水热之邪即可消除。

文蛤散方

文蛤五两

上一味,为散,以沸汤和一方寸匕服,汤用五合。

身热皮粟不解,欲引衣自覆,若以水噀之洗之,益令热劫不得出,当汗不汗而烦。假令汗出已,腹中痛,与芍药三两如上法。

按:此节原列在白散之后,因与白散方文义不续,所以暂移于本方之下,以作参考。

[方义]文蛤即海蛤而有纹理者,《本草纲目》谓:"能止烦渴,利小便,化痰软坚。"根据《纲目》的看法,文蛤散只一味,恐传抄有误。王晋三的看法可作参考:其云:"蛤秉天一之刚气而生,故能独用见功,味咸性燥,咸寒足以胜热,寒燥足以渗湿,功斯毕矣,取用紫斑纹者,得阴阳之气,若黯色无纹者,饵食

令人狂走赴水。"文蛤能生津止渴,利小便,无解表之用。柯韵伯、陆渊雷等认为当作文蛤汤,颇有见地。文蛤汤:即大青龙汤去桂枝加文蛤,有发汗解表清热除烦止渴等作用。

【原文】太阳病,小便利者,以饮水多,必心下悸[1];小便少者,必苦里急[2]也。(127)

[词注]①必心下悸:饮水多,停于胃脘,故作悸或眩晕。

②苦里急:小便不畅,奔迫不已。

[逢原]本条指出以饮水多、小便利与不利来区别水的停蓄部位。本条可分作两节读,容易理解。

第一节:"太阳病,以多饮水,小便虽利,必心下悸。"

第二节:"以多饮水,小便少者,必苦里急也。"

第一节说明太阳病,以饮水多,而小便虽利又必心下悸,为水停蓄于中焦,不得运化,故而心下悸动不安,或有眩晕的现象。《金匮要略》谓:"食少饮多,水停心下,甚者则悸。"可作参考。

第二节以多饮水,小便少者,水停于下焦膀胱,势必奔迫不已,而苦于里急也。

辨证 { 小便利,心下悸(水停在胃)——茯苓甘草汤。
小便少,少腹里急(水停下焦)——五苓散。

小便畅利而心下动悸,是水停在胃的证候,因胃内停水,胃气不得通畅,所以筑然而动悸,此外每有眩冒等症,治以茯苓甘草汤。小便少而少腹急迫,是水停下焦,膀胱气化不利的象征。属五苓散证,但必须根据脉证。这里主要是辨别蓄水部位,叙证简单,所提出茯苓甘草汤和五苓散,只可供参考。

总上诸条:①蓄水证的原因:是太阳之邪随经入腑,热与水结,膀胱气化失职所为。其典型症状为脉浮或浮数,小便不畅,发热烦渴,外证未解,或渴欲饮水,或饮水即吐的水逆,都可应用五苓散予以治疗。②辨证:太阳之邪传经入腑热与水结膀胱,当与五苓散。若发汗太多,无表证及阳明病,胃津亏虚,烦躁不眠,可少少与饮便可自愈。若水停中焦,心下悸,不渴,可与茯苓甘草汤。若太阳病,误以噀灌,肉上粟起,可与文蛤散,服文蛤散不愈者,仍可与五苓散。

十、蓄血证

【原文】太阳病不解,热结膀胱,其人如狂[1],血自下,下者愈。其外不解者,尚未可攻,当先解其外,外解已,但少腹急结[2]者,乃可攻之,宜桃核承气汤。(106)

[词注]①如狂：狂而不甚，较发狂的病情轻浅。

②少腹急结：少腹指脐下部位，亦即下焦，邪热转入下焦血分，为少腹急结。

[逢原]本条提示：蓄血证的成因以及治疗方法。

太阳病不解，热必内传，与血而结，所谓"热结膀胱"是指膀胱部位之外的少腹，少腹急结，便成蓄血之证。热盛血瘀，其人如狂，并非真发狂，而是神志昏迷，在这种情况下，若有表证，必先解表，表证解后，只有少腹急结，就可以应用桃核承气汤下其瘀热。

辨证 {
热结膀胱——在气——小便不利，微热消渴。
少腹急结——在血——小便通利，其人如狂。
}

桃核承气汤方

桃仁五十个（去皮尖①）　大黄四两　桂枝二两（去皮）　甘草二两（炙）芒硝二两

上五味，以水七升，先煮二升半，去滓内芒硝更上火微沸，下火，先食温服五合②，日三服，当微利③。

[词注]①桃仁五十个去皮尖：桃仁五十个，约当今 10g 有余，因皮尖毒性较大，故去之。

②先食温服五合：病在下焦，故采用先食的服药方法，即空腹服药，只服五合，亦即一升的一半。

③当微利：病在下焦血分，所化之瘀血，必走大肠，是故曰"当微利"，利则血去而愈。

[方义]桃核承气汤一方，其药物组成是在调胃承气汤的基础上加桂枝、桃仁二药。君以桃仁活血逐瘀，润燥通便，桂枝为血中之气药，随承气入于下焦以鼓动气血，疏泄瘀热，导归于肠道而出，此仲景用桂枝之巧妙处，若云桂枝单以发散表邪者非也。先食温服，即饮食之前空腹服法。俾药力直达病所以发挥效力，此又服药方法之巧妙处，尤当遵而循之，方不失仲景本义。

【原文】太阳病六七日，表证仍在，脉微而沉，反不结胸，其人发狂者，以热在下焦，少腹当硬满，小便自利者，下血乃愈。所以然者，以太阳随经，瘀热在里①故也，抵当汤主之。（124）

[词注]①瘀热在里：太阳之邪，随经入于里，蓄于下焦之血分。

[逢原]本条提示：言蓄血之重证以及治疗方法。

太阳病六七日为时已久，但仍有轻微的表证，其脉不浮反而沉微，为表邪传里之证,一般讲表邪传里,容易形成结胸,今不见结胸证的胸满硬痛,而见少腹硬满,狂躁不安,少腹为下焦之部位,以小便利,并非蓄水,当为蓄血。所谓久有瘀血是血瘀于下焦之络脉也,热邪入于下焦,与瘀血互搏,下焦络脉之血随之沸腾,上干于神明,而为发狂躁,若血较浅者,可以自下而愈,而蓄血甚者,必以破血逐瘀,可用抵当汤治之。

抵当汤方

水蛭(熬①)　虻虫三十个(去翅足熬②)　桃仁二十个(去皮尖)　大黄三两(酒洗③)

上四味,以水五升,煮取三升,去滓,温服一升,不下更服④。

[词注] ①水蛭熬:熬即焙炙之法,水蛭焙炙之后,其气变香,易于入于血分而生效。

②虻虫去翅足熬:虻虫经焙炙其翅足必自去。

③大黄酒洗:用酒洗或酒浸后,以助行药力。

④温服一升,不下更服:峻猛之药,用之当慎,若一服而瘀血下者,当停后服。若瘀不下,当更服一二升以下瘀为度。

[方义] 抵当汤一方,乃破血逐瘀之峻剂,若非诊断明确,万无可投。方中水蛭,乃泥垢中之生物,古人不知有菌,而知有毒,故炮制相当审慎。《本草逢原》云:"凡用水蛭,曝干,猪油熬黑,令研极细,倘炙不透,虽为未年久,得水犹活,入腹尚能复生,凡用须洗熬黑,以少许置水中,七日里不活者,方可用之。"叙述虽然过分,可见古人用药之慎。虻虫主食牛畜之血,亦恶垢之物,并水蛭,书中皆注明一熬字,此仲景示人以审慎处,不可等闲视之。大黄、桃仁,清热下瘀,使之出于下窍,佐二药仍不失力峻之效。至于抵当丸一方,药与汤同,不过药力较汤剂稍缓而已,其炮制方法,为遵经旨,不可大意。

【原文】太阳病身黄①,脉沉结,少腹硬,小便不利者,为无血也②。小便自利,其人如狂者,血证谛也③,抵当汤主之。(125)

[词注] ①太阳病身黄:乃蓄血发黄,其色黯。

②小便不利者,为无血也:很可能是膀胱蓄水。

③血证谛也:证明蓄血已经形成。

[逢原] 本条提示了蓄血发黄的辨证与治疗。

身黄只是蓄血证的一个证候,这个证候的主要原因,是蓄血停滞于里,而荣气不得敷布所引发,与湿热发黄不同。诊断这蓄血发黄与湿热发黄,小便利与不利是个关键。虽然尚有表证,但脉沉结,里证为甚,仍当用抵当汤治之,蓄血去而黄亦去矣。

附：**鉴别蓄血发黄与各种发黄的辨证**

蓄血发黄——皮肤之色黄晕如油、如熏之状。

血虚发黄——皮肤色黄带有青色。

脾虚发黄——皮肤色黄而淡白。

燥盛发黄——皮肤色黄而干，如烟熏状。

湿热发黄——皮肤色黄如橘色而明亮。

寒湿发黄——皮肤色黄黯灰，不明亮。

【原文】伤寒有热，少腹满，应小便不利，今反利者，为有血也，当下之，不可余药①，宜抵当丸。（126）

[词注]①不可余药：提示了不可以用其他药物治疗，本方为煮丸之方法，药的效力较缓慢，即缓慢而攻之，连煮丸之药渣一次服完。

[逢原]本条提示了抵当丸的证治方法。

此条虽然有伤寒发热的表证未罢，但这少腹满小便自利，就可以诊断为热在下焦血分的蓄血证，既然蓄血已经形成，治疗必用破血祛瘀的药物抵当丸。又因为其症状比抵当汤证为轻，比桃核承气汤证又偏重，介乎二者之间，以汤改丸，变急为缓而为缓下之法，血下之，外证自和。

抵当丸方

水蛭二十个（熬）　虻虫二十个（去翅足，熬）　桃仁二十五个（去皮、尖）大黄三两

上四味，捣分四丸，以水一升，煮一丸①，取七合服之，晬时②当下血，若不下者更服。

[词注]①煮一丸：此为煮丸方，取七合服之。

②晬时：即周时一日夜24小时。

[方义]抵当丸一方，其方药与抵当汤同，因改为丸药服之，丸药较汤剂效力为缓，水蛭、虻虫的药量只有抵当汤的三分之一，丸药水煮，用水一升，取七合服之，实乃融和药性，集中攻瘀，所谓"晬时当下血"，一服不已，可再煮丸服之，下血乃愈。

附：**蓄血证的病因、辨证治疗表**

蓄血证 ｛ 病因——太阳热邪与血互结于下焦。

主证——少腹急结、硬满、如狂。

辨证——关键小便自利，或便黑、身黄。

　　桃核承气汤——少腹急结,先解表后攻里,用于蓄血将结之浅者,
　　　　　　　　以活血祛瘀。
方剂〈抵当汤——少腹硬满,脉沉微,里急表轻,攻里表证可解,亦为逐
　　　　　　　瘀峻剂。
　　抵当丸——蓄血结深,病势缓慢,煮丸图治,为逐瘀缓剂。其效介
　　　　　　　乎桃核承气汤与抵当汤之间。

十一、汗、吐、下、火逆变证

（一）发汗后表虚与里实的证治

【原文】发汗病不解,反恶寒者,虚故也①,芍药甘草附子汤主之。(68)

【原文】发汗后恶寒者,虚故也。不恶寒但热者,实也②,当和胃气,与调胃承气汤。(70)

[词注]①虚故也:发汗太过,形成营卫两虚。

②实也:发汗病不解,内传阳明,形成阳明燥实证。

[逢原]上二条提示:发汗太过造成两种病变,一是表阳不固的虚证,一是邪入阳明的实证。

1. 表阳不固　表阳不固的虚证,是由于过汗,阳从外泄而恶寒,而此种恶寒非表邪不去,乃是汗后转虚,故云:"虚故也。"本条阳虚阴亦不足,故用芍药甘草附子汤治疗。

2. 阳明实证　太阳病发汗太过,其证未有形成"实则太阳,虚则少阴",而是津液受损,形成了阳明燥实,故云:"不恶寒但热者,实也。"此当调和胃气,与调胃承气汤。

芍药甘草附子汤方

芍药　甘草各三两　附子一枚(炮,去皮,破八片①)

上三味,以水五升,煮取一升五合,去滓,分温三服,疑非仲景方。

[词注]①附子一枚炮去皮破八片:附子皮粗有毒故去,用其里白者,以破八片为度,宜易煮透。

[方义]芍药甘草附子汤一方,是治发汗太过营卫两虚的方剂,芍药调补阴气,收敛津液,附子温经扶阳,甘草从中调和,使芍药附子共同发挥效力,以奏敛阴和阳的目的。

（二）过汗阴虚阳虚证治

【原文】发汗后,身疼痛①,脉沉迟②者,桂枝加芍药生姜各一两,人参三两

新加汤主之。(62)

　　[词注]①身疼痛:这里的身疼痛,是营血微弱的征象,不能作为表不解去理解。

　　②脉沉迟:脉沉迟主里虚,重按始得。其脉沉者,营血微也。

　　[逢原]本条提示:过于发汗,损伤气阴的症状与治疗方法。

　　麻黄汤发其汗,阴液外泄不得收敛,遂使阳气虚损,不能温养经脉,故而引发身体疼痛,脉变沉迟,因其脉沉迟,虽然有身体疼痛,也不是麻黄汤证,所以采用桂枝汤调和营卫,多加芍药以敛收阴液,加生姜旨在扶起已衰的阳气,再加人参,以扶助将要消失的元真之气,故方名为桂枝加芍药生姜人参汤。此条本是汗过伤津,尚未发现"筋惕肉眴"及"汗漏不止"的变证,故不必应用桂附之剂,倘若服之而不效,才可应用桂附之剂以温经回阳。

　　桂枝加芍药生姜各一两人参三两新加汤方

　　桂枝三两(去皮)　芍药四两　甘草二两　人参三两　大枣二十枚(擘)生姜四两

　　上六味,以水一斗二升,煮取三升,去滓,温服一升,本云桂枝汤,今加芍药、生姜、人参。

　　[方义]桂枝汤乃调和营卫之方,桂枝、生姜、甘草,辛甘化阳;芍药、大枣、甘草,酸甘化阴,化阴化阳乃调和营卫平调之方也。今加芍药是增强其养阴敛阴之力,加重生姜以宣通阳气,以鼓舞胃中之阳,加人参以补助气阴。凡因汗出太过,不能濡养筋脉而身疼者,或气血不足而身疼者,均可酌用本方。

　　【原文】太阳病,发汗,遂漏不止①,其人恶风,小便难②,四肢微急③,难以屈伸者,桂枝加附子汤主之。(20)

　　[词注]①遂漏不止:形容大汗出而不止的样子,淋漓如漏水,阳虚如脱。

　　②小便难:因汗泄太过,津液外溢,阴液不足,故而小便困难。

　　③四肢微急:因汗出太过,阴气不能内守,外不能濡养筋脉,阳气外泄不能温经,所以四肢微急,难以屈伸。

　　[逢原]本条提示:发汗太多,致阳虚欲脱的证候以及治疗方法。

　　太阳病的发汗,要微微汗出,这是仲景的垂训。若用之不当,或妄用麻黄汤开腠发汗,用量过猛,定会造成汗漏不止的欲脱之证。汗为人身阴液与阳气所化生,汗多不但可以伤及卫阳,同时也会伤及阴液。阳气虚弱,失却卫外之机,故而恶风,阴液因汗多而不济,故小便困难。阴液主濡养,阳气主温煦,两者俱不足,经脉失养故四肢微急,难以屈伸,病的主证为阳虚,所以选用桂枝加附子汤温经固表,能使卫阳回复而固表,汗可止,阴可守。

桂枝加附子汤方

桂枝三两(去皮) 芍药三两 甘草三两(炙) 生姜三两(切) 大枣十二枚(擘) 附子一枚(炮、去皮,破八片)

上六味,以水七升,煮取三升,去滓,温服一升。本云桂枝汤,今加附子,将息如前法。

[方义]桂枝加附子一方,旨在复阳敛阴,固表止汗,桂枝汤本为调和营卫之方,今加附子协桂枝以复阳、固表、止汗。适应于汗出过多,阳气损伤,阴液一时不济之证。

【原文】伤寒脉浮,自汗出,小便数,心烦,微恶寒,脚挛急[①],反与桂枝欲攻其表,此误也。得之便厥[②],咽中干,烦躁吐逆者,作甘草干姜汤与之,以复其阳。若厥愈足温者,更作芍药甘草汤与之,其脚即伸。若胃气不和谵语[③]者,少与调胃承气汤。若重发汗,复加烧针者,四逆汤主之。(29)

[词注]①脚挛急:两脚拘急状,屈伸感到不利。

②厥:手足发冷状。

③谵语:神志不清,妄言妄语。

[逢原]本条提示:伤寒误服桂枝汤所产生的各种变证以及治疗方法,本条文可分四节去理解。

1. 阳虚液耗,腠理不固 本节自"伤寒脉浮……脚挛急"乍看起来有脉浮、汗出、恶寒,类似桂枝汤证,而小便数、心烦、脚挛急,又绝非为桂枝汤所能治,本节有三个主证。

①小便数——阳虚耗液,膀胱输化失职,不能制水。

②心烦——阴气不足,阳气不化,心神虚怯。

③脚挛急——津液与阳气不能濡养温煦经筋。

以上可以看出,病已转为里虚,里虚是主证,虽然有腠理不固的表证,仍当用桂枝加附子汤以温经复阳。

2. 阳气阴液,更加受伤 本节自"反与桂枝汤……其脚即伸"指出了错误地用了桂枝汤,又出现了三个变证。

①便厥——阳气虚阴不济,不能敷布四肢 ⎫

②咽中干——津液耗伤太甚,虚火上炎 ⎬ 阳气益虚,阴液伤甚。

③烦躁吐逆——阳气虚阴寒胜,阴阳格拒 ⎭

以上是误用桂枝汤的变证,变证的重点是阳气虚,仲景指出"作甘草干姜汤与之以复其阳;若厥愈足温者,更作芍药甘草汤与之,其脚即伸",提示了一个先复其阳,后复其阴的治疗措施。

3. 胃气失和证　本节"若胃气不和谵语者,少与调胃承气汤",这"胃气不和谵语",是因为应用辛温药后,热转阳明,可与调胃承气汤则谵语便可自除,所谓"少与"即是少量与之,意在清热润燥,不在攻下。

4. 大汗亡阳证　本节自"若重发汗,复加烧针者,四逆汤主之",指出了错误地应用桂枝汤,病不已。反而又错误地用了烧针发汗,这样一误再误,便形成了大汗亡阳证。在这种情况下,便可急用四逆汤以急救回阳。

甘草干姜汤方

甘草四两(炙)　干姜二两

上二味,以水三升,煮取一升五合,去滓,分温再服。

芍药甘草汤方

白芍药四两　甘草四两(炙)

上二味,以水三升,煮取一升五合,去滓,分温再服。

[**方义**]甘草干姜汤,取甘草之甘,干姜之辛,辛甘化阳,干姜可温太阴之阴,功兼收敛,为温中散寒之要药。与甘草合,主温中之脾胃,脾胃阳气得振,达于四肢,故肢暖而厥回。

芍药甘草汤,芍药味苦,甘草味甘,苦甘化阴,能入脾之质而为胃行其津液。张元素云其白芍,有"泻肝、安脾肺、收胃气、止泻利、固腠理、和血脉、收阴气、敛逆气之功"。与甘草合"有人参之气味,所以大补阴血,血得补,而筋有所养而舒,安有拘挛之患哉"之论述,尤为允当。

【**原文**】问曰:证象阳旦,按法治之而增剧,厥逆、咽中干,两胫拘急而谵语。师曰言夜半手足当温,两脚当伸。后如师言,何以知此?答曰:寸口脉浮而大,浮为风,大为虚,风则生微热,虚则两胫挛,病形象桂枝,因加附子参其间,增桂令汗出,附子温经,亡阳故也。厥逆、咽中干、烦躁、阳明内结、谵语烦乱,更饮甘草干姜汤,夜半阳气还,两足当热,胫尚微拘急,重与芍药甘草汤,尔乃胫伸,以承气汤微溏,则止其谵语,故知病可愈。(30)

按:本条是解释上条的,在此不作注解。

【**原文**】发汗过多,其人叉手自冒心①,心下悸②,欲得按者,桂枝甘草汤主之。(64)

[**词注**]①叉手自冒心:两手交叉,按着心胸部,这是心悸气虚之象。

②心下悸：心中跳动不安的样子。

[逢原] 本条提示：因发汗太多，导致心阳不足的证治。

发汗太多，耗伤了心胸部的阳气，而产生心下悸。按常规，太阳病只需微微汗出则愈，而今发汗太过，人身气阴走失过甚，导致了心阳虚弱，心下悸动不安，而又喜于按之，此乃虚证无疑，当用桂枝甘草汤以补益心阳。

桂枝甘草汤方

桂枝四两（去皮）　甘草二两（炙）

上二味，以水三升，煮取一升，去滓、顿服。

[方义] 桂枝甘草汤一方，乃桂枝汤一半之方也，桂枝配合甘草，乃辛甘化阳之法。上条芍药甘草汤亦是桂枝汤一半方也，乃苦甘化阴之法。此属心阳虚，与桂枝甘草汤，化阳于心胸之部，药虽少而力专，侧重补益心阳，其法顿服，不须温覆，能益心胸之阳气而又不致汗出亡阳，心阳得复而悸动自安。

【原文】发汗后，其人脐下悸者，欲作奔豚①，茯苓桂枝甘草大枣汤主之。（65）

[词注] ①奔豚：豚为豚鱼，即今之海狗，从水中跳上跳下，今谓奔豚，是形容悸气从小腹脐下阵阵跳上跳下的样子如豚之奔。

[逢原] 本条提示：发汗太过伤了心阳，而肾水妄动，欲作奔豚的治疗。

上条发汗太过，导致了心阳虚，本条所言心阳虚，不治或误治后，肾水上逆而又脐下悸动欲作奔豚的治法。《金鉴》所谓："今发汗后，脐下悸，欲作奔豚者，乃心阳虚，而肾水之阴邪乘虚欲上干于心也。"这里虽然未见奔豚上冲心胸的症状，但患者有自觉脐下悸动好像有上冲之势，所以说"欲作奔豚"。心下悸、脐下悸，只是在部位上不同，但二者的关系还是密切的，所以仍用桂枝甘草汤补益心阳，再加茯苓、大枣，培其中土以安肾气，心阳得复，肾水得平，中土得安，悸动得止，何欲作奔豚之有哉。

茯苓桂枝甘草大枣汤方

茯苓半斤　桂枝四两（去皮）　甘草二两（炙）　大枣十五枚（擘）

上四味，以甘澜水①一斗，先煮茯苓②，减二升，内诸药，煮取三升，去滓，温服一升，日三服。

作甘澜水法：取水二斗，置大盆内，以杓扬之，水上有珠子五六千颗相逐，取用之。

[词注] ①甘澜水：又名劳水。程林曰："扬之无力取其不助肾邪也。"钱天来曰："初则其性属阳，扬则其势下走。"各书所见，见仁见智。考《灵枢·邪

客》中的半夏汤,用"流水千里以外者"或"扬之万遍",以治脾虚停饮,卫气独行于外之"目不瞑"证。仲景书又有"潦水""井华水""泉水""浆水""地浆水"以及"麻沸水"等。甘澜水又称"东流水"与"劳水"。李时珍谓"气味甘平无毒,主治病后虚弱,扬之万遍,煮药最验,主五劳七伤,肾虚脾弱,阴盛阳虚,目不能瞑及霍乱吐泻、欲作奔豚。"这种水,实则今之活化水,益其脾肾,调治汗后阳虚,肾水上逆,脐下动悸,欲发奔豚。张从正治一尿闭,取长川急流水煮中药,一饮而立溲,亦取法于此。《儒门事亲》有"水解篇"论之详矣,可参考。

②先煮茯苓:茯苓为块状菌体,质地坚硬,不易煮透,故仲景示之"先煮"。

[方义]茯苓桂枝甘草大枣汤一方,是治发汗后,肾阳虚,水气上逆,脐下悸,欲作奔豚之方剂。该方以桂枝甘草振奋心阳,茯苓伐肾邪以行水气,大枣健脾胃,即培土以治水。其煮药方法,采用甘澜水一法,证明我国古人认为水的性质和种类不同,而在治疗作用上也有它的特异性。成氏云:扬之有力,取不助肾邪也。徐氏云:甘而轻,取其不助肾邪而益脾土也。柯氏云:水性本咸而体重,劳之则甘而轻,取其不助肾而益脾胃也。现代吴润秋氏《古代药用水作用机理探讨》一文中说:水分子结构有多种丛样或链样模型,如能使水处在运动状态,打破其"丛"或"链"水分子就可呈游动自由状态而成活化水。用机械手段如高速叶轮将水搅动就得到活化水,实验证明,活化水有利于动植物的生长,如用之喂猪,比普通猪增重百分之十五,鱼卵在活化水中受精,孵化率可增加一倍。由此可见,古人认为水扬之万遍,动之其性属阳。认识尽管是朴素的,功效确是真实的,并在临床上得到了广泛的证实。此仲景每于无意中金针度人,伟哉!

【原文】未持脉时①,病人手叉自冒心,师因教试令咳而不咳者,此必两耳聋无闻也,所以然者,以重发汗虚故如此。发汗后饮水多必喘,以水灌之②亦喘。(75)

[词注]①未持脉时:在未有诊脉之前时。

②以水灌之:此指饮水过多,或汗后洗浴。

[逢原]本条提示:发汗虚甚而耳聋,若饮水多而喘,本文可分两节认识。

1. 阳气虚极耳聋　望闻问切是中医诊断疾病的重要信息。在未诊断之前,从望闻问三诊所得,便可知道耳聋是由于重发汗阳气虚极、精气不得上荣而导致。"心开窍于耳""肾在窍为耳"说明耳的功能是由心肾精气上注而形成。但诊断这耳聋又必须与少阳中风证相区别:

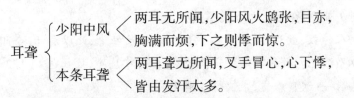

2. 津伤饮灌必喘　发汗津液外泄,口渴必少少与之则愈。若因渴而多饮水,水饮停积于胃,水气上逆于肺,必致喘息不利。由于汗后,腠理开合不利,玄府不密,若以水灌洗,水寒之气由皮毛侵入,肺失宣降而喘息不利。

(三)汗后虚满证治

【原文】发汗后,腹胀满者,厚朴生姜半夏甘草人参汤主之。(66)

[逢原]本条提示:汗后脾阳虚弱而致腹胀满的治法。

发汗之后,表证已愈,而又发生腹胀满,不过这种腹胀满,是有虚实之分的,实则肠胃有形质之积,大便秘结,按之疼痛,脉实苔厚,应用下法则愈。本条为虚满,由脾阳不振引起之胀满,这种腹胀满,只是形于外,但按之则虚满不痛不硬,其脉虚弱无力,苔薄质淡白,所以应用厚朴生姜半夏甘草人参汤以"塞因塞用"健脾补虚以达腹胀满之消除。

厚朴生姜半夏甘草人参汤方

厚朴半斤(炙,去皮①)　生姜半斤(切)　半夏半斤(洗②)　甘草二两　人参一两

上五味,以水一斗,煮取三升,去滓,温服一升,日三服。

[词注]①炙,去皮:厚朴去皱皮,炙后性味辛香,大有醒脾助运之功。生用则苦涩不宜。

②半夏,洗:采集的生半夏有毒,药工炮制必以矾水浸泡以去其毒性,医生用时又恐有矾味为碍,故以冲洗。

[方义]厚朴生姜半夏甘草人参汤一方,厚朴宽中以除满行气,生姜辛开以理气,半夏散结气而燥湿,三药以宽中理气为主,甘草、人参健脾气而助运化为主,诸药共奏消而不伤,补而不滞之效。

(四)汗后胃中虚冷致吐证治

【原文】发汗后,水药不得入口为逆,若更发汗,必吐下不止。(76条上半节)

[逢原]本条提示:误汗之后胃阳不守而致吐下不止者不可更发汗。

发汗之后,胃阳虚冷,不可更发汗,因发汗阳气虚弱,已形成了阴气偏盛的中气益虚,而又引起宿饮上逆,故云水药不得入口,若更发汗,阳益虚阴益盛,

上则吐逆,下利伤脾,水谷不化而下利不止矣。

【原文】病人脉数,数为热,当消谷①引食②。而反吐者,此以发汗,令阳气微,膈气虚③,脉乃数也。数为客热④,不能消谷,以胃中虚冷,故吐也。(122)

[词注]①消谷:饮食入胃,很快得以消化。

②引食:因为消化得快,很快又饿,还要继续再食。

③膈气虚:胸膈之间的阳气虚弱。

④客热:外来为客,此指弥漫之邪气。

[逢原]本条提示:发汗太多,引发胃中虚寒的脉证。

脉数为热,当消谷引食,这是脾胃健壮的表现,脉数为热象,自能饮食。而今食后反而吐者,这是因发汗不当,伤害了人身的阳气,胸中之宗气更是虚弱,既是虚弱之证,按理脉当细弱无力才对,今反而见到的脉却是数,是假象,是客热,所以不能消谷。实质上是胃中虚冷,和降失司,故食入反出,在这种证情之下,当综合脉证治之,方不致误。

在本条内,脉数是辨证的关键,数脉也有虚实之分,凡是数脉有力的是属热实之阳脉。数脉无力的是属于虚损虚弱的脉象,对于本条的治疗,当温运中阳,历代医家提出了当用甘草干姜汤,或小建中汤,临床实可斟酌,或扩而充之。

(五)汗出后余邪留肺作喘的治疗

【原文】发汗后,不可更行桂枝汤①,汗出而喘②,无大热者,可与麻黄杏仁甘草石膏汤。(63)

【原文】下后不可更行桂枝汤,若汗出而喘,无大热者,可与麻黄杏子甘草石膏汤。(162)

[词注]①不可更行桂枝汤:不可更行施,是说明已经用了桂枝汤发汗,此时不可再用。

②汗出而喘:过于发汗,汗后余邪未蠲,反而留滞于肺部,因而虽然汗出,而仍作喘息不利。

[逢原]本条提示:发汗不愈,邪留肺部以及下后邪热迫肺作喘的治疗方法。

上节条文,汗出身无大热,是表证未罢,余邪留滞于肺而作喘。

下节条文,指下后,热邪迫肺,肺气不得宣发而作喘。

这两种喘,无论是汗后、下后,都是热邪壅滞而作喘,它们的病机是一致的,所以都用麻黄杏仁甘草石膏汤治疗。

麻黄杏仁甘草石膏汤方

麻黄四两(去节) 杏仁五十个(去皮炎) 甘草二两(炙) 石膏半斤(碎,绵包)

上四味,以水七升,先煮麻黄,减二升,去上沫,内诸药,煮取二升,去滓,温服一升。本云:黄耳杯①。

[词注] ①黄耳杯:古人饮酒类的器皿,相等于今之100~200g。

[方义] 麻黄杏仁甘草石膏汤一方,是解表、清肺、定喘之方,方以麻黄宣通肺气,杏仁肃肺平喘,石膏甘寒以清里之热气,甘草甘缓而调和诸药。又按麻黄功能有三,一者发汗,二者平喘,三者利小便。若配伍桂枝,再加温覆,乃可解肌发汗。若配伍白术则通利水道而利小便。配伍杏仁、石膏则疏散阳郁,肃降肺气而平喘。

(六)误治劫津热传阳明的证治

【原文】服桂枝汤,大汗出①后,大烦渴不解②,脉洪大者,白虎加人参汤主之。(26)

[词注] ①大汗出:服桂枝汤应该是微微汗出,今用不遵法,反而引起了大汗出。

②大烦渴不解:大烦大渴是心烦口渴得很厉害,不解是病仍未除。

[逢原] 本条提示:汗不如法,内传阳明的证治方法。

服桂枝汤不遵经旨,大汗化热伤津,而表邪传入阳明,大汗出、大烦渴、脉洪大是阳明经病的脉证。大烦渴而伤津劫液,胃中干燥,治当清热生津,方用白虎加人参汤,辨别这一条的着眼处是"大烦渴"三字。

白虎加人参汤方

知母六两 石膏一斤(碎①) 甘草二两 粳米六合 人参三两

上五味,以水一斗,煮米熟汤成去滓②,温服一升,日三服。立夏后立秋前可服,立秋后不可服,与之则吐利而腹痛,诸亡血虚家不可与③,得之则腹痛利者,但可温之,当愈。

[词注] ①石膏碎:此指生石膏,必打成细末,方可入于煮剂。

②煮米熟汤成去滓:粳米煮10~20分钟即可汤成,去米渣,纳诸药于汤中煮之。

③诸亡血虚家亦不与:此指吐血、衄血、便血、尿血以及崩漏、产后流血不止等症,皆不可服,因诸亡血虚家,气血已衰,不任其寒凉之剂。

[方义] 白虎加人参汤一方,乃清热、益气、生津之良方。《伤寒论》应用

此方有四条：如"大汗出后、大烦渴不解""大渴，舌上干燥而烦，欲饮水数升者""口燥渴"以及"渴欲饮水者"。《金匮要略》还有"太阳中热者，暍是也，汗出恶寒，身热而渴。"两书均说明了"汗"与"渴"是因人高热大汗损其津液。《金匮》暍病之"汗出恶寒"与《伤寒》之"背微恶寒者"都是同热邪伤气的缘故，故加人参大补气阴。关于石膏的用量问题，有人报道："张锡纯以五十年之临床经验，在《医学衷中参西录》中，写出了石膏专论和对白虎汤的研究，广泛开拓了白虎汤及石膏的治疗范围，并力驳世俗习用煅石膏之误，把白虎汤局限于秋前夏后以及自称为平和小心的医生，用石膏不过二三钱，方名也称白虎者，是一个很深刻的批评，故张氏之说很值得重视。"又云："考仲景用石膏之量，全方用之一斤……古之一两，折今四钱八分，古之一斤，得今之七两六钱，《千金翼方》分量则又增加一倍。故余师愚之清瘟败毒饮中石膏之量也竟得八两之多……故外感热病化热化燥必须重用石膏如鸡子大，可见仲景用药是根据病情变化与热之轻重而确定用法和剂量。"学者当细究仲师用药之权衡，宜轻者轻，宜重者重，务使恰中病情而放胆用之可也。

（七）误吐下伤胃液胸阳的治法

【原文】太阳病，当恶寒发热，今自汗出，反不恶寒发热，关上脉细数①者，以医吐之过也。一二日吐之者，腹中饥，口不能食②，三四日吐之者，不喜糜粥，欲食冷食③，朝食暮吐④，以医吐之所致也。此为小逆⑤。（120）

［词注］①关上脉细数：关脉为脾胃所主，似脾胃有热象，实胃阳虚邪之燥，假象。

②腹中饥，口不能食：胃气已伤，只是有饥饿的感觉，而不能食。

③欲食冷食：胃中假阳虚燥，反而欲食冷食，假之阳邪无有能力消化食物，入之为逆而吐。

④朝食暮吐：早晨吃的东西，到晚上又吐了出来。

⑤小逆：误治后的病变，但病情尚且不太严重的意思。

［逢原］本条提示：表证误用吐法，导致胃中虚寒的变证。

吐法也有解表的涵义，虽然如此，无不伤害胃气的和降，自汗出，反不恶寒发热，说明表邪已罢，而关上脉细数，是因胃气已受到损害，此病过一二日若吐，胃伤尚浅，故不能食，若连续三四日呕吐不已，说明胃气伤害较深而生内热，此热乃客热，客邪之热不能消化谷物，则不喜糜粥而喜冷食，甚则朝食暮吐，此乃胃阳虚为小逆，历代医家揣测，与小半夏汤、干姜汤、半夏生姜汤、半夏加茯苓汤等,均可斟酌用之。

【原文】太阳病,吐之,但太阳病当恶寒,今反不恶寒不欲近衣,此为吐之内烦也①。(121)

[词注]①内烦也:心中烦闷的样子。

[逢原]本条又提示了:用吐法后,胃燥生热的心中烦闷。

太阳病,当用汗法,反而用了吐法,伤及了胃中津液,胃气燥而生烦闷,形成了外不恶寒,不欲近衣,内热而烦,《医宗金鉴》主张用竹叶石膏汤,于益气生津中清热宁神,是可以采用的。

【原文】太阳病,过经①十余日,心下温温欲吐②,而胸中痛,大便反溏,腹微满,郁郁微烦,先此时自极吐下③者,与调胃承气汤。若不尔者,不可与。但欲呕,胸中痛,微溏者,此非柴胡汤证,以呕,故知极吐下也。(123)

[词注]①过经:病情已经离开了太阳之经。

②温温:同愠,音稳或允,形容烦愦,精神疲倦不振的样子。

③极吐下:此指大吐大下。

[逢原]本条提示:太阳病旷日已久,误行吐下而邪陷阳明,治与调胃承气汤,并申明与柴胡证的不同。

太阳病过经十余日,患者泛泛欲吐,胸中痛,实由误吐引发,大便溏是误下引起,而腹微满,郁郁微烦是邪热已结于肠胃,并非结于少阳,邪热内陷,当用调胃承气汤和胃泄热。但欲呕,是因极吐下所致的副作用,又补充说明了本证的辨证要点,此证似是柴胡证,而实非柴胡证。读者不可草草读过,庶为得之。

(八)总论误下辨证

【原文】太阳病,下之,其脉促,不结胸者,此谓欲解也①。脉浮者,必结胸②;脉紧者,必咽痛③;脉弦者,必两胁拘急④;脉细数者,头痛未止⑤;脉沉紧者,必欲呕⑥;脉沉滑者,协热利⑦;脉浮滑者,必下血⑧。(140)

[词注]①其脉促,不结胸者,此为欲解也:表证误下之后,若见脉促,邪气有向外发达之势,不结胸者,是邪气尚未内陷,说明此为欲解也。

②脉浮者,必结胸:浮脉,此指泻下之后,仍脉浮是表邪尚盛,不为因下后而衰减,又必乘虚下陷清阳之位,与水气互结而为结胸。

③脉紧者,必咽痛:紧脉亦主疼痛,误下之后,邪盛之气入于内,损伤了少阴络脉的咽喉部,故而咽喉作痛。

④脉弦者,必两胁拘急:弦为肝脉,两胁是肝胆经络循行部位,足少阳之经

络循胁下而上至耳部,误下之后,邪气传于少阳之经,就可能引起两胁拘急胀满或作痛。

⑤脉细数者,头痛未止:细脉为气虚血虚,数脉为热,错误地用了泻药,虚阳上冲于头目,故而头痛不止。

⑥脉沉紧者,必欲呕:紧沉之脉,主寒主痛,误下之后,其气陷于里,里不受而格拒于上,可引发欲呕,或吐,或呃逆。

⑦脉沉滑者,协热利:错误地用了泻下药,邪气挟表邪入于里,很可能形成协热下利。

⑧脉浮滑者,必下血:浮滑之脉是气分热邪炽盛的脉象,热之内迫营血,很可能出现下血的症状。

[逢原]本为太阳病,错误地用了泻下药,热邪因误下乘虚内陷,在上为咽痛、头痛;在下为下利、便血;在中为结胸、胁痛。此条以脉定证,读此必四诊结合,才能得出正确的结论。王日休对于本条又增补了治法,今录之以后,可供参考:

脉浮结胸:可用桂枝去芍药汤。

脉紧咽痛:可用桔梗汤。

脉弦、两胁拘急:可用小柴胡汤加桂枝。

脉细数头痛未止:可用当归四逆汤。

脉沉紧欲呕:可用甘草干姜汤加黄连。

脉沉滑,协热利:可用白头翁汤。

脉浮滑,必下血:可用芍药甘草汤加秦皮。

【原文】太阳病,二三日,不能卧,但欲起①,心下必结,脉微弱者,此本有寒分②也。反下之,若利止,必作结胸。未止者,四日复下之,此作协热利③也。(139)

[词注]①不能卧,但欲起:胸脘间有痞满之结,卧则痰湿益甚,故不得安卧,起则病缓。

②寒分:痰饮性质本寒,故云寒之分也。

③协热利:挟表邪下陷,而为之下利。

[逢原]本条提示:表证兼有寒饮,误下导致结胸与邪热下利的辨证。

太阳表证二三日,不能卧,但欲起,是邪气搅扰,坐卧不宁,这些症状结于胸次之位,脉搏尚是微弱的,并非脉大滑实,已不是阳明实热。而是痰水互结的结胸证,当温逐痰饮则愈。若妄用攻下法治之,表邪内陷,形成下利不止者,则为协热下利证。

（九）误下遂利不止的证治

【原文】太阳病,桂枝证,医反下之,利遂不止,脉促①者,表未解也,喘而汗出者,葛根黄芩黄连汤主之。(34)

[词注] ①脉促:此可理解为脉势紧促,阳气被抑制而求伸展的意思。

[逢原] 本条提示:表证误下后,形成下利的两个趋向,脉促仍可解表;喘而汗出病陷于里,便可清里。

太阳病桂枝证,仍当用桂枝汤解肌。而医见促脉而用了泻下法,致使表热内陷肠胃而形成下利不止,惟脉仍急促,人之正气有余,病邪尚未尽传于里,正气向外,可因势利导,虽有下利,仍可用桂枝汤或葛根汤以解其表。若邪内陷,里热偏胜,不但下利,并见喘而汗出,便可用葛根黄芩黄连汤重点清其里热,里热得清,则喘、汗出、利下都可同时而愈。

葛根黄芩黄连汤方

葛根半斤　甘草二两(炙)　黄芩三两　黄连三两

上四味,以水八升,先煮葛根①,减二升,内诸药,煮取二升,去滓,分温再服。

[词注] ①先煮葛根:葛根之用,只是取其本药的筋络,宜于久煮,才可发挥药效。但葛根有两种,一种是筋络密集的,宜久煮之。还有一种含粉质尤厚的葛根,又称粉葛根,这种葛根入煮以后,宜去其白沫后,再加他药煮之。

[方义] 葛根黄芩黄连汤一方,组方甚为严谨,葛根为阳明经药,外可解阳明经热,还有解肌发汗之功,内又可清阳明腑热,还有生津止渴之效。黄芩清热泻火,内可清肺泻大肠之火,还可清肌表之热。黄连苦寒,为治利之要药,其药并可厚肠胃而止泻。三药组成,芩连虽主泻下,又有葛根升发清阳之气,不至泻利不止,虽微有表证,由葛根以发之也。甘草调和诸药,使诸药斡旋于内发挥效力。尤在泾指出:"无汗而喘,为寒在表;喘而汗出,为热在里,是以陷于里者十之七,而留于表者十之三,其病为表里并受之病,故其法也表里两解之法。"

【原文】太阳病,外证未除,而数下①之,遂协热而利,利下不止,心下痞硬,表里不解者,桂枝人参汤主之。(163)

[词注] ①而数下:屡用泻下药。

[逢原] 本条提示:虚寒性协热下利的证治。

太阳病,屡用泻下药治疗,尽管如此,但表证不解,而中气大伤,下利不止,并心下痞硬,此乃脾胃虚寒之状,所说的协热下利,是内有虚寒,表热内陷,形成的协热下利。虽有表证,但病的重点尤在里之虚寒,此为本条的着眼处,治疗重在温太阴之寒,所用桂枝人参汤,实乃理中汤加桂枝,主治痞硬与下利,加桂枝以和表,调和营卫,理气和中,表里通达,诸症必解。

桂枝人参汤方

桂枝四两(别切) 甘草四两(炙) 白术三两 人参三两 干姜三两

上五味,以水九升,先煮四味,取五升,内桂,更煮取三升,去滓,温服一升,日再夜一服。

[方义]桂枝人参汤一方,实乃理中汤加桂枝,本方的煮药方法特殊,先煮人参、白术、甘草、干姜,重在治疗里之虚寒痞硬,再内桂枝更煮取三升,意在取桂枝之气以解太阳之表邪。其方名为桂枝人参汤,实乃调和表里之剂,其意微矣。

附:葛根芩连汤证与桂枝人参汤证比较表

方名	葛根芩连汤证	桂枝人参汤证
原因	太阳病误下,导致协热下利	太阳外证未除而数下之
症状	遂利不止,喘而汗出	利下不止,心下痞硬
病机	误下邪陷,从阳明化热	误下邪陷,从太阴寒化
性质	表里俱热	表有热,里有寒
治疗	清热解表	温中和表

【原文】伤寒,医下之,续得下利清谷①不止,身疼痛者,急当救里;后身疼痛,清便②自调者,急当救表。救里宜四逆汤,救表宜桂枝汤。(91)

[词注]①清谷:清与圊通,清谷指腹泻完谷不化。

②清便:此指正常的大便。

[逢原]本条提示:表寒里虚,宜先温里后解表的原则。

伤寒表证误下后,而里气大虚,完谷不化为辨证的重点。虽有身疼痛的表证,暂不顾及,这是因为里虚,若再发汗解表,势必形成虚脱之危候,所以必先温暖其在里的虚寒,待里气恢复了后,再与桂枝汤解除其在表的身疼痛。以标本言之,先病者为本,后病者为标,急则治标,缓则治本,如表里俱实,先表后里,表里俱虚,先里后表,治疗原则是不可更易的。

（十）误下损伤胸中之阳的证治

【原文】太阳病,下之后,脉促①胸满②者,桂枝去芍药汤主之。（21）

【原文】若微寒③者,桂枝去芍药加附子汤主之。（22）

[词注] ①脉促:阳气被遏而求伸。

②胸满:误下伤胸中之阳,而阴邪弥漫。

③若微寒:即微恶寒之意,卫阳虚弱。

[逢原] 以上两条提示:表证误下后,胸阳被遏以及表阳虚的辨证治疗。

上条:太阳表证误下后,邪气内陷,而人之正气仍向外抗拒所以觉有脉促胸满,意欲伸展而不得,正是太阳病桂枝证,正气尚盛,故用桂枝去芍药汤祛邪外出。芍药性味苦平,碍于阳气向外发达,故而去之。下条:病机与上条同,但由于表阳更虚,恶寒又甚,所以于桂枝去芍药汤再加一味附子,成了桂枝去芍药加附子汤,以补助阳气为重。

桂枝去芍药汤方

桂枝三两（去皮） 甘草二两（炙） 生姜三两（切） 大枣十二枚（擘）

上四味,以水七升,煮取三升,去滓,温服一升,本云桂枝汤,今去芍药,将息如前法。

桂枝去芍药加附子汤方

桂枝三两（去皮） 甘草二两（炙） 生姜三两（切） 大枣十二枚（擘） 附子一枚（炮、去皮、破八片）

上五味,以水七升,煮取三升,去滓,温服一升,本云桂枝汤,今去芍药加附子,将息如前法。

[方义] 方用桂枝汤以鼓舞心胸中之阳气,之所以去芍药,以芍药苦平,有碍于桂枝汤温通心胸之阳,非阳气被遏所宜,桂枝去芍药,实乃桂枝甘草汤之辛甘发散为阳之意,仍使表邪出表而解也。加附子汤以治卫阳恶寒,助阳以扶正气也。

（十一）下后复发汗表里俱虚的证治

【原文】下之后,复发汗,必振寒①,脉微细,所以然者,内外俱虚故也。（60）

[词注] ①振寒:汗之伤人身之阳,下之伤人身之阴,人身阴阳俱虚,故而振振寒栗。

[逢原] 本条提示:下之后复发汗,导致内外阴阳两虚。

下之虚其里,阴液已伤,汗之虚其表,阳气已伤,形成阴阳俱虚,振寒脉微是阳气虚,脉细为阴血不足,汗下后见此脉证,为内外俱虚的证候。本证当以阳虚为重,其治疗当以姜附扶阳,人参益阴。

【原文】下之后,复发汗,昼日烦躁不得眠,夜而安静,不呕、不渴、无表证、脉沉微,身无大热者,干姜附子汤主之。(61)

［逢原］本条提示了下后复汗,导致阳虚阴气独盛的证治。

本条误下已伤阴,误汗又亡阳,这种误下误汗已经造成了阴寒盛,昼日烦躁不得眠,夜而安静,就是阳虚阴盛的现象。这种阴邪独盛,白天阳气又旺,已虚之阳借阳旺之时而与阴气抗争,所以昼日烦躁不得眠,夜间阴气盛,微阳不能与阴争,所以夜间安静。本条复言不呕而不渴,无表证,脉沉微,身无大热三者,是值得讨论的:

1. 不呕不渴　既不属于少阳证的主证善呕,亦不属于阳明病主证的烦躁。

2. 无表证　指出了无有太阳病的头痛、身疼、恶寒。说明病不在太阳,也就不是风寒外束,热闭于经的烦躁了,更非大青龙汤证。

3. 脉沉微,身无大热　脉沉候里,微候阳虚,所谓身无大热,并非无热,而是虚阳浮越的轻症,这说明阳气尚未尽脱,是危候。所谓:"人身有一分阳气,便有一分生机。"在这阳虚阴盛的紧急时刻,所以要用干姜附子汤,单刀直入,以温中回阳。

干姜附子汤方

干姜一两　附子一枚(生用、去皮、切八片)

上二味,以水三升,煮取一升,去滓,顿服。

［方义］干姜附子汤,即四逆汤去甘草,干姜附子辛温回阳。由于本证阴寒独盛,而阳气又大为虚弱,去甘草一药,是因甘草甘缓,恐缓干姜附子不能尽快追复将已散失的阳气。一次顿服,俾药力集中,速收回阳救逆之效。

【原文】发汗,若下之,病仍不解,烦躁者,茯苓四逆汤主之。(69)

［逢原］本条提示:汗下后,形成了阴阳两虚。其病理机制是误汗伤其阳气,误下又伤其阴气,这种阴阳俱虚证,病仍不解而烦躁,一般来讲阳不得通阴而烦,阴不得通阳而躁,阳虚则烦,阴虚则躁,阴阳两虚则烦躁,这种烦躁为邪独不解,当用茯苓四逆汤温经回阳。参苓益阴,关于茯苓的益阴作用,历代多有争论,唯《伤寒论译释》点破了此疑,云:"茯苓四逆汤,主要以姜附回阳,参苓益阴",以补正为主,姜附回阳固在理中,即如茯苓之益阴作用,在后世的书籍中,也可得到证明,如《千金》妇人产后,淡竹茹方注云"若有人参用一两,

若无加茯苓一两半亦佳"。《名医别录》上也说茯苓能益阴气补神气,从这里可以看出茯苓滋液生津的作用,是不容置疑的。

茯苓四逆汤方

茯苓四两　人参一两　附子一枚(生用①,去皮破八片)　甘草二两(炙)干姜一两半

上五味,以水五升,煮取三升,去滓,温服七合,日二服。

[词注]①附子一枚生用:附子秉雄壮之性,通行十二经,功能回阳补火,逐风祛寒,大有回阳救逆之功,《伤寒论》多生附子配干姜,熟附子配生姜,干姜守而不去,宜于亡阳之证。生姜辛散去表,宜以挟水之证。

[方义]茯苓四逆汤一方,方中以附子、干姜以回阳,人参、茯苓的滋阴,甘草调和诸药,形成阴阳两补之方。正如成无己所说:"四逆汤以补阳,加茯苓人参以益阴。"

附:茯苓四逆汤与干姜附子汤比较表

茯苓四逆汤 { 阴阳两虚,病重势缓。
复方大剂,扶阳救阴。

干姜附子汤 { 阳虚阴盛,病轻势急。
单方小剂,扶阳抑阴。

(十二)误汗下导致水气不行的证治

【原文】伤寒若吐若下后,心下逆满,气上冲胸,起则头眩①,脉沉紧,发汗则动经②,身为振振摇者,茯苓桂枝白术甘草汤主之。(67)

[词注]①起则头眩:脾胃阳气不足水气不运,水气上逆,故见头晕目眩。

②发汗则动经:阳虚阴伤,经脉空虚,再发其汗,经脉更加空虚,而后引起振振摇动站立不稳的样子。

[逢原]本条提示:吐下后,形成阳虚水停的证治。

吐法、下法都能伤害脾阳,脾阳受到伤害,水气不得运化,使水气停蓄于中焦,心下逆满泛滥,气上冲胸,甚则清阳不升而头眩。脉沉主里,脉紧主水主寒,均为水寒停蓄于中焦之候。

发汗则动经,身为振振摇者,指再发其汗,经气空虚,筋脉失养,故身为振振摇状,以茯苓桂枝白术甘草汤温化水饮,水饮得散而诸症必除。

有人把本条与28条的真武汤作了比较,其实"身为振振摇者"与"身为瞤动,振振欲擗地者"的病机是一致的,只不过茯苓桂枝白术甘草汤的阳虚为轻,而真武汤的阳虚为重罢了。

茯苓桂枝白术甘草汤方

茯苓四两　桂枝三两（去皮）　白术　甘草各二两（炙）

上四味，以水六升，煮取三升，去滓，分温三服。

[**方义**] 茯苓桂枝白术甘草汤一方，乃健脾渗湿，兼散水气的一首良方，主治中焦阳虚，脾失健运，水气不化，聚湿成饮之证。《金匮》云："病痰饮者，当以温药和之"。所以该方以茯苓白术为主药，佐桂枝甘草辛甘行阳散气，从中焦健脾，温阳化气为枢要以达到化饮利水之功。又苓桂甘枣汤，重用茯苓，不用白术，作用偏于下焦，临床应用，应当注意。

【**原文**】服桂枝汤，或下之，仍头项强痛，翕翕发热，无汗，心下满微痛，小便不利者，桂枝去桂加茯苓白术汤主之。（28）

[**逢原**] 本条提示：汗下后，表邪未罢，水气停蓄的证治。

服桂枝汤或下之，而表邪未尽罢除，不但证有头项强痛，翕翕发热，无汗，而又增加了心下满微痛，小便不利。至于这心下满痛，小便不利，已形成水气内阻之候，可见其人素来就有水饮之病，外邪与水饮合邪不化，结于太阳之经腑，故而小便不利，饮结中焦，故心下满痛。此时病的重点在水气内阻，滞而不化。用桂枝去桂加茯苓白术，变解表发汗之法而为蠲饮利水之法，待小便通畅，表邪亦可随之而解。

本条关于去桂枝去芍药的问题，是历来各家争论的焦点，今综合各家的看法以供参考：

1. 认为去桂枝者　有柯韵伯、尤在泾、陈修园等。理由：①无汗忌桂。②表邪挟饮，不可攻表，必治饮，饮去则表解。③方后有"小便利则愈"一语。可见以小便为主。

2. 认为去芍者　有《金鉴》、日人吉益南涯、尾台氏等。理由：①头痛项强是桂枝证。②一方决无去君药之理，其所去皆不过臣使药。

3. 不言去桂去芍者　有成无己、丹波元简等。理由：①外证未解用桂枝汤。②水饮内停小便不利加茯苓、白术。

4. 认为本条经文有错简者　有钱潢、日人喜多村等。理由：头项强痛，中风伤寒皆有，翕翕发热是中风，无汗是伤寒，桂枝汤是治风未治寒，传写之误。

按语：通过以上讨论的焦点，可以看出历代医家于本条的看法并不一致，尽管如此，也可以看出先贤们的见仁见智的发挥。然而对于这一问题，大部分都是纠缠文字，对于仲景在这一条的本义心法，尚未能从文字间得出一个正确

的结论。对此,我们认为这一条是仲景用了一个巧妙的点宾为主的笔法,是与不是,还得从桂枝汤的配方机制求其原委:

$$桂枝汤 \left\langle \begin{matrix} 桂枝甘草汤 \\ 芍药甘草汤 \end{matrix} \right\rangle 甘草 \left\langle \begin{matrix} 生姜——辛甘化阳。 \\ 大枣——苦甘化阴。 \end{matrix} \right.$$

从上表可以看出辛甘化阳的桂枝甘草汤,与苦甘化阴的芍药甘草汤是平等的、平行的。二方合一,加啜粥、温覆后则方法偏于阳化,形成了以桂枝为主的桂枝汤,桂枝就是这一方剂的主要君药。主调和营卫、解肌发汗,主治中风后头项强痛、发热恶风、汗出脉缓。

再从本条的主证看,心下满微痛、小便不利是里急。虽有头项强痛,翕翕发热,无汗等,是外证缓。治急证的心下满微痛及小便不利的里急是重点,所以仲景便去掉桂枝汤的桂枝一药,增重了芍药一药,就使这发汗解表的方剂变成了桂枝去桂加茯苓白术汤了。

桂枝去桂加茯苓白术汤,以芍药开阴结以疗腹痛并利小便,生姜可以宣散水气,茯苓渗湿利水,白术健脾除湿,大枣、甘草以和其中,共奏和脾利水之功。

桂枝汤去掉桂枝,还有一半桂枝汤的生姜甘草辛甘化阳、调和营卫以和其表矣。

桂枝去桂一词,是桂枝汤去桂枝,否则成了桂枝汤去桂枝加茯苓白术汤,一方有两个汤字,是不合乎古文本义的。仲景者,圣人也,对此则微义存焉。

【原文】太阳病发汗,汗出不解,其人仍发热,心下悸①,头眩身瞤动②,振振欲擗地③者,真武汤④主之。(82)

[词注]①心下悸:发汗太过亡其心阳、肾阳,水气上逆凌其心,故心悸动不安。

②头眩身瞤动:水气上冲,清阳不升,故头目眩晕,由于阳气亏虚,筋脉失却温煦与营养,故尔身瞤动,乏力不支筋脉跳动。

③振振欲擗地者:筋脉失养,阳气不得温煦,行走之时摇摇晃晃,好像要跌倒的样子。

④真武作玄武:隋唐时的皇帝为真武帝,故方改为玄武,至宋朝,皇帝为玄武帝,人们又改方为真武了。

[逢原]本条提示:过汗亡阳,肾阳虚,水气上泛。

太阳病发汗不解,仍发热不是原来的发热,而是由于汗多亡阳的发热,这种发热是虚阳浮越的发热。心下悸与头眩,是肾阳虚,水气上逆所致。身瞤动、振振欲擗地,是水气太重,阳气不煦筋脉所致。从病机看,是阳虚水气内动,病已由太阳而转归于少阴,所以用真武汤以振肾阳而消水气。

真武汤方

茯苓　芍药　生姜各三两　白术二两　附子一枚(炮、去皮、破八片)

方义见少阴篇。

(十三)栀子豉汤及变证的治疗

【原文】发汗后,水药不得入口为逆,若更发汗,必吐下不止,发汗吐下后,虚烦不得眠①,若剧者,必反复颠倒,心中懊憹②,栀子豉汤主之。若少气③者,栀子甘草豉汤主之。若呕者,栀子生姜豉汤主之。(76)

[词注]①虚烦不眠:发汗吐下后,余热弥漫胸中,心中郁闷不快,烦乱不已而失眠。

②心中懊憹:虚烦之剧者,自觉心中烦乱不已,心中阴虚,余热扰之。

③少气:既有虚烦不得眠,又有心中懊憹不已,呼吸气短,不得接续的样子。

[逢原]本条提示:汗吐下后,余热留扰胸膈的症状与治疗。

此病之虚烦不眠,心中懊憹,是心阴受弥漫之热的干扰所形成。而这种虚烦,指无实邪,与胃实硬满之烦、白虎汤大热之烦、结胸的硬痛而烦不同。虚烦之虚也不能看作是阴虚阳虚,因为病已经汗吐下后,实邪亦不存在,而余热尚留于胸膈之间,一时不得驱散,而令人虚烦而不得安宁也。若更剧者,以致翻来覆去,心中懊憹,烦热不安,心阴被扰,是虚烦的严重阶段,用栀子豉汤清热除烦,胸膈之间的邪热得以清除,病即可愈。若再感到气短不得接续的证候,这是邪热之气损伤了中气,呼吸时感觉气息不足,本方加入甘草一药,清热而又调补中气,病亦可愈。若兼有呕的症状,说的这种邪热又与水饮互结,干扰于胸膈之间,这又是中气不足、虚气上逆,本方内再加生姜一药,生姜有降逆止呕之功用,病亦可愈。

讨论:关于栀子豉汤是吐与不吐的焦点。

1. 认为是吐剂　历代有王好古、柯韵伯等。理由:①方后有"得吐者,止后服"字样。柯韵伯指出:"阳重之人,大发其汗,有升无降,故水药拒膈而不得入也……此热在胃口,须用栀子豉汤,瓜蒂散,因其势而吐之,亦通因通用之法也……"②瓜蒂散内有香豉:瓜蒂散脚注有"以香豉一合,用热汤七合,煮作稀粥,去滓,取汁合散,温顿服之,不吐者少少加,得快吐乃止"字样。

2. 认为不是吐剂　《医宗金鉴》、程郊倩等多数注家。理由:①临床用之每不见吐。《金鉴》指出:"……懊憹者,即心中欲吐不吐,烦扰不宁之象也……

邪热乘虚客于胸中所致。既无汗可表,又无可下之理,故用栀子豉汤顺其势以涌其热,自可愈也。"②本草诸书中,并未言栀子能吐。③瓜蒂散条指出"吐之"或云:"不吐者少少加,得快吐乃止。"栀子豉汤未曾提及"吐"字。二者有虚实之别,当辨。④本条经文,首言发汗吐下后,岂有再吐之理。栀子豉汤服后,若呕者加生姜,生姜能降逆止呕。若谓生姜能引以为吐,岂不矛盾。

栀子豉汤方

栀子十四个(擘)　香豉四合(绵包)

上二味以水四升,先煮栀子,得二升半,内豉,煮取一升半,去滓,分为二服,温进一服,得吐者,止后服。

[方义] 栀子豉汤一方,主治余热留扰胸膈,而证见虚烦懊侬者。所谓余热,实际上是一种虚热弥漫胸膈的无形质之邪。巢元方云:"脏腑俱虚而热气不散。"已经把这个病因阐述得一清二楚了。该方用栀子苦寒泄热,热泄而胸膈得宽,豆豉轻浮上行,宣透解郁,化浊为清,胸膈得以清旷,而虚烦懊侬自除。又本方中有"得吐者,止后服。"对此,历代注家众说纷纭,莫衷一是。

《伤寒论译释》指出:"这里的身热不去,不能理解为表邪之热,因为表邪存在必然有恶寒症状出现,如无恶寒,即不能认为表邪。本条云身热不去主要是因为胸中热邪郁结,形之于外的一种反映。况且有表邪当从太阳论治,栀子豉汤只能清气分之郁热,并无解表的作用。"这种看法是中肯的,并在临床上已得到了证实。例如有一位病人,心中懊侬,心烦不安,身微热无汗,服栀子汤后,诸症悉除,病人唯感口渴,身乏力,继服竹叶石膏汤,反而身得微汗而愈。由此看来,这是余热得清,津气回升,营卫得和的缘故,并非二方真能发汗。

有人把栀子豉汤与陷胸汤作了鉴别:栀子豉汤证的主要原因是余热留扰而无形,陷胸汤证的主要原因是水与热互结而有形。栀子豉汤的烦是虚烦,懊侬不眠;而陷胸汤的烦是实烦,心下硬满。一以清气热而止烦,一以荡实逐水而止烦。又有人把栀子豉汤与瓜蒂散作了鉴别:因瓜蒂散是痰食结于胸中,心下满而烦。故仲景本《内经》"其在上者,因而越之"之法用以吐法,此又因有形质之物可吐,故吐之;无形质之热气,可吐者何? 故当清之。

总之,从整个病因病机处方立法来看,主证突出了一个"烦"字,用法上突出了一个"吐"字,方机上突出了一个"除"字。除就是清除,只有通过清除,才能摒去主证所突出的"烦"字,烦得清除,心中了了,岂有懊侬不眠独存之理。所谓"得吐者""得汗者",未免失之偏颇,若云"烦除者,止后服"则方与法若和符节。

栀子甘草豉汤方

栀子十四个（擘）　甘草二两（炙）　香豉四合（绵包）

上三味,以水四升,先煮栀子甘草,取二升半,内豉,煮取一升半,去滓,分二服,温进一服,得吐者,止后服。

［方义］本方即栀子豉汤加甘草二两,由于在栀子豉汤的范围内加上了"少气"一证,所以又加甘草以调补中气。

栀子生姜豉汤方

栀子十四个（擘）　生姜五两　香豉四合（绵包）

［方义］本方即栀子豉汤内加生姜一味组方,由于中气上逆,而有"呕"的兼症,加生姜以降逆止呕。

【原文】发汗,若下之,而烦热①,胸中窒②者,栀子豉汤主之。(77)

［词注］①烦热:心中觉有烦闷而热的样子。

②胸中窒者:胸中痞满,壅塞不畅的感觉。

［逢原］本条是栀子豉汤证的证候之一。

发汗吐下后,余热泛滥,弥漫胸膈,郁结者,比上一条的症状有所增加,但仍未出栀子豉汤治疗范围,烦热、胸中壅滞,也必兼有懊侬一症在内,所以仍用栀子豉汤治之。

【原文】伤寒五六日,大下之后,身热不去,心中结痛①者,未欲解也,栀子豉汤主之。(78)

［词注］①心中结痛:比胸中痞满又严重一层,窒塞不通,而支结不散,故为之结痛。

［逢原］本条也是栀子豉汤的证候之一。但病情又进了一步。身热不去,心中结痛,又在大下之后,好像是结胸症状,所不同点,结胸是大下之后,热与水互结,为有形质之结,按之心下石硬而痛,所以要用大陷胸汤治之以逐水荡实。而今栀子豉汤证,虽是下后,而是余热流连,无形质之结,按之心下濡软,支结而痛,痛亦轻微,所以用栀子汤宣郁清热止痛。

栀子豉汤证均见烦窒结痛于心下,与陷胸汤及泻心汤是有所区别的。

栀子豉汤〈胸中窒,支结而痛,按之心下濡／虚烦、懊侬不眠,余热留扰无质〉清热止烦。

大陷胸汤〈按之心下硬,痛不可按／实烦、便秘,痛至少腹〉热与水结有形——荡实逐水。

泻心汤 $\left\langle\begin{matrix}心下痞，甚则硬而痛\\以痞满而烦为主\end{matrix}\right\rangle$ 邪陷气结——开结泻痞。

【原文】伤寒下后，心烦腹满，卧起不安者，栀子厚朴汤主之。（79）

[逢原] 本条提示：栀子豉汤的变治方法。

在《伤寒论》中使用下法以后，出现腹满心烦的有两条。一条为238条："阳明病，下之，心中懊憹而烦，胃中有燥屎者，可攻。腹微满，初头硬，后必溏，不可攻之。若有燥屎者，宜大承气汤。"这是胃肠烦热的实满与实烦，可用大承气汤下之。一条为66条："发汗后，腹胀满者，厚朴生姜半夏甘草人参汤主之。"这是脾气虚弱气滞的虚满，可用此汤以补脾化滞，宽中除满。下后烦而不满的也有两条。一条为397条："伤寒解后，虚羸少气，气逆欲吐，竹叶石膏汤主之。"这是下后余热不清，津液耗伤的心烦，用竹叶石膏汤以滋养阴液，和胃止吐。一条是余热未尽，热邪留滞于胸膈的栀子豉汤证，用栀子豉汤以清热除烦。

现在本条，下之后，心烦腹满，卧起不安，其心烦卧起不安等症与栀子豉汤证相同。所不同者多了一个腹满证，此乃邪热郁结又比栀子豉汤证深了一层。方药用栀子清热除烦外又加了厚朴枳实以清热理气除满。

栀子厚朴汤方

栀子十四个　厚朴四两（炙、去皮）　枳实四枚（水浸、炙令黄）

上三味，以水三升半，煮取一升半，去滓，分二服，得吐者，止后服。

[方义] 栀子苦寒，主泄热除烦，厚朴辛温而苦，主理气消满，枳实苦寒，能破坚利膈，开胃宽肠，以解热结，三药共奏清热止烦、宽中泄满之效。

本方乃栀子豉汤与小承气汤去豆豉、大黄之复方，为什么摒去豆豉大黄？因为此证不属实烦与实满，此证无燥屎便秘，不用硝黄下之，而且栀子以清热除烦为主。又因邪气已经入里，所以也就不用豆豉宣透外出。

【原文】伤寒，医以丸药大下之，身热不去，微烦者，栀子干姜汤主之。（80）

[逢原] 本来是栀子豉汤证，医家仅用了大下的方子，大下之后而损伤了脾胃阳气，形成中焦虚寒，而上焦的浮热却未能祛除，对于这种上有热下有寒的形成，仲景以栀子干姜汤治之。

所谓有热，指本条有"身热不去，微烦者。"不过这种身热不去，只是浮虚之热，微烦也同样是弥漫之热未蠲之邪，故仍用栀子以清之。

以药测证，所谓大下之后，脾胃虚寒，其证又必有腹满与腹痛、腹泻的症状，这也是可以想象的。仲景又用干姜一药以温中祛寒。中焦之寒得温，上焦之热得除,药虽二味,单刀直入之法也。

栀子干姜汤方

栀子十四个(擘) 干姜二两

上二味,以水三升半,煮取一升半,去滓,分二服,温进一服,得吐者,止后服。

[方义]方用栀子以清热除烦,干姜温中散寒,药味异性,寒热互用,功则合奏,异曲同功也。

【原文】凡用栀子汤,病人旧微溏者①不可服之。(81)

[词注]①病人旧微溏者:此处指脾胃虚弱的人,平素就有大便稀薄的旧病。

[逢原]本条提示:此乃栀子豉汤之禁例。

用栀子豉汤治胸膈热烦,但要辨病人的体质,若病人旧有大便溏薄的虚弱证,栀子豉汤当慎用,或加味用之。

综合以上各条:栀子豉汤证,是汗吐下之后,邪热弥漫于胸膈的证候。其主证的虚烦不得眠,心中懊侬,反复颠倒不得安静,胸中窒塞不畅,身热不除或心中结痛。如见有少气的加甘草以调中。如见有呕逆者加生姜以降逆止呕。腹满卧起不安者加厚朴以宽中下气。身热微寒在大下之后,脾胃虚寒的加干姜以温中。而须用栀子豉汤时,病人体质虚弱,平素大便溏薄的,当慎用。若不可不用时,必须依方化裁,加味调之。

(十四)结胸证(附寒实结胸)

【原文】病发于阳,而反下之,热入因作结胸①,病发于阴,而反下之,因作痞②也,所以成结胸者,以下之太早③故也。结胸者项亦强,如柔痉④状,下之则和,宜大陷胸丸。(131)

[词注]①结胸:病候之一,主要指心胸之下胃脘部位,硬满,疼痛。

②作痞:病候之一,主要症状是指心胸之下胃脘部位,按之柔软,不痛。但也有比较硬满的,按之仍濡而不痛。

③下之太早:此指太阳病之表邪,当用发汗之法治之,医者竟用了下法,这是错误的治疗,为下之太早。

④柔痉:与刚痉对称,指项背强直。项背无汗者为刚痉,项背强直有汗者为柔痉。

[逢原]本条提示结胸与痞证的原因,并指出结胸证的治疗方法。

结胸:病发于阳,而反下之,因作结胸。是指患有太阳病的人,当先解其表,表解以后,假若病人内有水饮,才可用下法。下之若早,表邪未尽而内陷,与水饮有形之物互结就会形成结胸证。其证为心下硬满而痛,拒按。

痞证:病发于阴,而反下之,因作痞。是指病人阳气不盛实,胃气素虚,内无痰实邪,误下之后,只是邪热内聚不散,无形质之物所结,叫作痞证。其证为心下腹满,按之濡软,不痛。

柔痉:结胸证,有轻有重,有偏上偏下之异。从心下至少腹硬满作痛者,是病邪偏下;而病邪偏盛于上,胸部硬满而不能俯,其状如痉而柔软,其因也是受水热互结所形成。

本条的阴阳,是指心胸及胃气的实与虚,充实为阳,虚弱为阴,下之后,热邪下陷,与痰水结合便为结胸,热邪下陷属邪热内结为痞证。

【原文】太阳病,脉浮而动数[1],浮则为风,数则为热,动则为痛,数则为虚,头痛发热,微盗汗[2]出,而反恶寒者,表未解也。医反下之,动数变迟,膈内拒痛,胃中空虚,客气[3]动膈,短气躁烦,心中懊憹,阳气内陷[4],心下因硬,则为结胸,大陷胸汤主之。若不结胸,但头汗出,余处无汗,剂颈而还[5],小便不利,身必发黄。(134)

[词注]①脉浮而动数:由太阳风脉的浮脉,变为虚热的动数之脉,说明邪仍在表,尚未内传。

②微盗汗:小小盗汗之状,卫气盛实,营气内弱,阳气蒸发,阴气外泄之意,与太阳病"阴弱者,汗自出"相同,实指营弱卫强。

③客气:邪气从外来者为客气。

④阳气内陷:此阳气指表之邪气,不是人身之正气。实指阳热之邪气,内陷于胸膈之状。

⑤剂颈而还:此指但头部出汗,周身他处无汗。剂作齐,汗出到颈部为止。

[逢原]本条提示表邪误下之后,邪热因内虚而下陷入里,其有两种转归现象,一为结胸,一为发黄,并指出了陷胸证的正治方法。

1. 表邪未解　此指结胸之前的太阳表邪,脉浮而动数,指风寒表邪,久则化为表热,因而脉又动数,故而症见头痛发热、微盗汗出、反恶寒者,都说明表邪未除,不可以脉动数认为阳明病证,可以攻下。本条云:"而反恶寒者,表未解也",提示了仍可解邪外出,不可攻下的告诫。

2. 形成结胸　医生对于表邪未解认识不清,只是见到发热汗出就认定为阳明里证而用泻下之法泻之,这一泻,人体正气便虚弱下来,表之未解之热邪便乘虚而入形成了结胸证。结胸证即已形成,其脉搏由动数而变为迟脉,就证明了热之邪气已经入里了。脉尚浮,证明邪结在胸膈上焦,故脉不沉,无下焦之征,浮在胸膈之间也。因误下而胃中空虚,邪入里客气动膈,正气拒之,而又形成了短气躁烦,心中懊忱,进一步形成了胃脘部硬满,此结胸已经形成了。治疗方法,攻逐水饮,大陷胸汤主之。

3. 身必发黄　表邪内陷,未与水饮互结,与湿热郁蒸于内,邪热之气因郁结而不得伸展,小便不利,此证既不能发汗外解,又不能从小便泄热,湿热内蕴,如小温煲火炉一样,周围不热,热从炉眼冒出,形成但头汗出,余处无汗,剂颈而还,再加小便不利,温热蕴内,久必身发黄色。这种身黄必为脾湿内蕴所为也。

附表:表邪下陷形成结胸与发黄

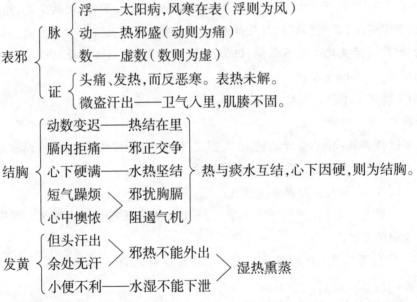

大陷胸汤方

大黄六两(去皮①)　芒硝一升　甘遂一钱匕②

上三味,以水六升,先煮大黄取二升,去滓,内芒硝煮一两沸,内甘遂末,温服一升,得快利,止后服③。

大陷胸丸方

大黄半斤　葶苈子半斤(熬④)　芒硝半升　杏仁半升(去皮尖,熬黑)

上四味,捣筛二味,内杏仁、芒硝,合研如脂,和散,取如弹丸⑤一枚,别捣甘遂末一钱匕,白蜜二合,水二升。煮取一升,温顿服之,一宿乃下⑥,如不下更服,取下为效,禁如药法⑦。

[词注] ①去皮:大黄皮皱,藏污垢,亦有斑烂者,用药时宜去皮。

②一钱匕:匕,药匙,约一钱之重量。

③温服一升,得快利,止后服:甘遂温服则泻,寒服即止,此为泻下之剂,故温服之,一服而得泻利则病愈,故云止后服。

④熬:即今之炒字。

⑤取如弹丸:丸云弹丸及鸡子黄者,以四十梧桐子准之。

⑥温顿服之一宿乃下:一次服之,一夜乃下,由此推之可知药性较汤剂为缓慢。

⑦禁如药法:有两种说法。包识生云:"禁如药法,非饮食之禁忌,是药性之相反也,是指甘遂反甘草之类,如此丸不用甘草,改用白蜜以代之"。另说:药之炮炙,丸之制作,煮服方法,亦当注意。

[方义] 大陷胸汤、丸,均治热实结胸证,为攻里逐水之峻剂。不过证有轻重,方有缓急。方中甘遂、大黄,均属苦寒竣下之药,尤其甘遂一药,最善泻水逐饮,取生药研为细末,随汤药冲服,其泻下之力,较大黄、芒硝之软坚破结,荡涤泻热之力更为峻烈。若结胸项强如痉,应改用大陷胸丸,这是因为病的位置偏高,肺气亦不得肃降,因而方药在大陷胸汤的化裁上,加杏仁、葶苈子二药以肃降肺气,又以白蜜为丸,不但取用以润肺养阴,且有濡胃通便之功,煮丸连渣服之,使药味较为持久的留恋于胃中,以彻胸中之结邪。喻嘉言所谓"葶苈杏仁以射肺邪而上行其急,煮药时倍加白蜜,留恋而润导之"的说法,十分中肯。服汤剂"得下利止后服",服丸剂"温顿服之,一宿乃下"取下为效,用时当遵经旨。应嘱患者依次而行为是,若正气内虚,外有表证,则不可服。仲景嘱曰:"结胸者,其脉浮大者,不可下,下之则死。"这些都是运用该方时应注意的。

【原文】太阳病,重发汗而复下之,不大便五六日,舌上燥而渴,日晡所①小有潮热,从心下至少腹硬满,而痛不可近者,大陷胸汤主之。(137)

[词注] ①日晡所:下午申酉戌之时。

[逢原] 本条提示:重汗又下之后,实邪内结的大陷胸证,以及与阳明腑实的辨证关系。

太阳病发汗,当中病即止,若再重发其汗,津气已伤,复用泻下之药,更伤其里之阴液,邪热之气,乘其内虚而入于里,与其痰水结于胸中,津液不得上承而舌上燥而渴,甚则日晡所小有潮热,病进又为从心下至少腹硬满,而痛不可近者,颇似阳明腑实之证。不过这结胸证的主证是在心下,与阳明腑实有一定区分,治者当以辨别:

阳明腑实:阳盛体质,内有宿食,邪热与宿食垢腻互结,乃有形之热实,大便秘结,绕脐痛,小便数,蒸蒸发热,甚则日晡潮热,或热蕴里之外有小热,溅然汗出,烦躁,或谵语,脉沉实。

陷胸汤证:阴盛体质,内有宿饮,邪热与痰水互为搏结。乃无形质之邪热,膈内剧痛,心下痛,甚则从心下至少腹硬满而痛,手不可近,间有如柔痉状,脉寸浮关沉。

通过以上我们可以看出,大凡疾病的形成,都与内因有着不可分割的关系,同样是邪热内陷,但它们的转归确然不同。阳盛之体,邪热与阳明腑实互结,燥屎内结,形成了阳明腑实证。若阴盛体质,内有水饮,邪热内陷,与痰饮互结于胸膈心下,便形成了结胸证。楼全善指出:"是下后热与水结,非胃家实,故不得名为阳明病。"

【原文】伤寒六七日,结胸热实①,脉沉而紧②,心下痛,按之石硬者,大陷胸汤主之。(135)

[词注]①结胸热实:经文开始即云伤寒六七日结胸热实,肯定了结胸是属热属实,这是对寒实结胸相对而言了。

②脉沉而紧:沉脉主病在里,紧脉主痛主寒,此处前已言属热属实,可见此紧之脉,是指痛而言的。

[逢原]本条提示:未经误下,邪热内入,与水饮互结的证治。

太阳病已持续六七日之久,为什么不得解除?这是其人阳气内虚,无力抵邪外解。其人阳气内虚,阴气偏胜,邪热便乘虚直入,与内之水饮互为搏结,形成了结胸的又一成因。

脉沉而紧,沉脉主里,紧脉必也兼及动数寓之于脉中。对于紧脉,历代注家,有云:"浮紧主伤寒无汗,沉紧主伤寒结胸。"有云:"沉为在里,紧则为寒。"众说纷纭,莫衷一是。经文早示之"结胸热实"。此处之紧脉,实主痛甚之意,并非指寒实也。程郊倩云:"此处紧脉从痛得之,不作寒断。"汪琥云:"结胸脉不但可沉紧,甚至有伏而不见者,焉可以脉沉为非热也,大抵辨结胸之法,但当凭证,最为有准。"心下痛,按之石硬者,是水热互结已深,这便是结胸证的主证了。其治疗方法,仍当与大陷胸汤,破其结实,泄其水热。

【原文】伤寒十余日,热结在里,复往来寒热者,与大柴胡汤,但结胸无大热①者,此为水结在胸胁也,但头微汗出者②,大陷胸汤主之。(136)

[词注]①结胸无大热:此乃邪热传里,形成热与水饮相结在胸胁之部,表证已去,虽微热亦轻微。

②但头微汗出者:本证为邪热入里,结于胸胁,水热之邪凝结于里不能外达肌肤,热气熏蒸于上,故而出现但头微汗出。

[逢原]本条提示了大柴胡汤与大陷胸汤区别辨证与治疗方法。

伤寒持续了十余日,而不得外解,又因病人体虚,内有水饮,邪热便乘虚入于里,形成里实之证的两种转归,一是涉及了少阳经的半表半里,出现了往来寒热,心下痞硬,郁郁微烦,病居少阳,虽有里实,亦不能单纯攻下,应用大柴胡汤,一方面启动枢机,和解少阳之邪转归大肠,一方面通下里结。一是邪热之内陷,与水饮结于胸胁的阳位,证见心下硬满,疼痛,手不可近,外无大热。而但头汗出,是邪热与水饮凝结于里,不得发泄于外。热气郁蒸,上熏于头,仍是热结在胸胁的结胸证,治以开结逐水,方用大陷胸汤主之。

大陷胸汤证与大柴胡汤证鉴别表

大柴胡汤证 { 邪热入里:涉及阳明,腹部胀满硬痛。

邪入少阳:往来寒热,心下痞硬。郁郁微烦。

治疗:和解攻里。

大陷胸汤证 { 水结胸胁:外无大热,心下硬满而痛,
　　　　　　　　手不可近,但头微汗出。

治疗:开结逐水。

【原文】结胸证,其脉浮大者,不可下①,下之则死②。(132)

[词注]①脉浮大者不可下:脉浮大若有力者,为表邪尚盛。若浮大而无力者,为邪实正气衰,不可下,可继续解表邪,若错误地用了泻下药,正气不支,以致虚脱而危。

②下之则死:本来是不可泻下的,用了下药,而人身正气更虚,引发虚脱之危。这里的死字,亦当活看,当是危字。

[逢原]本条经文提示了结胸证,脉若浮大禁用泻下药。

结胸证,本以荡实逐水为治疗正法,但脉象必须是沉紧有力为据。假若脉浮大无力,就必须忌用泻下之法,这是因为脉浮而表邪未尽,下之则热邪陷之愈深,尤其是浮大无力正气不支,病就更加危险了。

脉浮大〈
有力——表邪盛实——宜祛邪外出。
无力——正气虚弱——宜扶正祛邪。

不可下〈
表之邪热再陷,郁结更甚
正气更加伤害,正不胜邪
〉故死(病危)

【原文】结胸证悉具,烦躁者亦死。(133)

[逢原]本条提示了结胸证的预后诊断。

结胸证悉具,包括大结胸证的全部证候与脉象,如脉沉紧,心下作痛,按之石硬,或从心下至少腹硬满而痛,手不可近。或如柔痉状,舌上燥而渴,不大便,日晡所小有潮热。而现在邪气鸱张更甚,更深,波及神明而复见烦躁不宁,此乃正气极虚,亦有告匮之虞,根本不能抵御邪气,对于这样一个结胸证,病候就会很危险了。

本条与134条比较：

烦与躁〈
(134条)——躁烦——饮阻气机,邪扰胸膈,心中懊恢,短气——客气动膈。
(133条)——烦躁——阳气败乱,阴气上逆尤甚,正气衰竭,御邪无能,死候。

【原文】小结胸病,正在心下,按之则痛①,脉浮滑②者,小陷胸汤主之。(138)

[词注]①正在心下,按之则痛：正在心下当指胃脘部,热与痰结,故按之疼痛。

②脉浮滑：小结胸已成,邪热与水结于上则脉浮,滑为痰脉,故云脉浮滑。

[逢原]本条提示了小陷胸证的症状与治疗方法。

前已讨论了大陷胸证的误下原因为热与水结,心下至少腹硬满,手不可近,其脉寸浮关沉。此则病在心下的胃脘部,按之则痛,不按不痛,为热与痰结,较大陷胸为轻,故名之为小陷胸证。

讨论：

小结胸〈
成因——同大结胸,误下或未误下,是邪热与痰互结。
正在心下——局限于胃脘部,症状范围小,按之则痛,不按不痛——病较轻浅。
脉象——浮滑,浮为病在阳分,滑为有痰。
区别〈
大结胸——膈内拒痛,硬满拒按。
小结胸——限于胃脘,按痛、不按不痛。
治法——清热开结涤痰。小陷胸汤主之。

小陷胸汤方

黄连一两　半夏半升（洗①）　瓜蒌实大者一枚②

上三味，以水六升，先煮瓜蒌，取三升，去滓，内诸药，煮取二升，去滓，分温三服。

[词注]①半夏洗：半夏炮制有矾味，用时宜洗。

②瓜蒌实大者一枚：今之60~80g。

[方义]小陷胸汤一方，君以黄连，本药苦寒略燥，其主要功能为泻火解毒，清热燥湿，并有调胃厚肠之效。张元素谓："治郁热在中，烦躁恶心欲吐，心下痞满。"半夏辛温略燥，归经脾胃，主要功能为化痰止呕，和胃燥湿。为"消心腹胸膈痰热满结，心下结痛，坚满"之主药。《本草纲目》谓："半夏能主痰饮腹胀者，以其体滑而味辛性温也。"瓜蒌甘寒，"能清上焦之积热，又可化浊痰之胶结，而且能润燥滑肠，所以上能通胸膈之痹塞，下能导肠胃之积滞。"三药共奏清热、开结、涤痰之效。

【原文】寒实结胸，无热证者，与三物小陷胸汤，白散亦可服①。（141下节）

[词注]①与三物小陷胸汤，白散亦可服：寒实结胸，治之当温，绝对不能应用清热开结滑痰之药治疗。《玉函经》及《千金翼方》改作"三物小白散"是正确的。

[逢原]本条提示：寒水痰饮所结的寒实结胸，症状与治疗。

此文所谓结胸，必有心下满硬，或连及少腹，大便不通等。又因此寒实结胸无有口渴、舌上干燥、潮热等症，不同于大小结胸证。本条所言"无热证者"便是辨证的要点了。

关于"与三物小陷胸汤"句，更是令人怀疑的，小陷胸汤的药物组成是黄连、瓜蒌实，为苦寒之品，怎么能治疗寒实之证呢，历代医家大都认为小陷胸汤四字，必然是错误的，当是三物小白散为是，或称白散更妥。

白散方

桔梗三分　巴豆一分（去皮心熬黑，研如脂①）　贝母三分

上三味，为散。内巴豆，更于臼中杵之，以白饮和服②，强人③半钱匕，羸人减半④，病在膈上必吐⑤，在膈下必利⑥，不利进热粥一杯，利过不止，进冷粥一杯⑦，身热皮粟不解，欲引衣自覆，若以水噀之洗之⑧，益令热劫不得出，当汗而不汗则烦⑨，假令汗出已，腹中痛，与芍药三两，如上法。

[词注]①巴豆去皮心，熬黑，研如脂：巴豆辛热有毒，其油毒甚，用时必须炒之紫黑，或者烧灰存性，目的在去油，后人多畏而不敢用，即用亦多为巴豆

霜,本药入肺、胃、大肠之经。《本草逢原》指出:"峻用则有截乱劫病之功,少用亦有抚绥调中之妙,可以通畅,可以止泻,此一发千钧之妙也。"

②白饮和服:采用白米汤送服该药,目的是使其药物的功效留恋于胃肠,更重要的是固护胃气,不致有所伤害。

③强人:体质健壮的人。

④羸人:体质瘦弱之人。

⑤病在膈上必吐:病在胸膈及胃中服了此药,往往可以引起呕吐痰涎郁滞。

⑥在膈下必利:此指肠道,病在肠道,使用此药后,必使其下泻而出。

⑦不利进热粥一杯,利过不止进冷粥一杯:本方属于峻下之剂,服了以后若不下利,则进热粥一杯以助药效,因本药得热则下泻。利过而不止,恐伤阴液而病变故,故进冷粥一杯,以缓解药力,因本药得冷而止。

⑧噀之洗之:含水喷洒为噀,浇灌为洗,此指古代用于退热的一种方法。

⑨当汗而不汗则烦:此指邪热被水郁伏不得解散之故,此与太阳病,初服桂枝汤,反烦不解者之烦字,略同。

[方义] 白散一方,由桔梗、川贝、巴豆组成。桔梗味辛,色白,功能升提肺气,主治肺气不利而胸痛咳唾;贝母一药主化痰,开胸膈郁结之气;巴豆性热,祛寒实、化寒饮,泻下之功峻而且猛。张隐庵指出:"凡服巴豆,即从胸胁大热,达于四肢,出于皮毛,然后复从肠胃而出,古人称斩关夺门将,用之若当,真暝眩瘳疾之药,用之不当,非徒无益,反而害之矣。"可见此药之力雄不逊。三药并用,寒实之结,结于上者,可吐而出之,结于下者,可引而竭之。由是本方,药力峻猛,因此服时应当注意不宜过剂。服后不下利,进热粥一杯以助药力发挥效能,如服后利过不止,服冷粥一杯,是因巴豆得热力猛,得冷性缓之特性。《千金翼方》有"冷水一杯"乃治危急之简便方法。为了预防不测,应当备冷粥一杯或白米汤一杯为佳。白饮和服,方法至巧,一使药物久留于胃肠发挥效能,一使其固护胃气,此至法之周而且秘也。

(十五)脏结证

【原文】何谓脏结①? 答曰:如结胸状,饮食如故,时时下利,寸脉浮,关脉小细沉紧②,名曰脏结,舌上白苔滑③者,难治。(129)

[词注] ①脏结:脏结是寒结于脏,属阴,时时下利,或久泻不止。所谓在脏,主要是指脾脏。

②关脉小细沉紧:关脉主候中焦,沉脉主里,沉小是不足之象,小细沉紧,

此为虚寒之征。

③舌上白苔滑：白苔为寒象，滑脉为痰与阴气盛，阳气衰弱的现象。

［逄原］本条提示脏结与结胸证的鉴别与预后。

脏结证虽然也有结胸证的胸腹硬痛等，但脏结是寒结于内脏，它和结胸之邪热与水饮痰浊互结不同，而脉证似是而非。如饮食如故是指胃无病。时时下利是指脏结为寒，水谷不泌而偏渗于大肠故而时时下利。其脉象是寸脉浮，关脉小细沉紧，浮是阳气外越，浮而无力，关脉为脾胃之脉，小细沉紧是阴寒内盛。舌上白苔滑，亦属阳气虚，阴寒内结之候。所谓难治，其病阳气衰微，阴寒郁结太甚，有人提示，可用四逆、理中温阳祛寒，是可参考的。

脏结证与大陷胸证的区别：

脏结证｛
病因属性——阴寒凝结内脏，属寒属虚。
症状——状如结胸，饮食如故，时时下利。
脉象——寸脉浮，关脉小细沉紧。
舌苔——舌上白苔滑。

大陷胸证｛
病因属性——阳邪结于胸中，属热属实。
症状——胸腹硬痛，不能食，不大便。
脉象——寸脉浮，关脉沉。
舌苔——舌干燥。

【原文】脏结无阳证①，不往来寒热②，其人反静③，舌上胎滑者④，不可攻也。（130）

［词注］①无阳证：无有发热、头痛、身痛、口渴等阳性症状。

②不往来寒热：无太阳表证，无少阳证，无阳明燥热等。

③其人反静：以阴证主静，故无心中懊恼，烦躁等。

④舌上胎滑：与上节舌上白苔滑者同义。胎与苔同。

［逄原］继上节又说明脏结的症状，并指出了治疗的重点辨证。

本条文又进一步说明脏结的性质，属于纯阴无阳。所谓无阳证，一是无有太阳证，二是无有阳明证，三是无有少阳证。其人反静，舌上苔滑，足以说明阳虚阴盛，虽然不具有结胸硬满之证，亦属病危之象，慎不可攻下，若攻下则犯虚虚之戒。所谓难治，难治并非不可治，应急进回阳破阴之剂，柯氏主用四逆理中温之，若能阳回阴消则可转危为安。

【原文】病胁下素有痞①，连在脐旁，痛引少腹，入阴筋②者，此名脏结，死。（167）

[词注] ①病胁下素有痞：指病的胁下素来就有痞积硬痛的病灶。

②入阴筋：指阴茎缩入，亦指厥、太之痞结作痛，牵引少腹及脐旁部作痛。

[逢原] 病胁下素有痞，连在脐旁，实指胁下乃厥阴肝经，经脉分布之区，所谓素有痞，是久有宿疾留连。今云连在脐旁，乃指寒邪已深伏于厥阴肝脏之脏气，郁滞不通，连及脐旁相平而形成脏结。

痛引少腹，入阴筋者，寒气来脏，结入阴筋，肝脉循阴器，抵少腹，寒甚致此而阴缩。完全呈现出了一派死象。医生当先与四逆汤治之，最好配合针灸施治，承淡安先生主张，可日灸命门穴、章门穴、关元穴，以助其内脏尚有一线生机与阳气，或可挽救。

（十六）痞证证治

气痞

【原文】脉浮而紧，而复下之①，紧反入里，则作痞，按之自濡②，但气痞耳。（151）

[词注] ①而复下之：本来为太阳伤寒证，应当用辛温解表治之，而复用了下泻药。

②按之自濡：误用泻下药后，病邪入里，腹部膨胀，按之柔软，不痛。

[逢原] 本条重点说明痞证的形成以及痞证的主要症状。

痞，是一个症状名称，从来不是一个独立的疾病，《伤寒论》中还有很多疾病会出现痞。如原文66条：发汗后，腹胀满的厚朴生姜半夏甘草人参汤证。原文168条：心下痞硬表里不解的桂枝人参汤证。还有170条的大柴胡汤证及171条的瓜蒂散证等，都有痞的症状出现，只是各自的治疗方法不同而已。此条的痞是主证，治其主证，痞气自消。

形成痞证的成因：根据脉浮而紧，而复下之，紧反入里，则作痞审之，脉浮而紧是太阳伤寒证的主要证候，本来可以用辛温解表的方法祛邪外出，病即可愈。今医生反而用了泻下药，泻下后，结果伤害了中气，而使邪气入内，结之于腹部形成了痞证。但也有不经误下而胃气自弱者，病邪亦易入里，形成痞证的。

痞证的症状特征：是无形邪热的结聚，所以它所出现的症状是腹部痞塞不适，腹胀不已，按之无硬，不痛，即所谓"按之自濡，但气痞耳"。它与结胸证的心下石硬，手不可近是有着根本的不同。

【原文】心下痞，按之濡，其脉关上浮①者，大黄黄连泻心汤主之。（154）

[词注] ①其脉关上浮：关上，为中焦脾胃之谓，关脉是诊断中焦脾胃病的

重要信息。关脉之上见有浮象,实指中上焦之痞结,并非指表邪。

[逢原]本条提示:气痞的正治方法。

表证误用泻下药后,邪热之气内陷,虽然内陷,而胃中并没有痰水与之相结,所谓心下痞满不畅,这是邪热之气内陷于心下胃中,形成一个弥漫的浮虚之热的热气为患,患此者用手按之濡软不硬。这就是痞证的主证与特征。它和结胸证是截然不同的。

至于关脉为什么浮?这是邪热之气弥漫于中焦,中焦为脾胃居之之区,此区有弥漫之邪热。也就是说,这是浮虚之热,反映到关脉上来的一个信息。仲景在此处仅用了一个浮字,看来这个浮字就是脉象的着眼点处。

大黄黄连泻心汤方

大黄二两　黄连一两

上二味,以麻沸汤二升渍之①,须臾绞去滓②,分温再服。

[词注]①麻沸汤二升渍服:水在火上将熟开时,水中沸泡泛滥如麻者,叫麻沸汤。用麻沸汤沏药叫渍之,渍之其性向上。大黄黄连苦寒向下,由麻沸汤领药上行,使热邪之气得清,然后由上而下行。

②须臾绞去滓:渍药后待药渍透为度,20~30分钟,绞去滓,分两次服之。

[方义]大黄黄连泻下汤一方,乃治表证误下,无形邪热内陷之热气,弥漫中上二焦。因其病灶不是水饮宿食所结,只是无形之邪热之气,故曰心下痞,按之濡。有人云:"不用大黄之荡,无以除热痞,又邪踞高位,非用黄连之苦,无以上清于心下,且二药并用,大黄得厚肠胃之黄连而无急下之弊,黄连得行速之大黄。有除痞之效,更取麻沸汤浸渍,取其轻清上走而解膈下之邪。"这样就把该方的方义解释得一清二楚了。至于历代诸家争论有无黄芩一药,推其药理作用,黄芩主清上焦之热,黄连主清中焦之热,大黄主治下焦之热,若三药仍以麻沸汤渍之,对于总的疗效来讲,非但无害,或谓有其裨益。

【原文】心下痞,而复恶寒汗出者,附子泻心汤主之。(155)

[逢原]本条经文提示痞证,又兼表阳虚的症状与治疗。

本条与164条病理机转基本相同,在症状上只是多了一个恶寒汗出,对于一个内有痞证外有表阳不足的错杂表现,在治疗方法上讲,一方面用泻热消痞的大黄黄连,一方面还要用附子来辛温表阳以疗其恶寒汗出。

症状表现寒热错杂,在治疗上又必须寒热并用,如果单纯地用苦寒之药以治邪热之痞,必然就伤阳气而加重恶寒,但纯用辛温治恶寒汗出,又必然影响痞证不已,在这种情况之下,必须内外兼顾,使用寒性之药以清热消痞,使用辛温的药以温经扶阳。这个治疗方法,就是苦寒复辛温法。

本条与164条都有心下痞与恶寒存在,颇有一些相似之处,究其病理机转却有不同之处,彼条恶寒后有"表未解"三字,想恶寒外,尚有太阳表证未解,故而采用先表后里的治疗方法。本条既有恶寒,又有汗出,说明肌表的阳气不足,不能固护卫外,故用附子以温经固表。

附子泻心汤方

大黄二两　黄连一两　黄芩一两　附子一枚(炮、去皮、破①别煮取汁②)

上四味,切三味③,以麻沸汤三升渍之,须臾绞去滓,内附子汁④,分温再服。

[词注] ①附子炮、去皮、破:附子粗皮毒性过大,必经炮制以缓其毒性,破,指破八片。

②别煮取汁:唯附子一味药物,单煮取汁。

③切三味:指大黄、黄连、黄芩三味,要切得细一些,然后用麻沸汤渍之,药物的气味易于释放出来。

④内附子汁:前三药渍透取汁,合并附子煮妥之药汁,合在一起服之。

[方义] 附子泻心汤一方,乃温经回阳,泻热消痞之方。方以大黄、黄连、黄芩以清其热,泄其痞。附子辛热,能走十二经腧回真阳而实其卫。本方之渍服方法,颇为特殊,取麻沸汤渍其药以使其药气上行,领药至病所,以澄清弥漫之热气,热得澄而痞满自消。附子浓煮,以取其质。兑而服之,其药性各奏其功。是以三黄取气为用,使其药性易于挥发,附子浓煮取质,使其效力迟缓而持久。由此可以看出仲景制方之巧,用法之妙矣。

【原文】伤寒大下后①,复发汗,心下痞,恶寒者表未解也,不可攻痞②,当先解表,表解乃可攻痞,解表宜桂枝汤,攻痞宜大黄黄连泻心汤。(164)

[词注] ①伤寒大下后:指出了既是伤寒就应当应用发汗解表的方法通治,医者反而用了大泻下之法,点明了这是错误的治疗。

②不可攻痞:下后不已又复发汗,形成痞证,但恶寒表证未罢,有当先解其表,后攻其痞,表解后才可攻痞,既有表证又有痞证,故不可攻其痞。

[逢原] 本条是太阳病误下成痞,而表邪未罢的治疗方法。

本条伤寒大下后,又复发汗,一错再错,但是恶寒证仍在,表未解也,按《伤寒论》的治疗原则是,里证实的,应当先解表,表解后再行攻里,解表宜桂枝汤,攻里宜大黄黄连泻心汤,若是违犯了这一原则,就会形成变病了。

又前条的痞证兼有表阳虚,有恶寒,汗出,应当与附子泻心汤。本条也有恶寒者,表未解也,却先与桂枝汤以解表,待表解后才可攻痞,应用大黄黄连泻心汤。

【原文】太阳病,寸缓关浮尺弱①,其人发热汗出,复恶寒,不呕②,但心下痞者,此以医下之也。如其不下者,病人不恶寒而渴者,此转属阳明也。小便数者,大便必硬,不更衣十日,无所苦也③。渴欲饮水,少少与之。但以法救之,渴者,宜五苓散。(244)

[词注]①寸缓关浮尺弱:指阳浮而阴弱,即浮弱脉,是太阳病中风证的桂枝汤证。

②不呕:无少阳病,说明太阳病未有转属少阳之经。

③不更衣十日无所苦也:不大便十日之久,但无所苦,并非阳明腑实证。从十日无所苦,腹不硬痛,知病不在腑而是在脏的脾约证。

[逢原]本条提示太阳病误下致痞及病传阳明的辨治。

太阳病,寸脉缓关脉浮尺脉弱,实则阳浮而阴弱,并且其人发热汗出,复恶寒,虽然不呕,但觉心下痞满,说明已经用了下法,"此以医下之也",因误下而出现了变证。假若是未下,不恶寒而口渴了,又已转为阳明。小便次数多,大便一定硬实,而十日不更衣,无所苦,又是转属阳明的另一情况。如果口渴欲饮,可少少与之病愈。如果是水气不化的口渴,可与五苓散。本条辨证复杂,再作分析。

辨证:

1. 误下变证、成痞　太阳病,寸脉缓,关脉浮,尺脉弱,实际上是浮弱、浮虚之脉,并发热汗出恶寒,属于太阳中风证。因为不呕,说明太阳病,未有传入少阳之经。虽然说是太阳中风,但是还有一个心下痞证在内,这就不是桂枝汤的主证了,而形成了痞证。既有痞证,而表邪仍在,在治疗上又必须采用先表后里的治疗方法。

2. 转属阳明、脾约　以上之证,如果未有用过泻下之法,而恶寒转变为不恶寒,口不渴变为口渴,这是太阳经的表邪传为内热的里证,即转属阳明。但是转属阳明,一定要有明显的腑证才对,如大便硬满、疼痛、拒按等。而大便虽硬,十日不得更衣,又无所苦,这又不是燥屎内结的转属阳明的腑实了,又根据十日不更衣无所苦,不腹满,不作痛,形成了伤津太过之"为阳绝于里,亡津液,大便因硬"的脾约证了。可以从脾约论治,选用麻子仁丸类方以润肠通便。承气汤是绝对不可用的。

3. 水气不化、口渴 假若因胃中干燥而欲饮水的,可以少少与之,即多次少量的给水,胃中不燥,病即可愈,亦经文中所说"但以法救之"。若是因为水气不化的口渴,那71条之"若脉浮,小便不利,微热消渴者"就可用五苓散化气行水,两解表里。《译释》云:"本条整个内容都是辨证:包括表证与里证之辨,误下成痞与未误下邪传阳明之辨,承气证与脾约证之辨,胃燥口渴与停水口渴之辨。总之治病必求其本,必须审证精确,才能施治不误,方可收到预期的效果。"

附244条表解

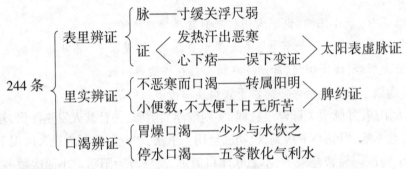

以上诸条均属气痞,气痞是误下后所形成,发汗及吐后一般不易形成气痞,它的形成原因,有似下后人体正气不足,从脉的关上浮可以看出,上冲气微,仅在心下胀满壅闷而已。

气痞并不是痰浊结聚,所以按之濡软而不硬,而只是邪热弥漫之气,所以要用大黄黄连泻心汤治之。

如果气痞不因误下形成,往往兼有表证未罢,在治疗上仍宜先解表,然后攻痞。如果邪热郁于里,表之卫阳尚虚,而恶寒汗出者,治疗当扶阳泻痞,方用附子泻心汤。

硬痞

【原文】伤寒五六日,呕而发热者,柴胡汤证具,而以他药下之,柴胡证仍在者,复与柴胡汤,此虽已下之,不为逆,必蒸蒸而振①,却发热汗出而解。若心下满而硬痛者,此为结胸也,大陷胸汤主之。但满而不痛者,此为痞,柴胡不中与之②。宜半夏泻心汤。(149)

[词注]①必蒸蒸而振:必出现振振战栗瞑眩的现象,亦为战汗,身体本虚而又欲祛邪外出,服药后会出现这种战汗表现。

②不中与之也：病已变故，不可再用柴胡汤。

[逢原] 本条经文提示柴胡汤下之后，形成结胸与痞证的治疗方法。

太阳病，呕而发热，病由太阳转少阳，呕而发热是少阳病的主证之一，《伤寒论》有言"有柴胡证，但见一证便是，不必悉具"，用柴胡汤治疗是正确的，而医者反用了泻下药下之，是为错误，然而病人体质强壮，虽用了下药，药力轻浅，邪气未陷，柴胡证仍在，仍可用柴胡汤治疗，这第二次用柴胡汤，很容易出现蒸蒸而振的瞑眩战栗现象，对于这种现象的出现又必然汗出而解。这是为什么？因为医下之，人体正气已受到一定影响，但外邪又必外解，必增强柴胡汤的转枢能力，再战而胜之，所出现的必蒸蒸而振是所谓"药弗瞑眩，厥疾弗瘳"。

一是外邪内陷与素虚之人的痰水互结，亦会形成结胸证，结胸证具，仍当看其轻重，采用陷胸汤予以治疗。

一是下后，邪气内陷，这种热邪没有和痰饮结合，但觉痞满，按之不痛，那就是气痞证。柴胡汤不中与之，陷胸汤亦不中与之，应用半夏泻心汤以和胃消痞。

半夏泻心汤方

半夏半升（洗①）　黄芩　干姜　人参　甘草（炙②）各三两　黄连一两大枣十二枚（擘）

上七味，以水一斗，煮取六升，去滓再煎③，取三升，温服一升，日三服。

[词注] ①半夏洗：半夏采集之后，必用矾炮制，用时宜洗去矾味。

②甘草炙：甘草所谓炙，实际上烘烤生甘草，经方所云甘草炙，大都是这样。

③再煎：药物共煮曰煮，药汁再煮曰煎。此为合和药性，集中效力。吴仪洛指出："去滓复煎者，要使药性合而为一，漫无异同，并停胃中，少顷随胃气以敷布，而里之未和者，遂无不和。"亦使药性刚柔相济之义。

[方义] 半夏泻心汤一方，主治小柴胡汤证因误用攻下而形成中虚热聚，胃气上逆之痞证。热邪与心下之虚气相搏，为无形虚邪，故用辛开苦降，清补兼施之法，调其寒热，除痞补中。方中半夏，辛开散结，苦降止呕，以除痞满呕逆为君，干姜辛温祛寒，芩连苦寒泻热，更佐人参、大枣补中益气，斡旋中州，甘草补中调和诸药。寒热苦辛，清散补泻，冶于一炉，共奏泻心除痞，调和寒热，补中益气之功。去滓再煎，临床应用时，必须遵而从之，庶为得之。

【原文】伤寒汗出解之后,胃中不和,心下痞硬,干噫食臭①,胁下有水气②,腹中雷鸣③下利者,生姜泻心汤主之。(157)

[词注]①干噫食臭:干噫即嗳、呃之逆气。食臭即没有消化的水谷之气,积滞腐化,其气上逆的臭食味。

②胁下有水气:病人胃气不和,痞胀不已,而水气横流于胁下,疏导失利。

③腹中雷鸣:由于心下痞硬,胃中之气虚,失却和降与运化的功能,以致水气横流于腹胁之处,水谷不可泌别而形成腹中雷鸣。

[逢原]本条提示了伤寒汗解之后,胃气不和食滞痞硬及挟水气的治疗方法。

伤寒汗出解后,由于病人不能将息,随之而发的就是胃中不和,心下痞硬,干噫食臭。对此痞硬,首先肯定不是误下所致。伤寒汗出解后,人体的正气尚未得到良好的恢复,食饮杂进,败伤胃中真气,和降失司,健运无权以致食滞腐化,寒热互结,便产生了心下痞硬,干噫食臭。《金匮要略》所谓中焦气未和不能消谷,故令人噫。中焦胃气虚弱,不能泌别,故而腹中雷鸣下利,此皆"土德不及,水邪为殃也"。泻胃气以行水,痞硬自消,故用生姜泻心汤。

生姜泻心汤方

生姜四两(切) 甘草三两(炙) 人参三两 干姜一两 黄芩三两 半夏半升(洗) 黄连一两 大枣十二枚(擘)

上八味,以水一斗,煮取六升,去滓,再煎取三升,温服一升,日三服。

[方义]生姜泻心汤一方,即半夏泻心汤减干姜之用量,又加一味生姜组成。其方义与半夏泻心汤有所相似,而和胃消痞,宣散水气并止呕之功能尤为突出,为用于脾胃不和,并挟水饮之痞硬,实为和胃消痞,宣散水气之治法。方剂的重点在散水气之痞结,并补中益气,以生姜为主药,佐半夏以消胁下之水饮。但是痞硬之证,内有伏热,故仍用苦寒之黄芩黄连,以降之除之,然而湿邪久积之痞,又非苦寒之药可以尽除,故佐干姜大辛大热以开之发之,一苦一辛,一开一降,相反相成,相互制约,更用大量生姜降胃气以消痞,行水气以和胃为特点。更用人参、甘草、大枣补益中州之气,并可调和苦辛开泻太过。去滓再煮,方法尤妙,治者必遵而从之。

【原文】伤寒中风,医反下之,其人下利日数十行,谷不化①,腹中雷鸣,心下痞硬而满,干呕心烦不得安②,医见心下痞,谓病不尽,复下之③,其痞益甚,此

非结热,但以胃中虚,客气上逆④,故使硬也,甘草泻心汤主之。(158)

[词注]①谷不化:其人下利日数十行,食物来不及消化而泻下,指完谷不化。

②干呕心烦不得安:邪热内陷,胃气空虚,浊气上逆而干呕,上扰于心神,故烦而不得安矣。

③复下之:医者错误地认为是"阳明实证"复用泻下法,使胃气更虚,虚气上逆,痞硬不减而益甚。

④客气上逆:此指胃气虚弱,其气上逆。

[逢原]本条提示二三次误下后,胃气重虚形成心下痞硬症状的辨证治疗。

本条的初起症状与163条的桂枝人参汤多有相同之处,它与本条的机转都是误下后胃气空虚,表邪内陷,在症状上也有相同的心下痞硬,所不同点是:

163条桂枝人参汤——虽经误下表证仍在。

158条甘草泻心汤——亦经误下,表证已罢。

第二次误下:下之后,胃气空虚,形成了水谷不化,腹中雷鸣,干呕心烦不得安等。引起这些症状的原因,一是邪热内陷,造成痞硬,一是胃中更加空虚,阳气微弱,中焦缺少冲和之气,浊气上逆为之干呕,上扰于心而为烦不得安。

第三次误下:医生不明以上疾病的机转,见到心下痞满,而又心烦不安,错认为阳明实证,或下陷胸证,便用了第三次下法,犯了虚虚之戒,致使虚者更虚,胃气更加空虚而客气上逆,痞硬之状不但不能解除,而其他下利、腹鸣、干呕、心烦加剧,可用甘草泻心汤以和胃补中,降逆消痞。

甘草泻心汤方

甘草四两(炙) 黄芩三两 干姜三两 半夏半升(洗) 大枣十二枚黄连一两

上六味,以水一斗,煮取六升,去滓,再煎,取三升,温服一升,日三服。

[方义]甘草泻心汤一方,为治复下之后,里虚胃弱,心下痞硬的方剂。胃虚气弱,上下调济枢机不畅,上则痞塞不已,下则泄泻益甚。胃居中枢,有和合生化之权,故方用甘草、大枣、人参甘温以补中,干姜、半夏、黄芩、黄连辛开苦降,降逆消痞,况芩连又能清上之痞热,姜枣人参,以温肠寒,俾阴阳交于中土,则热痞寒利自愈。煮药去滓再煎,和合药气。

五泻心汤证的病因治疗鉴别表

方名	症状	原因	治疗
大黄黄连泻心汤	心下痞,按之濡,关上脉浮	热邪壅聚	清热泄痞
附子泻心汤	心下痞,而复恶寒,汗出	邪热有余,正阳不足	扶阳泄痞
半夏泻心汤	痞满,呕逆	少阳病,经过误下成痞	开结泄痞
生姜泻心汤	心下痞硬,干噫食臭,胁下有水气,腹泻下利	胃虚食滞,水谷不运化	和胃散痞
甘草泻心汤	下利日十余行,谷不化,腹鸣,心下痞硬,干呕,心烦不安,复下之,痞益甚	再次误下,胃气重虚,客气上逆	补胃除痞

附注:①大黄黄连泻心汤:方内当有黄芩。②半夏泻心汤:以半夏为君药,本方原在少阳篇中,为便于对照,故列入表中。③生姜泻心汤:以生姜为君,即半夏泻心汤,减干姜二两,加生姜四两。④甘草泻心汤:此方内当有人参一药,以甘草为君药,即半夏泻心汤加甘草一两。

【原文】伤寒发汗,若吐若下①,解后,心下痞硬,噫气②不除者,旋覆代赭汤主之。(161)

[词注]①若吐若下:伤寒病,已经用了发汗法,汗不彻,可复发汗而病愈。表邪未除,用了吐法,又用下法,表邪入里,便会形成心下痞硬。

②噫气:噫气即嗳气,或呃逆之气。

[逢原]本条提示了伤寒病解后,虚气作痞硬兼噫证治。

发汗、吐、下,是中医治疗方法中的原则。伤寒中风,可以用汗法治疗;邪气在胸膈,可以用吐法治疗;病邪在下焦,可以用下法治疗。在运用这些方法治疗中,正气难免受到一定影响,还可能出现这样那样的变故。本条就是因为汗、吐、下后,邪虽解而胃气虚弱,浊气不降,且噫气不除,症状连续不断,心下的痰饮结聚痞硬,不因噫气而衰,方用旋覆代赭汤,补虚降逆消痞。

本证与生姜泻心汤同样有心下痞硬、噫气,其病理机转不尽同,列表比较于下:

生姜泻心汤与旋覆代赭汤二方比较表

方名	症状				病理	治疗
生姜泻心汤	心下痞硬	干噫食臭	胁下有水气	腹鸣下利	胃虚食滞,水气不化	补中和胃宣散水气
旋覆代赭汤	同上	有干噫无食臭	无	无	胃虚挟饮浊气上逆	补中培土降逆涤饮

旋覆代赭汤方

旋覆花三两　人参二两　生姜五两　赭石一两　甘草三两（炙）　半夏半升（洗）　大枣十二枚（擘）

上七味，以水一斗，煮取六升，去滓，再煎取三升，温服一升，日三服。

[方义] 旋覆代赭汤一方，乃降气止逆，补益中气，和胃化饮之方，其方加减化裁于生姜泻心汤方中，去干姜、黄芩、黄连三味药物，加旋覆花、代赭石，为旋覆代赭汤。本条虽然没有腹中雷鸣下利，而噫之上气则较甘草泻心汤为重。二方都有补中之人参、半夏、甘草、大枣、生姜，由是可知：生姜泻心汤主治寒热互结之心下痞硬、干噫食臭。旋覆代赭汤主治虚气上逆，噫气不除，心下痞硬。

寒痞

【原文】伤寒服汤药，下利不止①，心下痞硬，服泻心汤已，复以他药下之②，利不止，医以理中与之，利益甚③，理中者，理中焦④，此利在下焦⑤，赤石脂禹余粮汤主之，复不止者，当利其小便⑥。（159）

[词注] ①下利不止：伤寒服汤药，下利不止是错误的治疗，所以形成了邪陷心下，造成痞硬。

②复以他药下之：既已形成痞硬，服泻心汤当有效，而又复以他药下之，使病邪内入，其病更深了一层。

③利益甚：泻下的情况更加严重。

④理中者，理中焦：理中汤是调理脾胃虚弱的。

⑤此利在下焦：指病邪已入下焦，理中者，理中焦，对此，理中不中与之也。

⑥当利其小便：服赤石脂禹余粮汤不愈。当利小便以分清下焦之湿。常器之认为当用五苓散。也有主张用四苓散、真武汤的。

[逢原] 本条经文提示了再次误治下利，应采取各种相应的治疗方法，以预防其病变。本条可分三个方面予以理解。

1. 误下成痞　伤寒服解肌发汗之药病即可愈。从下文可以看出，一定是表证误下后，邪气入里，下利不止，造成了心下痞硬。

2. 利在下焦　上次误下形成痞硬，应用甘草泻心汤应当有效，用了以后，效果不明显，医者此时应当审慎处理，而没有作到审慎，粗知上方无效，复用泻下药以攻之，病未解除，而病情更加严重。医又认为只有用理中法，理中汤是调理中焦脾胃虚弱的方剂，应当有效，但用了以后，下利则更加严重了，这是什么原因？理中汤只能理中焦之气，而现在的下利原因是病已入下焦了，理中不中与之。这种下利在下焦,当用固涩之药治疗下焦滑脱,方用赤石脂禹余粮汤治疗。

3. 分消水湿 以上用了赤石脂禹余粮汤以后,而下利仍然不止,说明该方也无治疗效果,医者更当审慎,认真辨证,经文末句"当利其小便"指示我们,这是下焦膀胱的功能失调。当增强膀胱的气化。《内经》指出:"膀胱者,州都之官,气化则能出也。"膀胱气化正常,小便通利了,间接有利于下利不止的状况。这个利小便,就是"迫走前阴"。

本条与 158 条甘草泻心汤的区别:

甘草泻心汤证——下利,其痞益甚,客气上逆。重点偏于上。

本条的主要证——下之利不止,而且利下更甚。重点偏于下。

通过对于本条的理解,可以得到以下启示,既痞且利的可用泻心汤治疗。中焦虚寒的,可用理中汤治疗。下焦滑脱的可用赤石脂禹余粮汤治疗。下焦清浊相混的,可用五苓、四苓等汤治疗,迫走前阴以实大肠。历代先贤,各抒己见,见仁见智,提供了五苓散、四苓汤、真武汤等。医者当择善而从之。

赤石脂禹余粮汤方

赤石脂一斤(碎) 太乙禹余粮①一斤(碎)

上二味,以水六升,煮取二升,去滓,分温三服。

[词注]①太乙禹余粮:太乙指天地之元气,"混沌之元气"。又山名,指终南山,意思是要产于终南山所产之禹余粮,因其质纯。其实这禹余粮,主要产于山区,全国各地大山均有。

[方义]赤石脂禹余粮汤一方,主要是取其甘涩之性以固下收脱。二药都具有体重性涩,固脱重镇之功能,凡下焦虚脱,无以固者,用之极效。

坏痞

【原文】伤寒吐下后,发汗,虚烦,脉甚微,八九日心下痞硬,胁下痛①,气上冲咽喉,眩冒②,经脉动惕③者,久而成痿④。(160)

[词注]①胁下痛:浊阴之气上逆,波及于胁下而作疼痛。

②眩冒:眩晕、昏冒,头目不清爽,精气因亏虚不能上荣头目的意思。

③经脉动惕:汗吐下后,即伤人身之阳,亦必伤害人身之阴液,经脉无以荣养,经脉气血空虚而动惕不安。

④成痿:阳气不能温煦经脉,阴血亏虚又不能滋灌经脉,时间一久,就会形成足痿不能行走的痿痹之证。

［逢原］吐下后又再次发汗,阴阳气血俱虚,周身之经脉失却滋养与温煦,时间久了,便能形成痿证。

汗法、下法、吐法、用之不当,都能伤害人体正气,吐以伤胃气,下以伤脾气,中州脾胃元气不足,是为中气大伤,应当固护真气为要着。既已用了吐法、下法,如果再用发汗以损伤卫气,营卫之气俱不足而虚烦生焉,脉象微矣。中焦正气不足,下焦之浊阴之气,即上逆而为之痞硬,波及胁下而胁痛,浊气聚于心下痞硬,胃气壅滞而不得和降,上逆则为咽喉不利的症状。心下痞,清阳之气不能上荣于头目而又为眩晕、昏冒。从全局看,胃中元气不得斡旋,筋脉失养而经脉动惕,久则必成痿证。《内经》指出,"阳气者,精则养神,柔则养筋",阳气不煦,血不养筋,久则失却了"足得血而能步"的状态,形成足痿不用,此理之固然矣。

然而此条所形成的痿证,仅是误治之后气血虚弱的一种痿证。它与《金匮要略》所指的痿证又不能同日而语,杂病之中的痿证是湿痿或热痿,湿气形成的痿证当用燥湿法治疗,热邪形成的痿证当用清热的方法治疗。此痿是汗吐下后,气血两虚,当用气血两补的方法治疗,读者当以别之。

本条与67条的苓桂术甘汤有所不同。本条为阴阳气血两虚,脉甚微,虚烦,心下痞硬,眩冒,经脉动惕,阴阳俱虚之痿证。67条是阳虚停饮,脉沉紧,心下逆满,起则头眩,身为振振摇。没有虚烦,是由发汗动经,以阳虚为主,不能成痿证。

附:160条与67条脉症因治比较表

条数	成因	证状						机转	治法
160	太阳伤寒误吐下后又误发汗	虚烦	脉甚微	心下痞硬	胁下痛	气上冲咽喉	眩冒	经脉动惕成痿	阴阳两虚浊阴上僭清阳不升胃气下降	宜大补气血兼降浊升清
67	太阳伤寒吐后或下后		脉沉紧	心下逆满		气上冲胸	起则头眩	发汗动经为振	胃阳虚而为饮停蓄	苓桂术甘汤温中阳以化饮邪

【原文】太阳病,医发汗,遂发热恶寒①。因复下之,心下痞,表里俱虚②,阴阳气并竭③,无阳则阴独④,复加烧针⑤,因胸烦,面色青黄,肤瞤者,难治⑥。今色微黄⑦,手足温者,易愈。(153)

[词注] ①遂发热恶寒:太阳表证,医用发汗,按理应当病解,仲景指出可更发汗则愈。医生没有做到这一点,表不解,遂又发热恶寒,接着又用下法,就形成了痞证。

②表里俱虚:发汗与泻下,形成的表里都虚弱的症状。

③阴阳气并竭:就是表证与里证俱虚,发汗使表虚而阳气竭,泻下使里虚而阴气竭。

④无阳则阴独:表邪已内陷形成痞证。表邪已罢为无阳,形成的痞证为阴结于内,阴气独存为阴独。

⑤烧针:古人治病的一种方法,即火针、温针。

⑥难治:面色青黄,青为肝色,黄为脾色,肝气乘脾,肌肤瞤动,形成危象,所说难治。

⑦今色微黄:微黄是脾脏的本色,手足温和者,说明阳气尚存,未至于竭,所以说治疗易愈。

[逢原] 本条纯属辨证,对于形成的多种疾病变故提出一些正确的方法,今分析如下:

1. 汗不如法　太阳表邪应当用发汗解表的方法治疗,医不用微微发汗的方法,形成如水淋漓,病未能解除,但人身卫气已虚。倘若一汗不解,当遵仲景"可更发汗则愈"然而大汗已出,卫气虚弱,亦不可再汗,表邪乘虚,便会内陷,有形成心下痞硬的趋势。

2. 下后成痞　病在太阳之表,错误地应用了大汗亡阳之法,接着又用了泻下之法,造成里虚,对于这样表里俱虚,表之邪气必然内陷,形成全为痞证的里虚现象。

3. 阴阳并竭　误用发汗淋漓,已亡其阳,又错误地用了泻下之法,不但亡其里之阴气,而亦亡其里之阳气,浊阴之气上僭,结为痞证。形成了阴阳将竭绝的危证,唯浊阴独居于里。

4. 复加烧针　对于一个阴阳之气并竭,无阳则阴独又当活看。阴气大布于人体十之八九,似是一派阴绝,然而人活一口气,这一口气尚未闭绝,又必有一分阳气内存,伤寒为法,法在救阳,有一分阳气,便有一分生机,医者并没有想到用桂枝甘草龙骨牡蛎汤,或可拘回一分阳气。只看到一派阴独,便使用了烧针，虽然错误，引起了胸烦。然而又从这一烦字，便看出人身还是有一分阳气的，从这一点点阳气的星星之火，岂不知可以燎原乎。

5. 面现黄色　经过一系列的错误治疗，已经形成了坏病的局面。若面色出现青黄色或青紫色，说明肝脏即将危败，并肌肤眴动，四肢不温，治疗会更加困难。若面色微黄，仅脾色外现，手足尚温，未至厥逆，说明了脾脏的功能尚存，只是微阳未布罢了，所以仲景说"易治"。

水饮痞

【原文】太阳中风，下利呕逆①，表解者，乃可攻之。其人漐漐汗出，发作有时②，头痛③，心下痞硬满，引胁下痛，干呕短气④，汗出不恶寒者，此表解里未和也，十枣汤主之。（152）

[词注]①下利呕逆：太阳中风证，一般不会出现下利呕逆，此处的干呕下利，是中风表邪引动了胁下饮邪所形成的。

②其人漐漐汗出，发作有时：病在胁下，胁下为少阳区域，少阳主枢转，可内可外，和少阳寒热往来的道理基本相似。绝对不是太阳中风证的漐漐汗出。

③头痛：伴有恶寒的头痛是表邪未解，不恶寒而头痛的是病邪挟有水气上冲形成的。

④短气：饮邪上迫于肺，使肺失却了宣发与肃降之机，所以形成气短。

[逢原]本条经文提示外感风寒，引动水饮，形成饮邪结于胁下悬饮证的症状与治疗方法。本条可分二节进行分析。

第一节从太阳中风起至乃可攻之为止。说明外有风邪内有宿饮所结。开头云太阳中风，当有发热、汗出、恶风、头痛。所云下利呕逆，把胸胁心下硬满疼痛，省给下文即经二节解释，此处暂略。表里同病，当先解表为要，表解后，可再攻里，大法如此。

第二节从其人漐漐汗出至十枣汤主之为止。又说明饮邪所结在里，已无表证，但某些证候却似表证，又当细辨，如饮邪结于胸胁，胸中阳气不得伸展，壅之于心下痞硬，又牵制胁下，使肺气不利而气短，肺气不利则毛窍启闭失常，又现漐漐汗出，发作有时。这饮邪内结，走上窜下，泛滥于全身，逆于胃则干呕，走入肠则下泻，上走窜于上部则头痛，这也是悬饮的特征，故选用攻逐水饮之峻法，方用十枣汤治疗。

本证的水饮为病，与小青龙汤、五苓散、真武汤略有相似之处，但病理机制有所不同，在此又当鉴别：

小青龙汤 ⎫
五苓散 ⎬ 祛水饮
真武汤 ⎪
十枣汤 ⎭

⎧ 风寒外束、水气不得宣发——发汗散水。
⎨ 膀胱蓄水、气化不行——化气利水。
⎪ 肾阳不足、水气内渍——温经散水。
⎩ 饮结胸胁、癖结不散——峻逐水饮。

十枣汤方

芫花（熬①）　甘遂　大戟

上三味,等分,各别捣为散。以水一升半,先煮大枣肥者十枚②取八合,去滓,内药末,强人服一钱匕,赢人服半钱,温服之,平旦服③,若下少病不除者,明日更服,加半钱④,得快下利后,糜粥自养⑤。

[词注] ①熬:芫花辛温有毒,古人用醋炒或用醋蒸后曝干,或干炒,而后入药,以减其毒性之烈,用以泻胸胁之水饮结聚见长,兼有祛痰止咳以及杀虫等功效。

②先煮大枣肥者十枚:因大枣为本方之主药,余用此方时,先煮大枣一二沸,去其苦味,再将大枣打开入于水中煮沸。

③平旦服:即早晨空腹服下,因本方属峻下之剂,能疗胸胁有形之结聚,平旦服药易于吸收,效果易于发挥,服药二三个小时即能泻下。该时服药也易于护理。

④若下少病不除者明日更服加半钱:病重药轻故病不除,加半钱明日更服,以得快利,病除为度。

⑤得快下利后,糜粥自养:得快下利,大病已却,由于大病已去,胃气所伤必须急急恢复,所以要服用谷米煮成稀粥糜烂,尽快复其胃气。

[方义] 十枣汤一方,乃攻逐水饮之峻剂,临床运用必格外谨慎,又必审证确切,方可遵法与药。一者煎煮大枣,必取二煎气味甘醇者。一者平旦服,必须空腹服,使药易于通下,以防呕吐。一者得快利,糜粥自养,亦《内经》"食养尽之"之义。至于服用剂量问题,又必须注意强人服一钱匕（约 3g）,赢人服半钱匕（约 1.5g）。

（十七）火逆证

火逆证是临床运用各种火法治疗所造成的各种变证。这种方法,也为古代人治病的方法之一,由此可见,古人的医疗方法是多样化的,其中某些方法,对于解除痛苦,能起到更大的作用,如针灸方法,现在已被广泛地应用。其中还包括火针、温针等,在临床是有一定疗效的,如果应用不当,同时也会出现一些不良后果。

【原文】太阳伤寒者,加温针必惊也[1]。(119)

[词注]①加温针必惊也:太阳伤寒在表,反用温针之法治之,火邪被迫入内,劫灼营血,扰乱神明,会发生烦乱不安或惊恐之变证。

[逢原]本条提示了伤寒表证,采用温针所引发之变证。

太阳伤寒病,发汗解表才是正当的方法,其代表方剂有麻黄汤、桂枝汤等,如果不用此等方法而采用温针,使寒邪未从表散而火迫内陷,热灼营血,内迫神明,便会发生惊恐不安的变证。

【原文】火逆下之[1],因烧针烦躁者[2],桂枝甘草龙骨牡蛎汤主之。(118)

[词注]①火逆下之:先用了火针法,病不愈又用了泻下之法。

②因烧针烦躁者:因烧针,火逆内迫,烦躁是心中烦乱心神受到损伤的缘故。

[逢原]应用火针治疗太阳病,根本就是错误的治疗方法。这种方法即已用过,很可能又造成了津液受伤,或胃燥多热的症状,当作"胃家实"又用下法,形成伤阴。其烧针烦躁是形成本病的主体,主证在心神烦乱。历代医家,争论不休,有言本条是一误,有言本条是二误,有言是三误,至于一误、二误、三误,没有争论的必要,《伤寒论》的治疗原则是辨证论治,知犯何逆,随证治之。临床上只要见到误汗所出现的胸中阳虚,心神浮越的烦躁,即可采用桂枝甘草龙骨牡蛎汤以安神救逆。

桂枝甘草龙骨牡蛎汤方

桂枝一两(去皮)　甘草二两(炙)　牡蛎二两(熬[1])　龙骨二两

上四味,以水五升,煮取二升半,去滓、温服八合[2],日三服。

[词注]①熬:即今之炒、煅之意,用炒煅过的牡蛎,意在收敛精气。

②温和八合:一升十合,即服一升之十分之八。

[方义]桂枝甘草龙骨牡蛎汤一方,治疗烦躁心悸等,此为心阳受损,心神烦忧所致,其病机与桂枝甘草汤基本相同,只是心阳受损的程度较重,故方中用桂枝甘草温补心阳,龙骨、牡蛎,潜镇安神,重在潜镇,涩以敛汗,甘草用量倍于桂枝,重在资助中焦元气,使上下阴阳之气,交通于中土,庶阳复神潜,而烦躁及心悸等症悉除。

因误治而导致阴阳将离决的阳浮于上及阴陷于下的烦躁之证,不一定限于烧针之误,现代使用烧针者不多,若误用辛温燥热或火热刚烈之药,亦易引发阳亢于上,又用苦寒泻下,形成阴阳离决的烦躁现象,仍然可以用桂枝甘草龙骨牡蛎汤进行治疗。

【**原文**】伤寒脉浮,医以火迫劫之①,亡阳②,必惊狂③,卧起不安者,桂枝去芍药加蜀漆牡蛎龙骨救逆汤主之。(112)

[**词注**]①火迫劫之:医用火法强迫其发汗,凡烧针、火熨、火熏、火灸皆属火法。

②亡阳:此处之阳,指火劫逆之,是对心阳而言的,亡阳,实指心阳外亡,由于妄发其汗,汗为心液,津液亏耗,使神气浮越之谓。

③必惊狂:阴气在内,阳之守也,汗出液伤,阴不能敛阳,所以会发生惊狂卧起不安。

[**逢原**]本条经文提示了因为火逆导致亡心阳的变证及治疗方法。

本来是太阳伤寒,就应当以麻黄汤发汗解表,或用桂枝汤解肌发汗。医反用了火针以劫汗,导致大汗淋漓,亡其心液,而心之阳气亦随之而泄,阴液不能敛其心阳而散失,所以发生心神浮越,惊狂不安,治当潜镇浮越之心神,复其心中阳气。本证的亡阳,是亡心阳,与亡卫阳、亡肾阳之病理机转及证治均有所不同。

亡心阳——心神被火劫迫,大汗亡阳,方以桂枝去芍药加蜀漆牡蛎龙骨救逆汤主之,复心阳,潜镇浮越之心神。

亡卫阳——发汗遂漏不止恶风寒,小便难,四肢微急,方用桂枝加附子汤、芍药甘草附子汤,温经扶阳,扶阳益阴。

亡肾阳——发汗动其肾气,厥逆下利,脉微细,甚则筋惕肉𥆧。方用四逆汤,或真武汤温肾回阳,或温肾利水。

本条与上条的区别:

上条——火邪内迫:心神被扰而烦躁,症状轻。

本条——火邪迫劫:心神不守而惊狂,症状重。

桂枝去芍药加蜀漆牡蛎龙骨救逆汤方

桂枝三两(去皮) 甘草二两(炙) 生姜三两(切) 大枣十二枚(破)牡蛎五两(熬) 蜀漆三两(洗去腥①) 龙骨四两

上七味,以水一斗三升,先煮蜀漆②减二升,内诸药煮取三升,去滓,温服一升。本云桂枝汤,今去芍药加蜀漆、牡蛎、龙骨。

[**词注**]①蜀漆三两洗去腥:蜀漆即常山苗叶,又名臭常山与海川常山,均有味,尤其海川常山,又名臭梧桐,有腥味,用时当以水洗去其腥味,若用常山之苗饮片,无腥味者,则不必再洗。

②先煮蜀漆:因此药质地比较坚硬,故须先煮透较为适宜。

[**方义**]桂枝去芍药加蜀漆牡蛎龙骨救逆汤一方,宗桂枝汤加味而成。由

于火迫劫之,心阳虚而外越,故去芍药,仍以桂枝恢复心阳,甘草、生姜、大枣调和营卫,以龙骨、牡蛎收摄镇纳以安神,痰浊壅滞,亦缘于心阳不足,故用蜀漆涤痰以逐邪。风痰得蠲,神魂归舍,故而病瘳。若蜀漆有腥味者,当以洗后入煮剂为宜。

【原文】烧针[①]令其汗,针处被寒,核起而赤者,必发奔豚[②]。气从少腹上冲心者,灸其核上各一壮[③],与桂枝加桂汤,更加桂二两也。(117)

[词注]①烧针:用粗针外裹棉花,蘸油烧之,俟针红去棉花立即刺入穴位,这是古人取汗的一种方法。后之疡医于关节深入不能用刀者,也有以烧针之法刺入以决脓液者。

②奔豚:《诸病源候论》云:"奔豚者,气上下游走,如豚之奔,故曰奔豚。"奔豚是形容悸气自小腹上冲心胸之势,与肾积之奔豚不同。

③灸其核上各一壮:烧针之穴,不止一穴,或一二穴处或五六穴处,甚至更多,不慎风寒而核起红赤,这种灸法也是古代人的一种疗法。

[逢原]本条提示:烧针发汗,针穴之处受寒又引发奔豚的症状与治疗方法。

此为病在太阳之表,用烧针治法迫其汗出,烧针之后,针孔当避风寒。此因护理不周,寒邪从针孔外入,以致血流郁滞,身出红肿硬结,形如果核。由于汗出过多,阳气重伤,卫阳之气不固,汗为心液,汗多则心气必虚,心阳虚则下焦肾中阴寒之水气水邪,乘虚而凌心阳,因而发生奔豚。灸其核上各一壮,取其助阳祛寒,内服桂枝加桂汤,降冲散邪,固卫安中。

对于桂枝加桂汤,历代注家意见不一,今作比较于下。

1. 认为加桂枝者　①陈修园:桂即桂枝,使桂枝得尽其量。②黄坤载:即以桂枝加桂汤,更加桂枝以疏风木而降奔豚。

2. 认为加肉桂者　①方有执:然则所加者桂也,非枝也。②徐灵胎:重加肉桂,不特御寒,且制肾水。

3. 根据病情而定　章虚谷:若平肾邪,宜加肉桂,欲解太阳之邪,加桂枝也。

本条奔豚与《金匮要略》奔豚之区别:

1. 本条奔豚——汗多亡心阳,肾水乘之上凌心胸。

2.《金匮》奔豚——从惊恐得之,肾气上乘于心胸。

桂枝加桂汤

桂枝五两(去皮)　芍药三两　生姜三两(切)　甘草二两(炙)　大枣

十二枚(擘)

上五味,以水七升,煮取三升,去滓,温服一升。本云桂枝汤,今加桂满五两,所以加桂者,以能泄奔豚气也。

[方义]桂枝加桂汤一方,即桂枝汤原方加重桂枝用量而成,适应于烧针汗后感寒,或阴寒内盛,心阳不足,阳虚阴乘之而发奔豚者,用桂枝汤解肌散寒,更加桂枝用量,以温通心肾之阳以逐内寒,又能平冲逆而治奔豚。

【原文】太阳病,以火熏之,不得汗,其人必躁①,到经不解②;必清血③,名为火邪。(114)

[词注]①其人必躁:太阳表证,火熏不汗,热无从出,阴液虚弱,火热之邪内逼,必发躁扰不安之证。

②到经不解:由于误治,邪气来到太阳之经,应当解除,反而未能解除,火邪必内迫而变证。

③清血:清字乃古之圊字,指大便出血。

[逄原]本条提示了太阳病,用火熏而发生便血的变证。

太阳病,必有发热恶寒、脉浮头痛等症,以火熏之是错误的治法,由于患者阴虚,不得汗解,火热之邪内迫,增加了烦躁不安,说明病邪在太阳经未能解除,反而入里,热迫营血,阴络受伤,大便必然下血。这时的治疗方法,又必为清解血热了。

关于火熏:我国历史悠久,以往贫苦大众,处于穷乡僻野、高山大林之中,寻医很困难,人感风寒,往往取火熏之法,逼其汗出以求病解,这是常事,我们的师祖在19世纪的30年代到50年代初,还是经常运用灸法,确也治好了一些病,但也不是尽善尽美的。

【原文】脉浮热甚,而反灸之①,此为实,实以虚治②,因火而动,必咽燥吐血。(115)

[词注]①而反灸之:脉浮数,发热很重,应当应用清解之法治之。今反用了治虚证寒证的灸法,就是"而反"错误的治疗措施。

②实以虚治:脉浮、身热是太阳经的实证,把实证当作虚证治疗,这也是错误的治疗方法。

[逄原]本条指出阳性热证,误用灸法所造成的变证。

脉浮数,身热严重,是太阳经表证热证,应当应用发汗解表,表解而病除。今反错误地用了治疗虚证寒证的灸疗,这显然是误治的,所以说实以虚治,火热更加亢盛,血为火逼,定会形成咽燥或吐血的变证。

前条用火熏疗,此条用火灸疗,同样是火误。一形成了便血,一形成了咽燥吐血。所以产生这样的病变,是因人的体质有虚弱与体壮之异而为转机,如果病人阳盛,火热逆于上并伤其阳络,便会形成咽燥或吐血了。

【原文】微数之脉,慎不可灸,因火为邪,则为烦逆,追虚逐实①,血散脉中②,火气虽微,内攻有力,焦骨伤筋③,血难复也。脉浮,宜以汗解,用火灸之,邪无从出④,因火而盛⑤,病从腰以下,必重而痹,名火逆也⑥,欲自解者,必当先烦,烦乃有汗而解,何以知之? 脉浮,故知汗出解。(116)

[词注]①追虚逐实:血本来是虚,而误以用火法,却伤了阴液,是为追虚之治;热证本来是实证、阳证,而更用火灸,犯实实之戒,更加重了内热,是为逐实了。

②血散脉中:血热之毒气,内攻于血脉,使血气流溢失其常度。

③焦骨伤筋:形容火毒危害之烈,由于血液被火气之灼耗,筋骨都失去了濡润滋养,因此说焦骨伤筋了。

④邪无从出:误治之后,表邪无有出路,也就是不能从汗出而解。

⑤因火而盛:误用了火灸之法,邪热之气更加炽盛了。

⑥火逆:凡是错误地应用火法治疗,所形成的多种变证,均可称为火逆。

[逢原]本条提示了脉浮及微数的禁忌以及灸后的各种变证,或可以自愈的转机。本条可以分作三节来认识。

1. 误治变证　自微数之脉至血难复也,为第一节。阴虚内热的病证,若用火灸之法治之,就会引发多种不良后果,脉微为血少,数为有热,属血少内热,如果再用火法治之,则火热亢盛,阴液受损,形成烦逆的神志不安。血气本虚,再用火以劫之,犯了虚虚之戒,也就是只追逐虚证,是错误的;热本是阳证的实证,更用火灸之,犯了实实之戒,偏向了逐实,而使实者更实,这追虚逐实,全都是误治。灸火虽微,入里之后,由于阴液不足,致使内热愈炽,耗其阴血,筋骨失却了血液的濡养滋润,形成了焦骨伤筋的严重后果,再用滋补血气的治疗,而血难复也。

2. 形成痹证　自脉浮至病从腰以下必重而痹名火逆也,为第二节。脉浮,宜以汗解,说明脉是浮数的,病邪仍在卫表,可以用发汗的方剂治疗,邪气必随汗出而解。如果采用了火灸之法治之,以热加热,病不得从汗而解,更加灼伤营血,这种邪热闭阻于里,而使营血失于流畅,郁结于下焦会形成腰以下重浊的痹证。其主因也是由于火逆。

3. 汗出欲解　自欲自解者至故知汗出解为第三节。此节为何预知汗出欲解？欲自解者,必当先烦及脉浮为着眼点,因此时有烦的征象,又有脉浮的征象,说明病人的正气及精气并未竭绝,病邪还是可以从表而解除的。又因烦是正气尚可作汗,脉浮病仍在表,在这种情况下,便可预知汗出而解矣。

【原文】太阳病中风,以火劫发汗,邪风被火热,血气流溢,失其常度,两阳①相熏灼,其身发黄,阳盛则欲衄②,阴虚小便难③,阴阳俱虚竭④,身体则枯燥,但头汗出,剂颈而还⑤,腹满微喘⑥,口干咽烂⑦,或不大便,久则谵语⑧,甚则必哕,手足躁扰,捻衣摸床⑨,小便利者,其人可治。(111)

[词注]①两阳:风为阳邪,火亦属阳,中风证当以汗解,医生反而用了火劫之法治之,故称两阳。

②阳盛则欲衄:阳热之炽盛,迫血上行,引起鼻衄。

③阴虚小便难:阴气不足,津液亏耗,引起小便困难。

④阴阳俱虚竭:气血两虚,气血不能濡养肌肤以泽毛,身体已显枯燥的意思。

⑤但头汗出,剂颈而还:阳气偏亢于上,身不出汗,说明津液不足的症状。

⑥腹满而喘:阳气既已上亢,肺脾亦受到损伤,所以见有腹满而喘的症状出现。

⑦口干咽烂:肺被火灼,津液不足。

⑧谵语:一派火邪之体,上乏津液,胃家燥实,不得大便,阳明盛实,故而形成谵语,神识不清。

⑨捻衣摸床:病已发展到危重阶段,神昏,手足躁扰,这捻衣摸床的状况出现,实为坏证。

[逢原]本条提示:说明被火误治以后,各种变证的机转,以及预后的辨证。

本条对于火逆的坏证,辨证尤为细致,总的说来,都是邪热盛实,气血两伤,今分三节加以认识。

第一节:从太阳中风至失其常度。指出了火逆坏证的原因——太阳病中风,发热恶寒,头痛,脉浮,本来可以用发汗解肌之法治之。而医者反用了火劫之法迫其发汗,火热之邪内陷,风火相煽,形成气血紊乱,周身脏腑经络皆失却了正常的规律。形成了一系列的坏证。

第二节:误治后一系列的坏证变证。

1. 发黄——两阳相熏灼,风邪与误治之火热,风火相加。邪热蒸之,形成血瘀,周身肌肤色黄,此乃血被热蒸瘀而发黄,与阳明发黄有相似之处,但阳明色黄是湿热交蒸。

2. 鼻衄——阳邪盛实,逼血上行,而形成鼻衄。

3. 小便难——阴气亏虚,津液被灼,下焦之阴水不及,故而小便困难了。

4. 身体枯燥——阴阳气血,经络脏腑,阴阳俱虚竭,气血失却了充肤泽毛的能力,便形成了身体枯燥。

5. 但头汗出,剂颈而还——身体不能作汗,证明津液不足,阳邪上盛,所以但头汗出,剂颈而还。

6. 腹满而喘、口干咽烂、不大便、谵语、手足躁扰、捻衣摸床等——都属火逆津耗,内扰神明,形成坏证病危。

第三节:自小便利者,其人可治。小便利是辨证预后的关键,尽管出现了这一系列的坏证,但从小便利这一着眼点,可以想象,少阴的真阴之气尚存,还可以看出一线生机,治之可与养津液,或在存津液之中再与祛邪,病危即可挽回。至于治法,本条未出治方,最主要的是清其里热,滋其阴液,亦谓"留得一分津液,即有一分生机"。有人提出可用白虎加人参汤,理由是因为此时,一团火热内炽,并没有什么表邪。黄竹斋在《伤寒论集注》中附有一方亦可参考。方用人参地黄龙牡茯苓汤。人参三两,干地黄半斤,龙骨三两,牡蛎四两,茯苓四两。上五味,以水一斗,煮取三升,分温三服。

【原文】太阳病二日,反躁,凡熨其背①,而大汗出,大热入胃,胃中水竭,躁烦,必发谵语,十余日振栗自下利者,此为欲解也。故其汗,从腰以下不得汗,欲小便不得,反呕欲失溲②,足下恶风③,大便硬,小便当数,而反不数及不多,大便已,头卓然而痛④,其人足心必热,谷气下流⑤故也。(110)

[词注]①凡熨其背:民间有取砖瓦烧热,外用布包以置体肤取汗,此乃古人之熨灸之法。

②呕欲失溲:阳气鸱张于上,故气逆而呕,阳气虚于下,小便不得,而又欲失溲。

③足下恶风:下焦阳气虚弱,或恶风,或恶寒。

④头卓然而痛:本来大便硬,而突然大便泻下,阳气又突然下降,头中阳虚,由于泻下,头中空痛的感觉。

⑤谷气下流:此指阳气下达于足,由原来的足下恶风、恶寒,转归于其人足心必热。

[逢原]本条经文提示误火以后的变证以及自愈的转归。本条文可以分

作二节加以认识。

第一节:从太阳病二日至为欲解也。说明太阳病二日,则邪气在表,不应当发躁而反躁者,是表未得解,而里热更甚,医只看到有表证,而用熨法迫使汗出,岂不知这大汗出又伤害了胃中津液,以致里热鸱张而烦躁愈甚,形成了谵语之证。其病持续十余日,病气已衰,而胃中津液得到恢复,津气四布,外可以从肌腠通汗,振栗鼓邪,内可下通大便,这是阴复阳和,病将向愈的佳兆了,故曰为欲解也。

第二节:故其汗从腰以下不得汗至谷气下流故也。指出了误治后,已形成上盛下虚。阳盛于上,上部有汗,气逆而呕;阳虚于下,腰以下不得汗,既欲小便而不得,而又欲失溲,足下恶风。大便硬者为胃家实,小便必当数,而今小便不但不数,而又不多,这与火劫伤津有关,属于火逆证的特征。言及振栗下利,大便得通,则阳气下降,头中暂时阳虚而空痛,谷气实指胃中阳和之气下降,其人足心必不恶风而热矣。

【原文】形作伤寒①,其脉不弦紧而弱,弱者必渴②,被火必谵语③,弱者发热脉浮④,解之当汗出愈⑤。(113)

[词注]①形作伤寒:从形势上看类似伤寒,也有恶寒发热以及头痛等症状。

②弱者必渴:弱脉是阴气不足之形,而口渴,是属温病温邪所为。

③被火必谵语:此证属阴虚,不可被火治之,反则热愈鸱张,胃热神昏,必发谵语。

④弱者发热脉浮:阴气虚,其脉浮,也是虚浮,或浮而无力。但此浮脉,也可看作可发汗之机。

⑤解之当汗出愈:此属温邪,解之汗出愈,不可用辛温之剂,可用辛凉解肌之法汗出则愈。

[逢原]本条提示脉弱与口渴,是温病热证;脉紧不渴的是伤寒证,在此可以作出区别,不可混淆。

形作伤寒,实际不是伤寒,但伤寒脉浮,按之必弦紧,今按之反弱,弱是营阴不足之象,而口渴更是阴虚有热的根据。《医宗金鉴》说是数脉,数脉是热象,但是温邪内发,有里虚不足之内因的,按之无力而弱的也有,那么数脉不可用灸法,弱脉也就更不可用灸法。湿热之邪气为病,必伤耗阴液。《伤寒论》第六条云:“太阳病,发热而渴,不恶寒者为温病。”对于这个温热之病,当然不可采用火法治疗,误火为逆,必使邪热鸱张愈烈,导致胃热神昏,将会发生谵语的变证了。

本证脉浮而弱,是邪气尚有外出之象征,可以用解表的方法发汗解表,汗出表解病即可愈。但是,对于这种发汗之法,绝不可用麻黄桂枝辛温发汗。吴鞠通在《温病条辨》一书中说:"温病亦喜发汗,发汗则宜辛凉解肌。"尝云:"温病为法,法在救阴。"我们可以从温病论治,在辛凉透表法中去选择有关的方剂才是。

《伤寒译释》认为本条是温病,有四个根据,附之以作参考。

1. 形作伤寒,脉不弦紧而弱,浮紧为表寒,弱与紧为相对而言,既不称紧,其无表寒可知,然既有寒热头痛等症,总属外感一类。

2. 弱者必渴,脉弱是温邪内炽,阴血不足之征,阴不足故口渴。

3. 被火必谵语:原属温邪,被火是火上加油,故必发谵语。

4. 发热脉浮,解之当汗而愈,虽非寒邪,但脉浮总是外出之机,故可用辛凉解肌,发汗之法。

(十八)欲愈候辨证

【原文】凡病若发汗,若吐,若下,若亡血①,亡津液②,阴阳自和③者,必自愈。(58)

[词注]①若亡血:汗血同源,上有三若,尤以汗法不当,伤及阴分,也影响血分的意思。

②亡津液:上有三四个"若"字,汗吐下等,都能直接伤耗津液。以上"若"字,当作"或"字读,是个不定义之词。

③阴阳自和:阴阳是相对存在的,阴阳亦指气血,指正气,邪气虽扰,但人之正气内存,阴阳自能协调,渐趋于正常状态。

[逢原]本条提示虽经误治,而阴阳自能调和的,病可自愈。

凡病,实指广义的伤寒与中风之病,汗、吐、下是仲景《伤寒论》之大法,假若是汗吐下三法用之不当,定会伤害人身的正气。本条上之三"若",应作"或"字读,两个"亡"字,当读作"伤"字,伤耗的意思。亡血、亡津液,都是说伤害人身的津气,津气一伤,定会影响人身之阴分血分的。阴阳二字是相对存的,有它的统一性,亦指人的气血、正气,人体的正气气血虽受到邪气的干扰,但阴阳能处在一个协调状态,会逐渐得到修复,这里便内含正气内存、邪不可干的意义了。

【原文】大下之后,复发汗,小便不利者,亡津液故也,勿治之,得小便利①,必自愈。(59)

[词注] ①勿治之,得小便利:因为本文有小便不利者,医者见之,便用利尿之药治疗,岂不知大汗、大泻,内无津液,用了就是错误的,所以仲景指出勿治之,等待小便自利后,其病定会自愈。

[逢原] 本条提示因津液不足的小便不利,不可利小便,须待其津液来复,小便自然可通,病可自愈。

大下之后,体内津液消耗太多,病还没有得愈,又复用了发汗之法,致使体内津液更加不足,小便定会出现不利的状况。但这种小便不利不是膀胱蓄水的五苓散证。只需要等待体内津液恢复后,小便自可通利,其病必自愈,所以仲景嘱曰,勿治之,得小便利,必自愈。

但是对于本条的理解,另外更要注意病情的具体变化,倘若津液伤害太甚,而出现口干咽燥者,津液一时难复,也可以采用益其津液的方法予以补充。倘若仅是小便一时不复,并没有其他变证,就需要等待津液的恢复,小便自可通畅,病即可愈。

【原文】太阳病,先下之而不愈,因复发汗,以此表里俱虚,其人因致冒,冒家①,汗出自愈,所以然者,汗出表和故也,里未和,然后复下之。(93)

[词注] ①冒家:头目如物之裹、蒙蔽,指经常头目昏冒不清的人。

[逢原] 本条提示先下后汗而致冒,是因正气虚,邪气郁滞,可使汗出而愈。其冒,里不和,再用下法而解。

《伤寒论》引起冒证的,约有两条辨证。

1. 浮阳于上,正气欲脱　297条"少阴病,下利止而头眩,时时自冒者,死。"证属阳衰阴竭的危候。

2. 正邪相争,汗出欲解　太阳病,先用下法,伤里之正气,后用汗法,又伤表卫之阳气,形成了表里俱虚,邪气郁,清阳不升,又形成了昏冒。喻嘉言指出:"表里俱虚,寒气怫郁,其人因致冒。"《金匮》曰:"冒家欲解,必大汗出也。"此条是正气虚而不甚,尚可奋起与邪相争,对于这种乍作昏冒,终因正胜邪却,将欲汗出,所以说冒家汗出自愈。若是里未和,也只能轻而缓下的方剂通之,里气和而病愈。

【原文】太阳病未解,脉阴阳俱停①,必先振栗②汗出而解,但阳脉微③者,先汗出而解,但阴脉微④者,下之而解,若欲下之,宜调胃承气汤。(94)

[词注] ①脉阴阳俱停:寸脉为阳,尺脉为阴,停是将停未停之微意,实指尺寸两脉隐伏于内,轻按不可得,重按得之亦微。

②必先振栗:振栗即战汗之意,必先振栗即战汗之前的一个短暂的时间,

既战必得汗解。

③阳脉微:指寸部的脉象,搏动亦微弱。

④阴脉微:指尺部的脉象,搏动亦微弱。

[逢原]本条提示诊脉以测知战汗自愈之机,同时还可以诊断出病之可从汗解以及可从下解的机转情况。

太阳病未解,脉阴阳俱停:太阳病未解,仍有头痛、发热、恶寒、脉浮,当用桂枝汤续服。但是人的正气不足,仍当与邪气相争抗邪外出,而脉象突然沉伏于里,这是营卫之气一时郁聚不能外达,脉搏就会一时闭伏不显。

必先振栗汗出而解:战汗之前的一时反应,营卫之气内伏郁聚,必当奋发向上向外与邪相争,发动战汗,一鼓作气,汗出而解,汗出邪去,则脉搏自然还复正常。医生在此时应当十分注意一切动象,不可为战汗之时所惑。

阳脉微,汗出而解:六脉皆处一个沉伏状况,当细辨之,独寸脉微微而动,较他脉为胜,就是阳部邪实,病的趋势必向外尤多,因知汗出而解。一时不解者,可与桂枝汤。

阴脉微,在六脉沉伏之时,唯独尺脉微微而动,较他脉为胜,就是阴部邪实了,病的趋势向里尤多,因知下之而解,若欲下之,可与调胃承气汤轻下缓下,和其里气则愈。

十二、坏病

【原文】太阳病三日,已发汗,若吐若下若温针①,仍不解者,此为坏病②。桂枝不中与③之也。观其脉证,知犯何逆,随证治之④。(16条上半节)

[词注]①温针:即烧针法。

②坏病:因治疗错误,而导致疾病发生种种不良的证候变化,对于这些变乱的病证,是证变,不是病变,故不能称其为某病。

③桂枝不中与:太阳病,当以汗解,既发汗不解,又吐法,又泻下法,又温针法,病情变乱不一,桂枝汤已经不能再用了。

④随证治之:在这种证候变乱中,也只能观其某种证候的出现,采用相应的治疗方法。

[逢原]本条提示药石杂投,形成了坏病和救误的法则。

本来是太阳病桂枝证,由于药石杂投而导致了气血错乱,失其常度而引发了严重的各种坏证。知犯何逆,随证治之是救误的原则,审证求因,辨证治之,就可以了。

十三、里虚证

【原文】伤寒二三日,心中悸而烦①者,小建中汤主之。(102)

［词注］①心中悸而烦:阳气虚弱则悸;阴气虚弱则烦。此指阴阳两虚。

［逢原］本条提示里虚又兼太阳表邪的症状与治疗。

本条的悸与烦在太阳病二三天,属于虚证,阳气虚弱就会发生心悸,阴血虚弱就会发生心烦,这里所说的悸与烦是阴阳两虚的表现。故采用温补和其营气的小建中汤治疗,先补其里虚,不管有无表证,解与未解,以救里为急,中气得到温补,正气自有发挥驱邪的作用,即使表邪未解,也可随之而解了。

鉴别:①悸烦没有烦渴、水入则吐,小便不利的水逆证。②悸烦没有寒热往来,胸胁苦满,不欲食,呕逆的少阳证。③悸烦没有饥不欲食,心中懊忱,热扰胸膈的栀子豉汤证。

小建中汤方

桂枝三两(去皮) 甘草二两(炙) 大枣十二枚(擘) 芍药六两 生姜三两(切) 胶饴①一升。

上六味,以水七升,煮取三升,去滓,内饴更上微火消解②,温服一升,日三服。呕家不可与建中汤以甜故也③。

［词注］①胶饴:糯米或粳米磨粉煮热,加入麦芽,搅匀,微火煎熬即成,因其质粘,故名为胶饴。

②内饴更上微火消解:饴糖乃糊状体,只可入于药汁中烊化,如误入煎煮药中,则药汤成稀糊状,其他中药效力亦不易释出。

③呕家不可与建中汤以甜故也:凡呕家皆属胃气失于和降,反而上逆,用建中汤,恐壅遏胃气,此与十七条"若酒客病,不可与桂枝汤,得之则呕,以酒客不喜甘故也"是一个意思。

［方义］小建中汤一方,以桂枝汤调和营卫为基础,倍加芍药君以胶饴,转辛散之药而为甘温补益、安内攘外之剂。《灵枢·终始》指出:阴阳俱不足,补阳则阴竭,泻阴则阳脱,如是者,可将以甘药。是以胶饴和桂枝甘温化阳以补虚,合芍药甘酸化阴以和里,况芍药味酸苦,兼平肝气之横恣;生姜大枣协桂芍和营卫以健脾胃,甘草调和诸药,共奏温中补虚,缓中止痛,调和营卫之效。

又按:脾胃居中焦,为上下二焦之中枢,为仓廪之官,主运化,乃水谷之海,营卫气血化源于此。腹中急痛,即中枢失司。"故谷不入,半日则气衰,一日则气少也"。气虚血少,故现阳脉涩,阴脉弦之脉象。可见仲景所谓建中者,又岂不谓建立中枢之气乎！中气健运，化源有权，"游溢精气""水精四布"，故病当愈也。若不瘥者，尚因少阳之表邪未蠲，故又能以小柴胡汤和而解之。仲景先调和上下之枢机，以小建中法，而后调和内外枢机又以小柴胡法。

【原文】病发热头痛，脉反沉①，若不差，身体疼痛，当救其里，宜四逆汤。（92）

[词注] ①脉反沉：病人发热头痛，身体疼痛，本属太阳表证，自当从太阳经治疗。其脉当浮而反沉，沉脉主里主虚，属少阴证，当急用四逆汤治之。

[逢原] 本条提示了舍证从脉的治疗方法。

太阳病，发热头痛，身体疼痛，脉当浮，而反现沉脉，沉脉是里脉，表证见到里脉，所以谓之反，在这种情况下，如果用发汗之法治之，必定会形成亡阳的危证，所以采用温阳祛寒的四逆汤，先救其里。

此证为表里同病，表实里虚，本条又当与91条互为对勘。91条云："伤寒，医下之，续得下利清谷不止，身疼痛者，急当救里；后身疼痛，清便自调者，急当救表，救里宜四逆汤，救表宜桂枝汤。"本条还提出了一个"若不差"可能医已用了麻桂等汤，因不效而才再用救里的四逆汤。

【原文】伤寒脉结代①，心动悸，炙甘草汤主之。（177）

[词注] ①脉结代：结脉与代脉并称之。张景岳指出："脉来忽止，止而复起，总为之结。"代者更代之意，于平脉中忽然转弱，或乍疏乍数，或断而复起，均名为代。

[逢原] 本条提示伤寒里虚证的脉象与治疗方法。

结脉与代脉，都是脉搏间有停止，结脉的间止，良久方动。结脉、代脉，都属于阴血大虚，元气不继，里虚甚急甚危，虽有表证，暂时不能顾及，在表里同病之际，因里急，应首先治之，宜用调补血脉的炙甘草汤治之。

结脉与代脉，尤以代脉为病甚重，《脉经》谓："脉结者生、代者死。"在诊断脉结与代时，还要结合其他病证进行辨别，如痰食阻滞、瘀血结实、霍乱吐泻、孕妇恶阻等，也会发生结脉与代脉，只要治其病邪，邪气除，结脉与代脉即会自复的，并非全是危候。

至于心动悸，除本条以外尚见于：①茯苓甘草汤证的饮水多而心下悸。②桂枝甘草汤证的汗出阳虚心下悸。③小建中汤证的阴阳俱虚的悸而烦等。

炙甘草汤方

甘草四两（炙）　生姜三两（切）　人参二两　生地黄一斤　桂枝三两（去皮）　阿胶二两　麦门冬半斤（去心①）　麻仁半斤　大枣三十枚（擘）

上九味,以清酒^②七升,水八升,先煮八味,取三升,去滓,内胶烊消尽^③,温服一升,日三服,一名复脉汤^④。

[词注]①麦门冬去心:心者,大多为木质,其味多酸淡苦涩,功能亦多有异于药用部分,且不易煮透,故有去心用之者。又因其临用时不容易去掉,药司多打破用之。一般不会影响疗效。

②清酒:仲景亦称美清酒、无灰清酒,考之即今之米酒,煮药以俾通阳复脉,滋阴补血。古人以酒煮药的历史很久,除通达经络益气血之外,本品尚能助药力升散,宣行药势以及矫正臭味等功能。

③内胶烊消尽:阿胶不入煮剂,他药煮妥去滓后,取药汁加阿胶再于火上煎之使溶化。

④复脉汤:孙真人易名为复脉汤,为补气补血之方,主治虚劳,肺痿等症。

[方义]炙甘草汤一方,乃滋阴养血,益气复脉之剂。方中以甘草为君药,调补中气,取汁化赤,以为生血资脉之本。生地黄、麦门冬、阿胶、麻仁养阴补血,人参、桂枝以补气通阳,生姜、大枣调和营卫。法之最妙处,乃清酒与水同煮诸药,使气捷行于脉道以流畅,大补其气血以资化源,源流滔滔,结代何存,是以悸可宁,脉可复也。今人简而用之,以水代酒,大悖经旨,以其取效甚微,或误患者。前贤有云:"学医费命者,伊谁鉴哉。"我们应当总结这样教训,从而更好地继承经方的优良传统。

【原文】脉按之来缓,时一止复来者,名曰结,又脉来动而中止,更来小数,中有还者反动,名曰结,阴也;脉来动而中止,不能自还,因而复动者,名曰代,阴也,得此脉者,必难治。(178)

[逢原]本条提示了结脉与代脉的不同。

1. 结脉——在脉搏跳动中,中间一停,停后脉搏再来,则小而且数。此为阴盛则结,为之结阴。

2. 代脉——脉来动而中止,中止有定数,略久复动,为之代脉。阴盛之脉,病情严重,故曰难治。

十四、太阳病类似证

(一) 风湿证

【原文】伤寒八九日,风湿相搏^①,身体疼烦,不能自转侧,不呕不渴^②,脉浮虚而涩者,桂枝附子汤主之。若其人大便硬,小便自利者,去桂加白术汤主之。(174)

[词注] ①风湿相搏：风邪与湿邪相互搏结，风为阳邪，风胜则身痛，湿为阴邪，湿胜则肢体重着，不可动转，风湿合而为病则身体疼痛，不能转侧。

②不呕不渴：不呕，说明没有少阳证，不渴，说明也没有阳明证。

[逢原] 本条提示风湿病的主要症状与治疗方法。

风湿病，是风邪与湿邪合而为病，风为阳邪，风淫所胜，感于人体则以疼烦为主；湿为阴邪，湿淫所胜，感于人体则以身重为主，风湿合邪的特点是身体疼烦，身重不可转侧。

伤寒的脉象是浮紧，中风的脉象是浮缓，风湿的脉象是浮虚而涩。浮虚说明风邪在表，涩是经脉气血不疏通，从脉象可以看出，风湿仍在肌表经络之中，阳气运行不畅。

本条指出不呕不渴，说明这种风湿之病，不兼少阳半表半里之证，故云不呕。不渴又说明这种风湿病，不兼阳明胃经之证，故云不渴。

正是因为不兼里证，风湿只是在肌肉经络之中，所以采用桂枝附子汤以温经助阳，除湿散风。

大便硬，小便自利者，是津液偏渗，病势趋向于里，所以治疗，去解表的桂枝，加白术以健脾燥湿，使湿从里而解除，这又属于因势利导之治法。

桂枝附子汤方

桂枝四两（去皮）　附子三枚（炮、去皮、破）　生姜二两（切）　大枣十二枚（擘）　甘草二两

上五味，以水六升，煮取二升，去滓，分温三服。

[方义] 桂枝附子汤一方，方中桂枝辛温，可祛在表之风邪，附子辛热，可逐在经络之湿邪，甘草、生姜、大枣均为辛甘化阳之品，主调和营卫，并有祛风温经，助阳散湿作用，为风湿胜于肌表的主方。本方与桂枝去芍药加附子汤，药味完全相同，仅桂枝附子的分量不同，桂枝去芍药加附子汤的用量桂枝是三两，附子一枚，其他同，但两方的主治功能却然不同，一治阳虚脉促胸满恶寒，一治风湿相搏的身体疼烦，这与桂枝附子的用量有关，特别是附子的用量，因为附子量小，则温经回阳，大量则能镇痛，所以桂枝附子汤，用至三枚之多，而桂枝去芍药加附子汤只用一枚，可见方剂的配伍分量，是不可忽视的，应当予以重视。

桂枝附子去桂加白术汤方

附子三枚（炮、去皮、破）　白术四两（切）　生姜三两（切）　甘草二两　大枣十二枚（擘）

上五味,以水六升,煮取二升,去滓,分温三服,初一服,其人身如痹,半日许复服之①,三服都尽,其人如冒②状勿怪,此以附子、白术并皮肉,逐水气未得除,故使之耳,法当加桂枝四两③,此本一方二法④,以大便硬,小便自利去桂也⑤,以大便不硬,小便不利当加桂⑥,附子三枚恐多也⑦,虚弱家及产妇,宜减服之⑧。

[词注] ①初一服,其人身如痹,半日许复服之:附子挈诸药以行十二经络,药至病所,邪正交争于肌肤之间,故其人身感麻痹,当再服前药,故云半日许复服之。

②三服都尽,其人如冒:服药以后,其人眩晕如醉状,属于瞑眩现象,这种现象是药力发作的象征,一般效果预后良好,故云"勿怪"。

③法当加桂枝四两:水气未得除,法当加桂枝四两以行卫阳,加桂枝四两,乃宗桂枝附子汤方。

④此本一方二法:即指桂枝附子汤及去桂加白术汤二方,由于去桂与加桂各自的治疗法则不同,故云"一方二法"。

⑤以大便硬,小便自利去桂也:小便自利则证明阳气温通,风湿相搏,风去湿存。小便既利,故去桂枝之辛阳透表。大便硬者,以湿趋前阴之故,加白术者,以白术甘温气厚,可升可降,能助脾阳以祛风湿,能益脾阴以止渴生津。

⑥以大便不硬,小便不利,当加桂:通阳不在温,而在利小便,故加桂以温阳利水。

⑦附子三枚,恐多也:附子辛烈,用三枚为大剂之量,恐多也三字,示人斟酌应用。

⑧虚弱家及产妇,宜减服之:此治风湿之剂,气血虚弱之人以及产后血虚不宜应用此方,非用不可者,可以减小剂量。

[方义] 桂枝附子去桂加白术汤一方,乃温经散风,益气逐湿之方,与桂枝附子汤,只是白术与桂枝二药相差,但主治之证则各有所偏重。桂枝附子汤,乃风湿郁滞在表,尚未向里发展,主药桂附温经散寒逐湿,使邪从表解。桂枝附子去桂加白术汤证,虽然表阳虚,但湿趋于里,所以又以术附为主温煦里阳以胜其湿,俾湿邪从小便而出,所以不用桂枝者,恐汗出而更虚其表阳也,附子少用,则温经回阳,如治阳虚脉促胸满恶寒之桂枝去芍加附子汤,附子仅用一枚。此治风湿相搏,身体痛烦之桂枝附子去桂加白术汤,附子则用三枚。所以用此量大者,不但温经回阳力大,而兼其镇痛力宏矣。用法所谓"附子三枚,

恐多也",乃仲景示人以斟酌之意,由此可以看出,方药组成及用量多少是应当重视的。白术又为脾家之正药,裨脾之运化,又助脾之统血,大便燥者宜之,大便溏者亦宜之。吴仪洛云:"燥湿以之,滋液亦以之。"服药之后,"其人如冒状"乃属眩瞑现象,预后效果多属良好,用是方时,应当嘱患家,以免出现此现象时惊慌失措,亦是十分必要的。

【原文】风湿相搏,骨节疼烦①,掣痛不得屈伸②,近之则痛剧,汗出短气③,小便不利,恶风不欲去衣,或身微肿者,甘草附子汤主之。(175)

[词注]①骨节痛烦:风湿之邪留注于关节,故而关节处疼痛尤甚,心烦不安。

②掣痛不得屈伸:关节筋骨因风湿之邪滞留,被牵掣而不得屈伸转动。

③汗出短气:由于风湿之邪内阻,肺气失于宣发,故而汗出,呼吸短粗。

[逢原]本条提示:风湿留注关节的症状与治疗方法。

本条从表现的症状可以看出,它较上条二方之证更加严重,风湿之邪两盛而阳气尤虚。骨节疼烦,掣痉不得屈伸近之按之则疼甚,说明风湿已经侵入关节,抽掣引痛,不能动转。

汗出短气,小便不利,是风湿内阻之征,肺气失于宣发,所以汗出呼吸气短,下则小便不利也是肺气虚弱,不得肃降的原因。

这种风湿之邪外搏于肌表,也会出现身体微肿的症状,所以采用甘草附子汤以缓祛风湿为治。

甘草附子汤方

甘草二两(炙) 附子二枚(炮、去皮、破) 白术二两 桂枝四两(去皮)

上四味,以水六升,煮取三升,去滓,温服一升,日三服,初服得微汗则解①,能食汗止复烦者②将服五合,恐一升多者,宜服六七合为始③。

[词注]①初服得微汗则解:风湿病,当微微汗出使风与湿俱去。否则大汗而风去湿留,常须识此。

②能食汗止复烦者:余邪郁而未尽故烦,仍当微微汗出以蠲风湿,郁邪得清,其烦自止。

③宜服之六七合为始:始为妙字之误。余邪未尽而复烦,宜服之六七合为妙。恐一升为多,宜服六七合,全是不欲尽剂之意。

[方义]甘草附子汤一方,乃温经助阳,缓祛风湿之方,方中以附子辛热为主将,温煦经络而祛风湿,白术甘温,益脾化湿,桂枝辛温,能温表阳而固卫气,桂枝、白术俱风药,以风能散湿。君以甘草名方,取甘缓诸药,缓图功

效,此仲景用药之妙处,不可不知。发汗以微微汗出为度,不可大汗淋漓,风去湿存。又按甘草附子汤证,为风湿彻于表里上下,病情尤为重笃,必藉桂附振奋元阳之气,以甘草缓之,分解内外之邪,缓图功效。桂枝附子汤证,乃风湿相搏于表,藉桂附以振奋卫阳以祛风湿之邪,从表而解。去桂加白术汤证,乃风湿偏渗于里,故重加白术以崇土化湿,从里而解。《论伤寒论》指出:"又三方药只六味,而加减变化,治各不同,其中妙处大可玩味,前二方由桂术二药一味之加减,而治内治外迥然不同,甘草附子汤去姜枣而只用附术桂四味,其义纯力专,亦耐寻味。"于此可以看出古方立法不苟的严格性。《金匮要略》又把这三个方子列入痉湿暍病篇之内,其述备矣,读者可前后互参,自得妙处。

(二)瓜蒂散证

【原文】病如桂枝证,头不痛,项不强,寸脉微浮[①],胸中痞硬,气上冲咽喉[②],不得息者,此为胸有寒[③]也,当吐之,宜瓜蒂散。(166)

[词注]①寸脉微浮:寸脉主上焦之病,但寸浮,不是寸关尺都浮,说明已经不是太阳病了。

②气上冲咽喉:痰涎壅滞于上焦膈上,阻其气机升降,所以会出现气上冲咽喉的症状而不得息。

③此为胸有寒:这个寒字,可作为邪字认识,即胸中邪气阻滞之意,凡痰涎郁食之结,都为之邪气。《千金方》中认为此为胸中有痰,是正确的。

[逢原]本条提示:痰涎或宿食壅塞膈上的症状与治疗。

《伤寒论》之汗、吐、下是治疗的三个大法,病在表的可以应用发汗解表,病在里的,可以应用攻下法,病在膈上的可以应用吐法。吐法取效甚快,能直接把病邪吐出,以下这瓜蒂散就是这一方法。

本条病因,指出"此为胸有寒也"。此寒字,当为痰解,本证也有痞硬之征象,痰涎及宿食滞塞膈上,阻碍了气机通达,所以胸中痞硬,痰随气逆。痰随气逆,所以气上冲咽喉,而不得息,胸中痞硬也是痰涎壅滞之故。虽然提到了病如桂枝证,但头不痛,项不强,说明已无有桂枝汤的表证。

瓜蒂散方

瓜蒂一分(熬黄[①]) 赤小豆一分

上二味,各别捣筛,为散已,取一钱匕[②]。以香豉一合,用热汤七合,煮作稀粥[③]去滓,取汁合散,温顿服之[④],不吐者,少少加,得快吐乃止[⑤],诸亡血虚家[⑥],不可与瓜蒂散。

112

[**词注**] ①熬黄：瓜蒂指甜瓜蒂。熬即今之炒字，炒黄后，一则减去苦毒之气味，一则易于粉碎成末，一则易于吸收。

②取一钱匕：指一般人的用量，约今之2g余。

③煮作稀粥：香豉即今之豆豉，以热水渍泡再煮则易于成稀粥样，去滓，能使诸药留恋胃中，一者不使速下，易于发挥轻清上浮的效能，一则可固护胃中之气不使有所伤害。

④温顿服之：以豉煮粥，加上瓜蒂散，趁热一次顿服。

⑤不吐者少少加，得快吐乃止：服药后若不吐者，可少少加量，最好不要超过3g为宜。得吐痰涎后，而胸中了了者则已。过之徒伤元气，慎之！慎之！

⑥诸亡血虚家：凡咯血、吐血、衄血等症，胸中阴血已亏不可再用此方以重伤之。

[**方义**] 瓜蒂散一方，为涌吐胸脘痰食之代表方剂，方中以甜瓜蒂味苦性升为主药，佐赤小豆、豆豉之酸腐气浮之性共奏酸苦涌吐之效。香豉作粥，方法甚巧，临床用之，当遵经旨，瓜蒂毒性较大，应用时应当严格掌握剂量的适当运用。特别注意胸中有实邪，痰食郁滞，并有欲吐之势者，尚可应用此方，因势利导，引而出之。诸亡血虚家，即指咯血吐血等而形质虚弱之患者以及老年体衰、孕妇等，均当忌之。

（三）刺期门法

【**原文**】伤寒腹满谵语，寸口脉浮而紧，此肝乘脾也，名曰纵①，刺期门。（108）

[**词注**] ①纵：五行顺次相克的形式。

[**逢原**] 本条提示肝旺乘脾的症状与治疗方法。

1. 近似阳明证　腹满谵语，近似阳明里证，而脉搏没见里实的沉迟实大，更没见潮热腹痛，近似阳明里证，实非阳明里证矣。

2. 近似太阳证　寸口脉浮而紧，近似太阳伤寒证，但是症状上并没有见到头痛、项强、发热、恶寒的表证，虽近似太阳表证，实非太阳表证也。

3. 此乃肝乘脾　肝脏气旺，脾脏必然受到影响，五行学说名之为木克土，腹满谵语是脾胃症状，实由肝木气旺所致。脉浮而紧，名曰弦脉，弦为肝脉，足以说明这个问题了。刺期门，期门穴为肝经之募穴，精气相聚之处，刺之可疏泄肝气之旺实，肝不乘脾，其病可瘥矣。

【**原文**】伤寒发热，啬啬恶寒，大渴欲饮水，其腹必满，自汗出，小便利，其病欲解，此肝乘肺也，名曰横①，刺期门。（109）

［**词注**］①横：五行逆次相克的形式。

［**逢原**］本条提示：肝气胜实以乘肺的症状与治疗方法。

1. 非三阳合病　伤寒发热，啬啬恶寒，近似太阳表证，口大渴饮水，其腹必满，又近似阳明里证。但是没见到太阳经之头项强痛，也没有见到潮热便秘谵语的阳明里证，综合以上所见之证，也并非是二阳合病了。

2. 此乃肝乘肺　肺主宣发与肃降，主皮毛，肺病则皮毛腠理紧闭，所以发热恶寒。肺主治节的功能失调，膀胱的功能失于通调，故而小便也不通调了，饮水停而不化，所以腹满，津气不得上滋于肺故而大渴。但总的病理变化，是由于肝气旺实，上乘于肺，所以也用刺期门之法治之以泄其肝经之邪，邪气泄之，肺气自调而病必瘳矣。

《伤寒论译释》：自汗出、小便利，其病欲解，是属于倒装方法，应放在刺期门的后面，说明经过刺期门后，肝脏之邪得泄，肝肺二脏之气得到平衡，肺脏之功能得到恢复，毛窍通畅则自汗出，水道通调则小便利，所以说病要自愈了，这些理论在预后的判断上，是有很大价值的。这一段的解释十分中肯，我们同意这种看法。

仲景针刺期门穴，主要是指伤寒病过程中，所出现的三种证候。一是肝气乘脾的所谓"纵"。一是肝气乘肺的所谓"横"。一是下血谵语的"热入血室"。

肝气盛实，乘其所胜为纵，顺次相克，克伐脾胃，证见腹满、谵语、脉浮而紧。

肝气盛实，侮其所不胜为横，逆次反克，肺经受伐。证见大渴引饮，腹满，恶寒。

纵与横，是用五行生克乘侮的规律来解释病机的转化过程，二者虽然所表现的症状有所不同，但病理变化的主要原因，都是由于肝气盛实，治疗时，必须泻肝。

热入血室：血室指胞宫、任脉、冲脉。妇人病伤寒，经水适来，邪气乘血室空虚而内伏，血脉受阻，邪气循经壅滞于肝。症状表现为肝经盛实的胸胁痛满，状如结胸，发热恶寒，神昏谵语。还有阳明病，其热不去，波及血室而下血，亦为热入血室。所不同的是，不见腹满，便硬的承气汤症状，所以忌用攻下法。

期门穴，在乳头直下二寸处，功能疏泻肝气，调理脾胃，理气活血。期门为肝经之募穴，是肝经的经气在胸腹部位聚集的处所。

以上"纵""横""热入血室"仲景都采用了刺肝经经气聚集的募穴的期门,以泻肝经之实热。肝经实热得以清除,则肺气自肃,脾气自安,血室自和。针刺期门穴时,要缓缓进针,得气施以泻法,使周身微微汗出则止。在施刺法时,若出现胸闷气短不得息时,当立即针刺足三里穴以缓解之。

第二篇

辨阳明病脉证并治

一、阳明病大纲

【原文】阳明之为病,胃家实①是也。(180)

[词注]①胃家实:有二义。一者胃肠邪热壅滞,二者食积燥实。

[逢原]本条提示:此为阳明病之提纲。

阳明病,大都由太阳病转化而来,病既到了阳明阶段,有阳明经证与阳明腑证之分,但其病理机转又统称胃家实。阳明经证,指热邪在阳明之经,发病的症状有发热自汗出,不恶寒,但恶热,口渴心烦,属于无形弥漫之热邪壅滞。而阳明腑证,指热邪已入阳明胃腑,症状表现为腹满,大便闭结,潮热,谵语,手足濈然汗出等,肠中已有燥屎郁结,属于热邪与燥屎互结的有形之热实,所以"胃家实"三字包括了无形邪热与有形实热。这个"胃家实"的"实"字,它包括了广义和狭义二者。

【原文】问曰:病有太阳阳明,有正阳阳明,有少阳阳明,何谓也? 答曰:太阳阳明者,脾约①是也,正阳阳明者,胃家实是也,少阳阳明者,发汗利小便已,胃中燥烦实,大便难是也。(179)

[词注]①脾约:钱天来指出:"脾约以胃中津液言。胃无津液,脾气无以转输,故如穷约而不能舒展也。"也就是说脾虚津亏而不能为胃行其津液而引发为津亏便秘。

[逢原]本条提示阳明腑证的成因和来路情况。

由于病邪的来路和病人的体质有异,因而所出现的各个症状也就不同了,所以有太阳阳明、正阳阳明、少阳阳明。

1. 太阳阳明脾约是也 津液素来不足之人,常有大便秘结现象,如阳邪内入,热与燥结,脾不能为胃行其津液而致胃中干燥,形成了大便不通的脾约证,亦即为太阳阳明。但是这种便秘,邪热轻浅,虽然不大便十余日,一般无多大痛苦。

2. 正阳阳明胃家实也 人体素来阳气盛实,腹有宿食郁积,如有伤寒、中风邪热传入或温病邪热转入胃腑,热邪津伤,化燥成实,形成腹满胀痛拒按,大便闭结的胃家实证,这便是正阳阳明证。

3. 少阳阳明大便难 本来是少阳病,可以用转枢机的和解之法治之,病即可愈。反而用了发汗法、利小便法去治疗,促使胃中津液亏虚,而少阳之邪又乘虚转入阳明,使邪热内炽,大便艰涩难出,心中烦热,这就称作少阳阳明证。

由于三者的成因不同,症状表现不同,因而在治疗上也就不同了。太阳阳明的脾约证,可用麻子仁丸之类方以润下。正阳阳明的胃家实证,可以用承气汤之类方予以攻下。少阳阳明的大便艰涩难出,可用润导类方的蜜煎导、大猪胆汁导下之。总之,夺津致燥者,可用滋燥、润导、攻下诸方辨证治之。具体用法,下面将有详细介绍。

【原文】问曰:阳明病,外证①云何? 答曰:身热,汗自出,不恶寒,反恶热也。(182)

[词注]①外证:阳明病,表现外面的证候。

[逢原]本条提示了阳明病的外部证候。

所谓阳明病的外候,汗自出、不恶寒,反恶热。《内经》指出:"阳明之上,燥气治之。"指病邪传化为阳明,大多从燥而化。与太阳病的发热汗出不同,《伤寒论译释》作了如下鉴别,可以参考。

1. 中风证的发热是翕翕发热,阳明病的发热是蒸蒸发热。翕翕发热是热在体表,蒸蒸发热是热从内蒸。

2. 太阳中风证是汗出恶风,阳明病是汗出恶热(如果汗出太过,也兼有背恶寒或时时恶风证,但其势不甚)。

3. 太阳中风汗出不多,而阳明病的汗往往出得很多。

4. 太阳中风脉浮缓,阳明病脉洪大或浮滑。

此外太阳病中风证是脏无他病,即无口渴、腹满、便闭等症状,而阳明病则不然。

总之,从全面的脉证进行分析比较,两者是不难鉴别的。

【原文】问曰:何缘得阳明病? 答曰:太阳病,若发汗,若下,若利小便,此亡津液①,胃中干燥,因转属阳明;不更衣②,内实③,大便难者,此名阳明也。(181)

[词注]①此亡津液:发汗太过亡津液,下之太过伤津液,利小便不当,亦

亡津液。

②不更衣：即云不大便。

③内实：此指肠中有燥屎结滞，大便困难。

[逢原] 本条提示了太阳病，误汗下利后，转属阳明腑实的症状。

本来就是太阳病，可以应用发汗法祛邪外出，而发汗太甚，反而伤其津液。误把太阳病认作内热下之，反而伤其阴液了。太阳腑证的口渴，脉浮发热，小便不利，应当利其小便，反而用之太过，又伤其津液了，三者之一用之太过都可伤其津液，发生变证，形成病邪内传，导致胃肠干燥，转属阳明。阳明腑实证，有因本经热盛，自然化燥而致者。此乃由太阳误治伤津而转属阳明的。

病邪转属阳明，又有不更衣、内实、大便难的三个类型，三个类型只有两个情况。一者误治的程度有轻有重，还要结合病人的素质来辨证。若津伤不甚，胃中无有食滞，只是形成大便秘滞，排泄困难的脾约，并没有多大痛苦。一者是伤津太甚，病人素有宿食停滞，与热结实，必然会有腹满痛剧拒按，或便闭燥烦的内实而大便难。

本条是因太阳病误治，病邪化燥，转归阳明。由此可想象，不论太阳、少阳，凡误治伤津液者，都可形成阳明病，更可看出所谓"存津液"三字的重要性。

【原文】问曰：病有得之一日，不发热而恶寒者，何也？答曰：虽得之一日，恶寒将自罢，即汗出而恶热也。（183）

【原文】问曰：恶寒何故自罢，答曰：阳明居中，主土也①，万物所归，无所复传，始虽恶寒，二日自止，此为阳明病也。（184）

[词注] ①主土也：土是五行中之一，按中医的理论属于脾胃，由于脾与胃的功能及病候的表现不同，脾属阴为阴土，胃属阳为阳土，又因土的位置在中央，所以说明阳明居中属土。

[逢原] 本条提示：主要说明阳明病恶寒的原因和自罢的机制，因两条文义有连接，因此联系起来讨论。

1. 恶寒原因　本经自感外邪，就是因为初期表气被阻的关系，故有轻微的恶寒现象，由于它的性质与太阳表寒不同，所以有以下两个特点。

$$特点\begin{cases}1.\ 时间短暂\\2.\ 不药自罢\end{cases}本经自感与太阳表证不同。$$

2. 自罢的机制　阳明病是里热实证，里热炽盛，所以不恶寒反恶热。阳明病初起,也每每有恶寒的现象,这是阳明本经自感寒邪发生的证候,然而恶寒比较轻微,是暂时的,很快就会化热化燥,而恶寒自然会消失。阳明以燥气为本,虽受寒邪,必从燥化,所以表证、里证、寒证、热证,只要是传到阳明,就必然反映出燥气的症状。正如柯韵伯所说,"阳明为成温之薮"。本条所谓居中土,万物所归,无所复传,是用五行学说解释的病理,此不过譬喻之言也。又陆九芝有"阳明无死证"之说,不过,必须说明,这是相对而言的。

【原文】本太阳初得病时,发其汗,汗先出不彻,因转属阳明也。伤寒发热无汗,呕不能食①,而反汗出濈濈②然者,是转属阳明也。(185)

[词注]①呕不能食:对于呕不能食,历代医家,有的认为是少阳转于阳明,也有的认为是太阳失治,因为太阳伤寒也有"呕逆"一证。我们认为本条开头即有"本太阳"字样,证明此"呕逆"为太阳转属。

②汗出濈濈:上言汗出不彻,因转属阳明,阳明病的汗出濈濈然者,就是说明病已转于阳明的特征了。

[逢原]本条首先提示太阳失治,邪热内传阳明的主要原因与其主要症状。

太阳病转属阳明的另一原因:既是太阳病,应当用发汗解表的方法治疗,汗出后其病当愈。本条是汗出不足,表邪未得外解,反而内传化燥而转属阳明的。

太阳病转属阳明的主要症状:太阳病,发其汗,汗发先出不彻,好像太阳病未罢除。接着又出现呕而不能食,反汗出濈濈然者,说明邪已尽传于阳明,也充分说明阳明为中土,万物所归,无所复传。

【原文】伤寒脉浮而缓,手足自温者,是为系在太阴①,太阴者,身当发黄②,若小便自利者,不能发黄,至七八日,大便硬者,为阳明病也。(187)

[词注]①系在太阴:伤寒病,若系脉浮缓及手足温和的,是太阴受病。尤以手足自温为显,这是因为脾主四肢。

②小便自利者不能发黄:太阴脾脏主湿,感受热邪,湿热蕴结于内,势必形成脾之主色发黄。但是由于小便通利,湿从下泄,也就不能发黄了。

[逢原]太阴病转属阳明的辨证。

脾与胃是表里关系,太阴病与阳明病也有相互转化的关系,说明阳明病可以从太阴病转化而来。

1. 太阴脉浮缓手足温 太阴为脾脏,脾主湿,主四肢,太阴自感外邪,其脉大多浮而无力,它与太阳中风证的脉浮有力不同。太阳病中风,必有发热恶寒等症,而太阴脾主四肢,而手足自温,这是太阴病的一个特征。

2. 太阴发黄 太阴既病,其健运功能失司,湿气内郁而蒸发,肌肤定显发黄。但从"若小便自利者"说明脾的功能受伤不重,尚有运化水湿的能力,湿热即有出路,当然也就不会发黄了。

3. 转归阳明 七八日后阳气来复,虚证转实,湿邪化燥,大便转硬而成为阳明证。如184条所云"阳明居中主土也,万物所归",亦古人所谓"虚则太阴,实则阳明"的道理,也是太阴与阳明互为表里、互为转化的例证。

【原文】伤寒三日,阳明脉大。(186)

[逢原]阳明病的主脉。

阳明在生理方面,是多气多血的一经,在病变上也是表里俱热的病候。因此说阳明病的脉象是洪大有力,临床上见到里热炽盛,脉大而有力的,可诊断为阳明病。若脉大而无力,或浮大无根,那就不能断定为阳明病。所谓三日,只是约略之言,不可机械地看待。

【原文】伤寒转系①阳明者,其人濈然微汗②出也。(188)

[词注]①转系:《伤寒挈要》指出:"转系与转属不同,转属指传经而言,转系似有并病的涵义……阳明病,法多汗,今之微汗出者,言邪初客阳明而犹未甚,所以叫转系之邪,以示有别。"

②濈然微汗:沈明宗指出:"濈濈然,微微自汗不干之貌也。"其意为汗出虽微,而连续不断。

[逢原]本条提示了邪传阳明的另一特征——转系。

转系之邪,濈然汗出,也是阳明病的主要症状,由于里热熏蒸而津液外泄,汗出虽然微微而是连续不断,汗润于外,身不干,为其特征。

二、阳明病欲解时

【原文】阳明病欲解时,从申至戌上。(193)

[逢原]本条提示了阳明病欲解的时间。对于本条的解释,历代医家,有许多说法,始终未得统一,使读《伤寒论》者,亦多惑而不解,今附历代医家之说于后,以供参考:

尤在泾曰:申酉戌时,日晡时也,阳明潮热,发于日晡,阳明病解,亦于日晡,则申酉戌为阳明之时,其病者邪气于是发,其解者正气于是复也。

柯韵伯曰:申酉为阳明主时,即日晡也,凡称欲解者,俱指表而言,如太阳头痛自止,恶寒自罢,阳明则身不热,不恶热也。

陈修园曰:阳明病,欲解时,从申至戌上。盖阳明旺于申酉,病气得天时之助也,然此言阳明之表证,出微汗而解。若胃家实之证,值旺时,更见发狂谵语矣。

余无言曰:此不过示明中医三阳三阴病,自解之大概而已,然而不敢信也……此种说法,可算是中医书中一个绝大的谜。

刘渡舟等指出:阳明气旺于申酉戌三个时辰,此时,阳明之气得助而旺盛,增加抗邪外出的机会。因此,阳明病具备了欲解的条件后,多为此时解除。

以上只是列举了历代与现代一些医家的看法,真可谓见仁见智矣。但我还是崇佩《包氏医宗》包识生先生的一些看法的。今把包氏的见解陈述以下,以供同道参考研究。

包识生先生指出:"问曰:阳明病欲解时何以从申至戌上? 答曰:阳虚得阳则病愈。此言阳明虚从之治法也。按三阳主时,少阳最早,太阳居中,阳明最迟,为申酉戌三时也,此三时属日晡之候,阳明之虚证,固得此时而愈,而阳明之实证,又逢此时而剧也。故曰日晡所潮热者属阳明也。宜承气下之,先师虽未明言实反,然在太阳已详论其理,读者宜三反之也。"

三、阳明病清法

（一）白虎汤证

【原文】伤寒脉浮滑,此以表有热,里有寒①,白虎汤主之。(176)

［词注］①里有寒:《医宗金鉴》引王三阳云:"经文寒字当邪字解,亦热也。"其说甚是,若当作寒字理解,又非为白虎汤的证候。

［逢原］本条提示:白虎汤证的脉象和病理以及治疗。

本条"里有寒"历代医家争论纷纷,很难作出结论。现在认为:白虎汤证的病理是表里俱热,阳明之经热,是邪气炽盛的见证,必须应用白虎汤,这是辨证论治的规矩。不可在"里有寒"的"寒"字上纠缠不已。

白虎汤方

知母六两　石膏一斤(碎)　甘草二两(炙)　粳米六合

上四味,以水一斗,煮米熟,汤成去滓,温服一升,日三服。

［方义］白虎汤一方,为治阳明经证气分实热之方,阳明热盛,充斥内外,故大热头痛,不恶寒而恶热,热蒸外越,故大汗出,大渴引饮,热盛于经,故脉洪大有力。甚则热邪上扰,故发谵语,热邪下迫而遗尿。邪热内陷,阳不外达,可

见手足厥冷,热深厥深。阳明属胃,主肌肉,虽然内外大热而未至腑实,故不可下,又不可苦寒直折伤阴,所以本方主用石膏,以解肌热,清除阳明气分实热,佐以知母清热养阴,二药合,其清热除烦则力大,甘草、粳米和胃养阴,并可缓寒剂之寒,以防石膏知母寒凉伤其胃气,本方药虽四味,但方简力伟,气热得清,则大热、大渴、大汗、脉洪大等症自解。

(二)白虎加人参汤证

【原文】伤寒脉浮,发热无汗,其表不解,不可与白虎汤。渴欲饮水,无表证者,白虎加人参汤主之。(170)

[逢原]本条提示白虎汤的禁忌与白虎加人参汤的应用。

1. 表不解,不可与白虎汤　白虎汤辛甘大寒,是清热之重剂,适应于阳明经病表里俱热。而太阳表邪未能解除用之会使阳气受伤,定会发生阴寒内盛的变证,今脉浮而不大,发热无汗是太阳表证,里无热,应当解表散寒,即使有渴欲饮水证,也可能是大青龙汤证,或五苓散证。经文提出表不解者,不可与白虎汤。用之则变证百出。

伤害正气 $\begin{cases} 阳气被抑,表不易解。\\ 胃阳受损,变为阴寒内盛。\end{cases}$

2. 渴欲饮水,无表证,白虎加人参汤　说明无表证而渴欲饮水,或口燥,或心烦,或舌上干燥等症俱具者,方可用白虎加人参汤以清热、益气、生津。

【原文】伤寒若吐若下后,七八日不解①,热结在里,表里俱热,时时恶风②,大渴,舌上干燥而烦,欲饮水数升者,白虎加人参汤主之。(168)

【原文】伤寒无大热③,口燥渴,心烦,背微恶寒者④,白虎加人参汤主之。(169)

[词注]①七八日不解:伤寒吐下七八日不解,即形成表里俱热的阳明经证,表热指肌肤热甚,是由于内热的熏蒸,它与太阳病表证的发热,不可同日而语。

②时时恶风:阳明经证,热甚汗出,人身肌肤松弛,它又与表证的恶风不同,表证恶风经常,本证的恶风是随着汗出而时作时止。

③伤寒无大热:伤寒无大热,此指表无大热,但不说明里无大热,这主要是说里热汗出已极,以致肌表之热,反而不太甚的意思。

④背微恶寒者:里热已极,汗出太多,肌表腠理空疏,暂时感到恶寒。

[逢原]168条,伤寒吐下后,病邪入里,阳明燥热伤津,充斥内外,形成表里俱热的阳明经证。舌上干燥烦渴,欲饮水数升便是确据。时时恶风是因为

内热炽盛汗出过多,与肌腠疏松有关,但这种时时恶风是时作时止的暂时情况。对于这种阳明经热太甚伤津的现状,也就必须采用白虎加人参汤的清热、益气、生津之法治之。

169条,补充了白虎加人参汤的症状。本条除内热炽盛的口燥渴,心烦是阳明正热外,而"伤寒无大热"句及"背微恶寒者"句是应当重视的着眼点。所谓"伤寒无大热",是阳明热盛之于里,郁结太甚,反而使得肌表并不太热的意思。并不是表无大热,里无大热,而是热侧重于里。"背微恶寒者"与上条的"时时恶风"略同。由于汗出过多肌表腠理疏松,而出现了背微恶寒,阳邪充斥内外后,背微恶寒即消失。

另外:本条的身无大热与背微恶寒的症状,与少阴病的恶寒,有必要鉴别清楚。

$$\left.\begin{matrix}\text{本条}\\\text{少阴病}\end{matrix}\right\}背恶寒\left\{\begin{matrix}\text{轻微——口燥渴、心烦、脉洪大。属阳盛,}\\\text{宜白虎加人参汤。}\\\text{寒重——但欲寐、口中和,脉细微属阳虚,}\\\text{宜附子汤。}\end{matrix}\right.$$

(三) 栀子豉汤证

【原文】阳明病下之,其外有热[1],手足温,不结胸,心中懊侬,饥不能食[2],但头汗出[3]者,栀子豉汤主之。(228)

[词注] [1]其外有热:此指阳明余热未尽,因内无燥屎,误下之,尚有无形之热邪弥漫,故云其外有热,外有热故手足温矣。

[2]心中懊侬,饥不能食:阳明病误下后,未能形成结胸,但邪热肆扰,心中懊侬不安特甚,似饥非饥,心中嘈杂,而又不能进食。

[3]但头汗出:阳明经热,热邪由胃中上蒸,因而出现但头汗出的特征。

[逢原] 本条提示:阳明病下后,余热滞于胸膈的证治。本条可分两节进行理解。

1. 下后余热留连胸膈　阳明下后,其外有热,手足温,说明阳明病,治不如法,下之后,余热仍留连于阳明之经,手足虽然温和,也不同于白虎汤的壮热。但也不是太阴病的手足温,因为太阴病不发热。把外有热与手足温连起来看,外有热与手足温,都是轻微的,是余热未清之征。余热留连胸膈,心中懊侬不安尤甚,甚至不能饮食,是本条的重点,正是余热未清的正证。

2. 未形之邪弥漫肆扰　太阳病有因误下邪陷心下硬满的结胸证。本条提出不结胸,也就证明没有心下硬满疼痛,而不是有形质的实邪,病邪虽然在胸膈,是弥漫肆扰的热邪,它与结胸证是不同的。但头汗出是阳明经热上扰出现了一种特征。治疗仍用栀子豉汤宣郁除烦。

栀子豉汤一方,是治疗余热留扰胸膈间,而证见虚烦懊忱者。历代医家多言此为吐剂,如章虚谷云:"栀子豉汤轻泄涌吐,使邪从上散也。"柯氏云:"栀子豉汤吐之,心清而内外自和也。"我们临床尝用之,未曾见到吐者,在太阳篇栀子豉汤后注之,读者朋友可以参考。

（四）阳明病清法辨证

【原文】阳明病,脉浮而紧①,咽燥口苦②,腹满而喘③,发热汗出,不恶寒,反恶热,身重。若发汗则躁,心愦愦④,反谵语,若加温针,必怵惕⑤烦躁不得眠。若下之,则胃中空虚,客气动膈,心中懊忱,舌上胎者⑥,栀子豉汤主之。（221）

[词注]①脉浮而紧:太阳伤寒,脉为浮紧。而阳明热盛,亦可见此脉象,这是因为阳明经证热甚见浮,紧又为邪气盛实之象。不可理解为太阳伤寒。

②咽燥口苦:阳明经气太盛,邪热鸱张甚于少阳证,但病的证结在阳明,不在少阳。

③腹满而喘:热邪盛实于里,故腹满而气粗似喘,本证的腹满,并不硬满疼痛,与腑实硬满按之实硬者不同。

④愦愦:心中烦闷不爽,或称郁闷。

⑤若加温针必怵惕:阳明此条,变证多端,一旦认证不清,误于烧针,必然更伤津液而神志惊恐悸惕不安的样子。

⑥舌上胎者;胎,即舌苔,指热邪在胃中,或在胸膈,便可用栀子豉汤,宣郁除烦。

[逢原]本条经文提示:本来就是阳明经热太甚。由于误用汗法、温针、下法,引起多种变证。本条可从两部分去理解。

1. 阳明经热太甚　太阳病的伤寒出现脉浮紧,应当无汗,今发热汗出脉浮紧,是阳明经证的邪热太甚,浮为阳盛,紧亦为阳气盛实。此处的脉浮紧不是太阳伤寒证。咽燥口苦,阳明病燥热的程度大大超过少阳证的咽燥口苦。不能从少阳证去理解。若腹满而喘,阳明经热太甚于里,故而腹满膨胀,气粗似喘,腹虽满,但按之不硬不痛。与腑证按之硬痛不同。若发热汗出,不恶寒反恶热,阳明热邪尤盛,热迫汗出故不恶寒而恶热,这是阳明经热的特点。阳明主四肢肌肉,热邪尤胜,故而周身四肢都感到困重乏力。

2. 误治变证　误用发汗,夺液伤津,形成阳明腑实,而发烦躁不安,出现心愦愦谵语之证。若误用温针,以火济火,火邪内迫,损伤心神而怵惕不安烦躁不得眠。若误用攻下,促使无形之热邪,反归于胸膈之间而发生心中懊憹不适。

从症状看来,已经形成了胸膈间的心中懊憹,便可使用轻宣上焦邪热的栀子豉汤予以治疗。由于本条经文的证情尤为复杂,易于发生误治,提示医者注意,避免发生这些严重后果。

【原文】若渴欲饮水,口干舌燥者①,白虎加人参汤主之。(222)

[词注]①口干舌燥者:为热邪炽盛太甚,津液严重不足,故而出现这口干舌燥的症状。

[逢原]本条提示阳明邪热太甚,津液损伤的治疗。

本条文义承上条来,上条之心中懊憹,余热未尽,滞留胸膈,与栀子豉汤清而宣之。本条误治后,渴欲饮水,口干舌燥,为邪热炽盛,津液伤耗太甚,故应用白虎加人参汤以补气生津。

【原文】若脉浮发热,渴欲饮水,小便不利者,猪苓汤主之。(223)

[逢原]本条为阴虚有热,水气不得行的症状与治疗。

本证近似白虎加人参汤,二证均有发热,渴欲饮水,所不同者,一是烦渴大汗,小便通利,热灼伤津的白虎加人参汤证。一是小便不利,而无大汗,阴虚有热,所以用猪苓汤滋阴清热利水。

猪苓汤方

猪苓(去皮)　茯苓　泽泻　阿胶　滑石(碎)各一两

上五味,以水四升,先煮四味,取二升,内阿胶烊消,温服七合,日三服。

[方义]猪苓汤一方,主治既有伤津,又有水气停蓄。水停,气不布津,则已伤之阴更亏,津液不能正常输布,便形成了干与湿失调之形证。但用滋阴则水湿尤甚,但用制水则阴液更伤,所以要滋阴与利水同行,方中猪苓、茯苓、泽泻、滑石清热利水而不伤阴,阿胶养血而不碍清利,合而用之,使水利热除。

【原文】阳明病,汗出多而渴者,不可与猪苓汤,以汗多胃中燥,猪苓汤复利其小便故也。(224)

[逢原]本条提示:猪苓汤的禁例。

阳明病,汗出太甚,形成津液外越,口渴欲饮,足以说明是津液不足的形证,对于这样一个津液不足之证,绝对不能应用猪苓汤。

清法三方区别表

方名	病位	症状	病理	治疗作用	治疗法	禁例
栀子豉汤证	上	手足温,不结胸,饥不能食,心中懊侬舌上苔,但头汗出	热蕴胸膈	清热除烦	宣	病人旧微溏者
白虎加人参汤	中	口干、舌燥、烦渴大汗	热甚津伤	清热生津	清	表不解,里热不盛者
猪苓汤	下	脉浮、发热、小便不利	阴虚水停	滋燥利水	泄	汗多、胃中燥者

四、阳明病下法

(一)承气证论述

【原文】病人不大便五六日,绕脐痛①,烦躁,发作有时者,此有燥屎,故使不大便也。(239)

【原文】伤寒四五日,脉沉而喘满②,沉为在里,而反发其汗③,津液越出,大便为难,表虚里实④,久则谵语。(218)

[词注]①绕脐痛:由于燥屎聚结在肠间,郁滞不通,矢气攻冲,故而绕脐作痛,阵阵发作,无有定时。

②脉沉而喘满:脉沉,病主在里,由于食滞于里,气阻于里,腹部胀满,上迫于肺,形成了喘息不利,它与外感伤寒之喘不同。

③反发其汗:医生不明脉沉,把沉而喘满误认为是伤寒之喘,便使用了发汗之法治之。

④表虚里实:上用汗法发之,津液外越,肌腠疏松,邪气内入,结于肠间,形成燥实。

[逢原]本条提示阳明腑实,燥屎内结的主证以及误汗津亏所致的大便秘成实的变证。本文两节,应从三个部分认识。

1. 大便燥实辨证　①不大便五六日,腑气不通,脉沉而有力,阳明腑实已结,并有烦躁症状,足以说明肠有燥屎内结。这种燥屎内结与一般大便秘结不同,更与病后液亏之秘结不同,临床当辨别清楚,方不致误。②绕脐痛辨治:肠间有燥屎内结,其气攻冲当脐周而发作,是阳明腑热实之证,并有不恶寒,反恶热,潮热、谵语等。它与《金匮要略》腹满寒疝宿食篇之"腹痛,脉弦而紧……

紧则不欲食,邪正相搏,即为寒疝。绕脐痛,若发则白汗(冷汗)出,手足厥冷,其脉沉弦者,大乌头煎主之"及"夫瘦人绕脐痛,必有风冷,谷气不行,而反下之,其气必冲"者不同。寒疝的绕脐痛为里之虚寒证,治之必以温通。而阳明腑热实证的绕脐痛,必以寒下攻之。③烦躁谵语:阳明腑实热炽,上扰神明,则生心烦躁,甚则则发为谵语,神志不清。

2. 腹满而喘的辨证　①腹满而喘,燥屎内阻,阳明腑实,其气郁结不得通达,腹部胀满膨大,浊气上干于肺则有喘意,实际上是气粗似喘。但其脉必也沉实有力,燥屎下之,其喘自平。②表证的喘满,太阳病有喘满,必是肺气壅滞而成,即《伤寒论》36条所说:"太阳与阳明合病,喘而胸满者,不可下,宜麻黄汤。"

3. 误治辨证　假如把脉沉喘满,错认为是伤寒表证,大发其汗,势必形成津液发越于外,表虽解而里已成实。

$$\text{应下反汗}\begin{cases}\text{发汗表虚,邪结于里——表虚里实}\\\text{热邪内陷,大便燥实——燥热不下}\end{cases}\text{久则谵语。}$$

（二）调胃承气汤证

【原文】太阳病三日,发汗不解①,蒸蒸发热②者,属胃也,调胃承气汤主之。（248）

【原文】伤寒吐后,腹胀满者③,与调胃承气汤。（249）

【原文】阳明病,不吐不下,心烦④者,可与调胃承气汤。（207）

[词注]①发汗不解:不是太阳病不解,此指内热不能解除,从文义讲太阳病三日,已转化为阳明内里。

②蒸蒸发热:内热从内向外蒸腾,热而潮热不已。

③腹胀满者:吐后胀痛,中气受伤,在下之热邪,结聚不散,故而发生腹胀满。

④心烦:胃络通于心,胃热炽盛,心神被扰,故而发生心烦。

[逢原]本条提示调胃承气汤的证治。此三条经文总之可从两部分进行认识。

1. 发病原因　汗吐下三法用之不当,亡其津液,转属于胃中,所谓:"太阳病三日,发汗不解,蒸蒸发热,属胃也"及"伤寒吐后,腹胀满者""阳明病,不吐不下,心烦者"均说明亡其津液,转属阳明。

2. 脉证的辨析　脉不浮而实大,蒸蒸发热,是里热聚阳明的特征,这种蒸蒸发热,又必有汗出潮热之证。误治之后,津液消耗太甚,形成了内结实热。

心神识被扰,故而发生心烦,烦躁或谵语,这都是阳明实热的特征。满:此证之腹满,必按之作痛,而且有坚硬的症状,脉象大而有力,这就是调胃承气汤证。

假若腹胀满,不按亦痛,痛势急剧者,则属于大承气汤证。若是脉浮而弱,腹满喜暖,按之腹部柔软者,此又属于里之虚寒证。由此可以看出,腹部的诊断,对于辨别腑实与里虚是有重要意义的。

调胃承气汤方

甘草二两(炙)　大黄四两(清酒洗)　芒硝半斤

上三味,切,以水三升,煮取一升,去滓,纳芒硝,更上微火一二沸,温顿服之,以调胃气。

本方即大承气汤方去枳、朴加甘草组成,为治阳明腑实之缓下剂。仅用大黄、芒硝以泻热结,配甘草以缓中调胃,合而用之,共奏泻下燥实,调和胃气之效,主治阳明里实,燥热初结。服药方法,以少量频服为宜,俾药效持续,主要在泻热结,调和胃气,而不在攻下燥结。

该方芒硝用量大于大承气汤,为何不称峻下之剂而曰缓下剂?因为芒硝、大黄,若伍以枳实、川朴,攻下之力必强,本方无枳朴,所以下泻之力缓,且又配甘草更能缓和下行之力,使其留连胃肠缓缓发挥清热润燥的作用。

【原文】伤寒十三日,过经①谵语者,以有热也,当以汤下之②。若小便利者,大便当硬,而反下利③,脉调和者,知医以丸药下之,非其治也。若自下利者,脉当微厥④,今反和者,此为内实也,调胃承气汤主之。(105)

[词注]①过经:病已离开了太阳经。

②当以汤下之:病邪已入阳明,并且有热谵语,形成内里实热,应当用泻下法治之,或用调胃承气汤意。

③而反下利:上言大便当硬,今则又出现了下利证候,说明病已变证。

④脉当微厥:微指脉弱,厥指虚寒。知医以丸药下之,非其治也。指本来的实证又夹杂了虚证,下又接言今反和者,说明内里仍有实邪之证。

[逢原]本条提示:阳明内实之证,误用丸药攻下后,而导致下利的变证,而里实仍在,仍可与缓下之药下之。

本条经文的主要趋势必是阳明实热,应当用调胃承气汤调之,虽用了丸药下之,造成了下利而热邪依然存在。但从脉象上看,脉微厥是虚证的表现。仲景在本条复言"脉调和者""今反和者"说明本证的内实尚在,未被丸药下之而衰弱,虽未言病衰,实则亦伤害了胃气,自然就不能再用峻下药,而用缓下的调胃承气汤是最为正确的,直接润燥通便以去未尽之积滞。

（三）小承气汤证

【原文】太阳病,若吐,若下,若发汗后,微烦①,小便数,大便因硬②,与小承气汤,和之愈。（250）

[词注]①微烦:汗出下后,津液耗伤太甚,表邪乘虚内传,热结于里,燥实内结,邪热内扰其神明,故而形成了微烦。

②大便因硬:小便数是阴液下泄,小便从前阴下后,大便失于濡润,因而硬结。

[逢原]太阳病误治,热邪入胃,形成实证的症状与治疗。

太阳病,本当发汗,祛邪外出则愈。医者治不如法,汗吐伤津,复下伤阴,病未得解,津液伤耗太甚,表邪内陷,邪热内扰于心,故而心烦,津液旁渗前阴,大便内结,形成结实的象征,但这种结实还未有燥屎内结之甚,所以用小承气汤微和下之则愈。

【原文】阳明病,其人多汗,以津液外出胃中燥,大便必硬,硬则谵语,小承气汤主之。若一服谵语止者,更莫复服①。（213）

[词注]①更莫复服:服了小承气汤后,谵语止,证明腑气已通调,邪热所结已下,就不可继服二服之药,若服之更伤津液,避免犯虚虚之戒。

[逢原]便硬谵语者,服小承气汤一服通下者,止后服。

阳明病汗出多与太阳中风汗出不同。太阳汗出是荣卫不和,肌腠疏松,汗出而缓,量亦不多;阳明汗出是阳明里热炽盛,津液被迫外出,汗出势急,其量尤多,由于汗泄于外,肠内津液必然减少,所以大便势必干燥结硬,秽浊之气不得下行而上逆,上逆则干扰神明而发谵语。柯韵伯指出:"多汗是胃燥之因,便难是谵语之根。"就是对本证而言的。关于服药方法,当遵经旨,所谓"初服汤当更衣,若更衣者,勿服之。"说明本证的程度,还未到达燥屎硬结,不可用大承气汤峻下,只可用小承气汤调通胃气,服了之后,大便硬结即下,谵语已止,证明腑气已通,止后服,以免重伤津液,引起其他变证。历代医家,经验证明有云"微和胃气",有云"微通其气",有云"制小其服,欲微和胃气也"。

【原文】阳明病,谵语发潮热,脉滑而疾①者,小承气汤主之。因与承气汤一升,腹中转气②者,更服一升;若不转气者,勿更与服,明日又不大便,脉反微涩者③,里虚也,为难治④,不可更与承气汤也。（214）

[词注]①脉滑而疾:脉滑流利,疾,急也。说明脉象圆滑流畅速度急快的样子。

②腹中转气:指服小承气汤后,腹中有雷鸣出虚恭者,亦含有对腹中结实

的探索之意。

③脉反微涩者：指脉搏微而无力，涩迟而不流利滑急者。说明气血均虚，为邪实正虚，既不可攻，又不可补，只可增水行舟，如增液承气等。

④难治：攻邪伤正，扶正碍邪，为难治。

[**逢原**] 本条提示了小承气汤的主要脉象与症状，以及服药的方法和各种变证的情况。

上条首先提到阳明病的汗出与太阳病的汗出是不同的。太阳病的汗出是荣卫不和，汗出缓缓，阳明病的汗出是内热炽盛，迫汗外出，出而汗多，太阳病的汗出脉浮缓，阳明病的汗出是大汗。服小承气汤是微和胃气，含有探索之意，如转矢气者，可继服第二服则病愈。若不转矢气者，反而脉微涩，微为气虚，涩为血少，是阳明气血两虚之象，正虚邪实，攻邪则伤害正气，扶正则碍于邪，所以仲景云其"难治"。难治并非无治，后世医家便采用了攻补兼施之法，如增液承气汤、黄龙汤等，均可随证施治，至于变通，又当存乎其人也。

小承气汤方

大黄四两（酒洗） 厚朴二两（炙、去皮） 枳实三枚（大者①炙）

上三味，以水四升，煮取一升二合，去滓，分温二服，初服汤当更衣②，不尔者，尽饮之③，若更衣者，勿服之④。

[**词注**] ①枳实三枚大者：大承气汤用五枚，今用三枚，虽说大者，相比亦轻。

②更衣：即指入厕大便。

③不尔者尽饮之：如不更衣者，即饮第二服。

④若更衣者，勿服之：若大便得以通畅，不进第二服。

[**方义**] 小承气汤一方，为泄热通便、消胀除满之剂，即大承气汤去芒硝减枳实之量，为通泻阳明腑实之轻剂。虽云攻下有力，实含微和之义，论其微和之功者，唯小承气汤独擅其长。至于三承气汤之区别，陈逊斋云："三承气之用法，须先知满实二字之程度，满者热盛而气机障碍也，实者结而有燥屎也，有满而不实者，有实而不满者，有满实皆有者，三承气皆以大便为主，故三方皆不去大黄，小承气汤有枳朴而无芒硝，治满而不实，调胃承气有芒硝而无朴枳，治实而不满，大承气有朴枳亦有芒硝，治满而且实。"药味之加减，服法之不同，当细玩味，加以鉴别。

（四）大承气汤证

【原文】阳明病，谵语有潮热，反不能食者①，胃中必有燥屎五六枚也②，若

能食者,但硬耳③,宜大承气汤下之。(215)

[词注]①反不能食者:阳明腑实太甚,气机郁滞不通,故而反不能食。

②胃中必有燥屎五六枚也:胃中,实指肠道。肠中有燥屎形成五六枚也。

③若能食者,但硬耳:胃肠中气化自行,腑内燥实未能形成,宜小承气汤,微和胃气。

[逄原]本条提示阳明病有潮热,不能食者,属于燥实内结,宜大承气,能食者,属于大便硬而不坚,宜小承气。

阳明病,见到谵语、潮热,就是阳明腑实的主要见证。

1. 反不能食者辨证　本条由于燥屎内结,气机已经阻滞不通,所以临床多见不能食。前人所说胃热善饥实指阳明阳气素盛,未能形成壅塞结实的燥屎而言。《伤寒论》190条"阳明病,若能食,名中风,不能食,名中寒。"所谓中寒不能食,其根本的原因是胃气素虚,不可能形成燥化,外受风寒,胃之阳气更困,胃寒则影响饮食,因此又不能食,治者临证当以鉴别。

2. 能食便硬　阳明病,既有谵语潮热,而饮食正常,则知大便未至于燥屎坚硬的程度,只可应用小承气或调胃承气汤调之,即所谓"微和胃气"。根本不需要大承气汤的峻下。大承气汤下之句,应接在胃中必有燥屎五六枚句之下。

仲景在此条谵语潮热之下,又云其"反不能食者"与"若能食者但硬耳"来辨别腑实内结的微甚,此亦"圣人立象以尽意"也。

【原文】汗出谵语者,以有燥屎在胃中①,此为风也②,须下者,过经③乃可下之。下之若早,语言必乱④,以表虚里实故也。下之愈,宜大承气汤。(217)

[词注]①以有燥屎在胃中:胃中实指肠道言。

②此为风也:汗出指风邪在表,谵语指燥屎在内,此乃既有表证又有里证。

③过经:这里指太阳表证已经解除的意思,也即太阳证罢。成无己注云:"须过太阳经无表证。"

④语言必乱:在太阳表证尚且未能解除之时,不可治以下法,若下之,表邪内陷于里而胃热益甚,上干于心,扰乱神明,就会出现神昏言语错乱的症状。

[逄原]本条提示:阳明腑证又兼太阳表证,必须待太阳表邪解除之后,方可采用攻下之法。

本条是太阳肌表之邪,尚且未得解除,而阳明腑实症状已经形成。首言汗出指风邪在表,继言谵语指燥屎内结形成,实乃表里同病,仲景重点指出:"此为风也"句,即提示了一个治疗法则。里实者亦应当先治其表,表解之后,乃可攻里。仲景又云:"须下者,过经乃可下之。"这里的过经之前,仲景为什么不与治疗,这又是因为阳明亦有汗出的主证,在这汗出的过程中,太阳病的恶寒很快就会解除,解除了这恶寒,便是太阳证罢,转为阳明之证,这个过程就是过经。然后针对里实,便可采用大承气汤下之。后言下之若早,语言必乱,是倒装笔法,应在大承气汤句后。下之早,表邪内陷,热扰神明,故而神昏语言错乱。

【原文】腹满不减,减不足言①,当下之,宜大承气汤。(255)

[词注]①减不足言:腹满不减,减不足言是指乍有轻时,不足言是指减轻是轻微的。

[逢原]本条提示了大承气汤证,腹满亦是特征。

本条云其腹满一证,证实内有燥屎,为有形质之邪实,所谓腹满不减,减不足言,又说明腹满根本未减,只是乍有轻时而已,因此可说这是大承气汤的辨证要点。《伤寒论》241条云:"大下后,六七日不大便,烦不解,腹满痛者,此有燥屎也。所以然者,有宿食故也,宜大承气汤。"241条可与本条互参。

里实的腹满又当与里虚的腹满作一区别。太阴虚寒的腹满,里无实邪,愈下则脾气愈虚,愈虚则腹满愈甚,它与本条之腹满是有虚实之区别的。既然是内实证,就当下之,可与大承气汤。

【原文】大下后,六七日不大便,烦不解,腹满痛者①,此有燥屎也,所以然者,本有宿食故也,宜大承气汤。(241)

[词注]①烦不解,腹满痛者:虽然是用了大下之法,但烦躁不解除,说明了燥屎未尽,邪气又因六七日而复聚结实,这也是腹满痛的原因。

[逢原]本条提示烦不解,腹满痛,辨别出燥屎不尽。

阳明腑内结实,经过大下之后,燥屎若去,脉静身凉,若能食则为病瘥。今反六七日不大便,烦躁不能解除,而且腹满胀痛又甚,这也是燥屎未尽,或宿食又结,形成了邪气复聚成实。亦如陈修园指出:"此证着眼在六七日,以六七日不大便,则六七日所食之物,又为宿食,所以用得大承气。"成无己指出:"大下之后,则胃弱不能消谷,至六七日不大便,则宿食已结不消,故使烦热不解,而腹满痛,是知有燥屎也,与大承气汤以下除之。"在这种情况之下,仍应当再进攻下之剂。

【原文】阳明病,下之,心中懊𢙐而烦①,胃中有燥屎者,可攻。腹微满,初头硬,后必溏,不可攻之②,若有燥屎者,宜大承气汤。(238)

[词注]①心中懊𢙐而烦:下之后,心烦懊𢙐,邪气未能尽除,还有热邪留

于胸膈的栀子豉汤证的症状在内,更重要的主证是燥屎未去,里实内阻的大承气汤证仍在。

②不可攻之:上言"胸微满,初头硬,后必溏",指结实尚未形成,不可应用攻下法治疗。

[逢原]本条提示:虽下未净尚有大便初硬后溏的辨证。

阳明腑实,攻下之后,而胸阳不宣,出现了心烦懊侬,这是栀子豉汤的见证。若是还有腹微满,可知腑邪燥实未甚,也就是腹微满,初头硬,后必溏,可用小承气汤,或调胃承气汤微和胃气。今下之后,肠中燥屎未能尽除,虽然出现心中懊侬的栀子豉汤证,但腑中燥屎是主证,仍可用大承气汤峻下燥实。仲景最后说:若有燥屎者,宜大承气汤。

【原文】病人小便不利,大便乍难乍易①,时有微热,喘冒②不能卧者,有燥屎也,宜大承气汤。(242)

[词注]①大便乍难乍易:燥屎内结,小便当多,因大便难以自下;今小便不利,说明津液尚能回流于肠间,所以大便虽然内结,有时尚可乍易,足以说明二阴之间,有其密切相关的作用。

②喘冒:阳明腑气壅滞,邪气随气上扰,扰于胸膈则气粗似喘,并非肺病之喘息不利。上扰于神明故冒,冒者,头目昏冒之谓。既喘且冒,故不得卧。

[逢原]本条提示:因为肠有燥屎而喘冒,故不得卧,可用大承气汤下之。

本条的小便不利,是辨证的重点。既不是气化不行,也不是津液枯竭。仲景每每以小便的利与不利,来辨别腑气内结的虚实情况,说明小便与大便之间,是密切相关的,若小便多,津液旁流前阴,大便必硬,小便不利,津液或可内存,或可回流于肠间,大便硬而不实,所以说小便利与不利是辨证的关键。

关于喘冒,这是由于燥屎内结,邪热结聚于里,所以又时有微热,腑气壅滞于里,充斥上下,故而气粗作喘,这种喘是似喘,与腑实上冲有关,并不是肺病之喘。热邪冲上干扰神明,而头目昏眩,既腹实似喘,而又头目昏眩,当然也就不能安卧了。条文最后云"有燥屎也,宜大承气汤"下之,想必下之之后,大腑通调,其微热、喘冒、不得卧,必将相继而瘥矣。

【原文】伤寒若吐若下后不解,不大便五六日,上至十余日,日晡所发潮热,不恶寒,独语如见鬼状①;若剧者,发则不识人②,循衣摸床,惕而不安③,微喘直视④,脉弦者生,涩者死⑤,微者,但发热谵语者,大承气汤主之;若一服利,则止后服。(212)

[词注] ①独语如见鬼状：内热炽盛,真阴欲竭,神志昏瞀,不识亲人的症状。

②发则不识人：病发作起来,亦如见鬼状,神识不清醒的样子,这是一个危险的征兆。

③循衣摸床,惕而不安：阴津亏虚以极,水不涵木,肝风内动,又是一个危险的见证。

④微喘直视：微喘,说明腑气不降,正气将脱之形证,又见直视,更说明肾之阴气将绝,不能把津气上并于目,这同样也是一个危险的象征。

⑤脉弦者生,涩者死：弦脉是少阳经之正脉,它可表示患者还有生机尚存,尚且还有治愈的可能。如果见到了涩脉,涩主血少,阴津告匮,预后多有不良。

[逢原] 本条提示：阳明腑证,正虚邪实的辨治,以及生与死的脉象决诊。本条经文可分四节进行理解。

1. 表邪内陷 伤寒表证,理应采用发汗之法祛邪外出,病即可愈。医者不明此理,用了吐法不效,又用了泻下法仍然不效,因而造成了伤津伤阴,邪气内陷,形成了阳明胃肠化燥,证发潮热,不恶寒,不大便五六日至十余日,已经形成阳明腑气燥实的证候。形证已具,肠中糟粕结聚,浊气上扰而出现独语如见鬼状的幻觉幻视。

2. 剧者辨证 由于阳明内热炽盛,首先出现了幻觉如见鬼状的独言独语。若剧者,发则不识人,说明了神识被伤已经出现了昏迷症状,它比独语如见鬼状更为严重,循衣摸床,双手撮空四处乱摸,以及气粗似喘,目睛直视,这些症状的出现,不但是阳明腑实,已涉及厥阴肝经,水不涵木,掉摇不已,以及肾阴告匮,真阴欲绝,脉象若涩血少即是死证的预测,好则还有一个"脉弦者生"。

3. 脉弦者生 出现这一弦脉,说明人身少阳之气尚存,阴精还未有竭绝,仍有治疗的可能,这也是仲景告诉我们的存得一分津液,即有一分生机的教导。此时此势,必亦不是大承气汤所能治疗,还要参考温热病学的治疗方法,可与熄风的羚羊钩藤汤、大小定风珠以及滋阴的增液汤、加减复脉汤等,因为温病学说也是伤寒学的再发展,读者不可不知耳。

4. 服药方法 上已说明了《伤寒论》的扩大治疗范围,今仲景于条文后云：微者,但发谵语,潮热,大承气汤主之。若一服利,则止后服。意思是若但谵语潮热,阳明燥实,可用大承气汤泻下便是。一服利止后服,是指病已伤津伤阴,为了顾及阴液,大承气亦不可过用伤阴了,因为邪气已去,阴液自可恢复,所以仲景叮嘱,一服利,止后服。

大承气汤方

大黄四两(酒洗)　厚朴半斤(炙、去皮)　枳实五枚(炙)　芒硝三合

上四味,以水一斗,先煮二物,取五升,内大黄更煮取二升^①,去滓,内芒硝,更上微火一二沸^②,分温再服,得下余勿服。

[词注] ①内大黄更煮取二升:大黄乃攻下之猛将药,性能悍峻。若久煮,其性变缓而效差,今用其攻下之力,故后下力峻。

②内芒硝,更上微火一二沸:芒硝乃咸寒之品,为软坚之峻下药,易于溶化,故更后下。

[方义] 大承气汤一方,乃排除阳明腑之燥实,清肃里热之峻下剂。方中以大黄泻下肠中之燥实,枳实、厚朴破气而导滞,更佐芒硝润燥软坚,其泻下之力尤强。然而大承气一汤用之得当,则显效捷良,用之不当,亦为害非浅。所以仲景谆谆嘱曰:"阳明病、潮热,大便微硬者,可与大承气汤,不硬者,不可与之。""若不大便六七日,恐有燥屎。"欲知之法,少与小承气汤,汤入腹中转矢气者,此有燥屎也,乃可攻之,若不转矢气者,此但初头硬,后必溏,不可攻之,攻之必胀满,不能食也。欲饮水者,与水则哕,其后发热者,必大便复硬而少,以小承气汤和之,不转矢气者,慎不可攻。

在一般情况下,先服小承气汤以探测肠中燥屎,若转矢气者,说明燥屎形成,乃可攻下。另一方面,从小便利与不利以探得肠燥屎程度。由此可以看出仲景应用大承气汤时的审慎态度。炮制方法、煎煮方法、服药方法,均当遵守,以不失规矩为宜。

又大承气汤一方,包括了小承气汤、调胃承气汤的所用药物,乃三承气汤中最为猛悍之泻下剂,适用于阳明痞、满、燥、实、坚俱备者。唯厚朴用量倍于大黄,恐传抄有误,因厚朴用量大则易损气,慎之、慎之。

【原文】阳明病,发热汗多者,急下之,宜大承气汤。(253)

[逢原] 本条提示:热迫津液外泄,汗出多者,应用大承气汤急下存阴。

阳明经腑之证,都有汗出,汗出特多,津伤便硬,应用白虎加人参汤的机会已经错过。正如213条云:"阳明病,其人多汗,以津液外出,胃中燥大便必硬。"可以理解本条用大承气汤的急下存阴。本条只提到发热汗多,还应当理解更有阳明实证的腹满痛、潮热、谵语等症的存在。

【原文】发汗不解,腹满痛者,急下之,宜大承气汤。(254)

[逢原] 此条的发汗,从全局看,并非表证不解,而阳明经腑之证均有汗出

之症,当作太阳表证发汗亦属误治,伤津伤阴,邪热内结形成腹满实痛,故以大承气汤急下之。

此条的腹满痛,是阳明腑实燥屎内结。它与66条的厚朴生姜半夏甘草人参汤汗后腹胀满不同。又与78条的栀子厚朴汤因下后,身热不去,心中结痛者不同,当以鉴别。

【原文】伤寒六七日,目中不了了①,睛不和②,无表里证,大便难,身微热者,此为实也,急下之,宜大承气汤。(252)

[词注]①目中不了了:了了,为清楚之意,不了了为不清楚,不明亮的样子。

②睛不和:视力模模糊糊,视物不清,或视而不见,有肾精告匮之虞。

[逢原]本条提示了阳明病,燥屎内结,见到睛不和为肾之真阴欲竭,当急下以存阴。

伤寒六七日,大便难,见有目中不了了,睛不和,就是一个危险的信号。无论是阳明病,或是五脏之病,只要见有睛不和,都是肾中真精欲竭之象。目中不了了,乃阳明腑实,灼铄真阴,真阴不能上注于目,腑热炽盛,上冲脑腑,窜入目系,故目中不了了,睛不和。所谓"身微热"是热邪潜伏于里,故而外显微热而已,但阳明燥实已经形成,当急下之,宜大承气汤以急下存阴,所谓:存得一分阴气,即存得一分生机也。

(五)下法辨证

【原文】阳明病,本自汗出,医更重发汗,病已差①,尚微烦不了了者②,此必大便硬故也,以亡津液,胃中干燥,故令大便硬。当问其小便日几行,若本小便日三四行,今日再行,故知大便不久出,今为小便数少,以津液当还入胃中,故知不久必大便也。(203)

[词注]①医更重发汗,病已差:差,小愈也。阳明病本有汗出,今更发汗,亡津液,表已无汗,看似病愈也。

②尚微烦不了了者:烦与躁均为阳明病,汗出亡津后,热伏于内,故微烦不彻。

[逢原]本条提示根据小便的情况来推断肠中燥屎的程度。本条经文,可分两节理解。

1. 阳明再汗致硬 《伤寒论》182条指出:"阳明病外证云何?答曰:身热汗自出。"说明汗出是阳明自有的主证。而医生错误地当作太阳病以发其汗,当时看作病小愈的"差"。病虽似小愈,但不等于病愈,只是减轻了不恶寒,反恶热,或汗出多而已。这种治疗,促使表已无汗再出,实乃大亡其津液也。反而出现了微烦不了了的症状,胃中愈加干燥,燥之外证则是烦,说明了大便硬结的情况。

2. 问小便知动向　小便多者,大便必硬,大便溏者,小便必少,医皆知之,这也就是水液代谢的基本知识。仲景以小便的多与不多来诊断其大便的硬与不硬。云当问其小便日几行,若本小便日三四行,今日再行说明今日只行了两次,故知其不久必大便,这又说明了津液回复到肠中去了,断言"不久必大便也"。

【原文】阳明病,潮热,大便微硬者,可与大承气汤,不硬者,不可与之。若不大便六七日,恐有燥屎,欲知之法,少与小承气汤,汤入腹中,转失气^①者,此有燥屎也,乃可攻之。若不转失气者,此但初头硬,后必溏,不可攻之,攻之必胀满不能食也^②。欲饮水者,与水则哕^③,其后发热者,必大便复硬而少也,以小承气汤和之,不转失气者,慎不可攻也。(209)

[词注] ①转失气:《玉函》作转矢气。矢,古人作屎字,转矢气即转屎气之意也,今作放屁解。

②攻之必胀满,不能食也:大便不硬,攻之伤其脾胃中气,虚胀气滞不行,故不能进饮食。

③与水则哕:虚胀气滞不行而不能食,今与水则哕亦中气不运之故。

[逢原] 本条提示:服用小承气汤以探测燥屎情况,大承气汤的禁忌及误下变证,以及下后大便复硬的治疗方法。本条可分作两节去理解。

1. 欲知便硬之法　阳明病,在申酉戌之旺时,虚证可以欲解,今反于此时发潮热,这是阳明热盛腑实欲剧之时的征象。此时大便虽然微硬,也是当用大承气汤之时。如果大便不硬,则不可与大承气汤,病人不大便六七日,欲知肠中是否有燥屎硬结,可用小承气汤的十分之七八之量入腹试探,如果服后有矢气转动或有屁出,可知燥屎形成,可用大承气汤攻下。假如服了小承气汤,腹内不转矢气,证明肠道内燥屎未成,大便初头硬,而后必溏,是不可用大承气汤,若妄用之,必伤害脾胃中气,因而发生气滞胀满,不能进食,甚至喝点水也要引发哕逆的变证。

2. 复聚可下措施　攻下之后,其后又发潮热者,这是邪热之气不蠲,热邪又复聚结,再一次形成化燥成实,按道理可再行攻下,然而毕竟是在攻下后,邪气复聚,大便虽硬,但其程度不太重,也只能应用小承气汤微和胃肠之气,也就无虞了。

转矢气,是燥屎形成的确据,这是应用大承气汤的标准,若不转矢气,说明燥屎尚未有形成,不可与大承气汤攻之。

【原文】阳明病,脉迟①,虽汗出不恶寒者,其身必重②,短气腹满而喘③,有潮热者,此外欲解,可攻里也。手足濈然汗出者④,此大便已硬也,大承气汤主之;若汗多微发热恶寒者,外未解也,其热不潮,未可与承气汤;若腹大满不通者⑤,可与小承气汤,微和胃气,勿令至大泄下⑥。(208)

[词注]①阳明病脉迟:一般脉迟为寒,本证有肠中燥屎阻结,气血瘀滞,而脉来迟缓,但必迟而有力。

②其身必重:由于腑气内滞,外则影响经脉的流通,故而身感沉重,活动不便。

③短气腹满而喘:人体内热,阻窒气机,大腹胀满,迫于胸膈,气短而似喘。

④手足濈然汗出者:四肢禀气于脾胃,阳明有证,脾胃应之,故手足濈然汗出者,也是燥屎内结的一个特征。

⑤腹大满不通者:燥屎内结,气机阻滞。

⑥勿令至大泄下:气滞腹满为主,或有燥屎不多,或未燥屎,只可与小承气汤,微和胃气而通之。

[逢原]本条提示:表里证的鉴别以及大小承气汤的临证应用标准。本条经文可从三节来理解。

1. 可攻下的辨证　从阳明脉迟至大承气汤主之为可以攻下的症状。脉迟,一般来讲,迟脉主寒主湿亦主血虚,此条为肠中有燥屎内结,气血被郁滞,热伏于里,所以脉来迟,但迟而必有力为标准。若迟而无力,又非本证的征象。其身所以重着,也是由于腑气郁滞,影响了经络的通达及血脉的流通的缘故。气短及腹满而喘,所以然者,乃阳明燥实内结,气机阻窒而不下降,上迫于胸膈,影响肺气的宣发与肃降,这都是腹满之故,所谓喘亦是满而似喘。燥屎内结,所发潮热于申酉戌之时,也是阳明腑实的特征之一,而手足濈然汗出的原因,也是因为手足皆禀气于脾胃应有的特征了。

2. 不攻下的辨证　因为还有表证未解除,汗多微发热恶寒。虽然有里证,但必须先行解表,表解之后,尚可攻里。本条指出:其热不潮未可与承气汤,示之不可攻下。

3. 腹大满宜微利　如果外证已解,只是腹大满,大便不通畅,并且未有潮热之证,肠内热邪互结也可能是初步欲成,尚且不会太甚,虽然应当攻下,但未有结实的征兆,也只能运用小承气汤微和微利,绝不可冒然应用峻下之剂。

【原文】得病二三日,脉弱[1],无太阳柴胡证[2],烦躁心下硬[3],至四五日,虽能食,以小承气汤,少少与微和之,令小安,至六日,与承气汤一升[4],若不大便六七日,小便少者,虽不受食,但初头硬,后必溏,未定成硬,攻之必溏,须小便利,屎定硬,乃可攻之,宜大承气汤。(251)

[词注]①脉弱:正气不足。阳热之邪已入里。

②无太阳柴胡证:无太阳病之头痛,发热恶寒,亦未见有少阳病的口苦、咽干、目眩等症。

③烦躁心下硬:唯独见到了烦躁,心下硬,这是热邪已转成了阳明腑实的证象。

④与承气汤一升:前已用了小承气汤的六合之量,即少少与之,令其小安,至六日,再与承气汤一升,是指小承气汤,非大承气汤。

[逢原]本条提示服用小承气汤的权变方法,又进一步说明应用大承气汤的辨证特点。

本条可分作两节来理解,第一节从得病二三日至烦躁心下硬,说明阳明病初起的病证,是由太阳、少阳转来。第二节从至四五日,虽然能食至宜大承气汤,是反复辨证阳明病的各种变故,以及各种变故的程度和辨治的方法。

1. 病得之二三日,脉弱,无太阳柴胡证,可以想象,医生已经用过了发汗解表及调和少阳之法,由于治不如法,致使热邪转入了阳明腑实,脉弱说明正气已不足,而邪伏于阳明腑实的心下硬,邪热在里,津气已亏,故而有了烦躁症状的内实特点。

2. 辨别里实的程度,首先辨外邪的解与不解,再辨饮食的能食与不能食,三辨其小便的通利与不利。相应地采用了大小承气汤的权变方法。

至四五日,虽能食:已有烦躁的出现,又有心下硬的现症,便可以看出便硬初步形成,首先与小承气汤少少与微和之,即取小承气汤的六合之法,以取其小安。

至六日与承气汤一升:观其转矢气的程度,便知其肠中燥结已有了下趋的势头。

至六七日,虽然不能食,已有峻下之兆,但若确诊肠中燥屎的程度,还必须观察小便的情况才能决断,如果小便少,虽然不能食,也只能说明大便不一定全部硬结,不可用大承气汤攻下。攻下后,势必形成溏泻。如果观其小便通利,旁渗前阴,这才是大便硬结的确实现象,就可以应用大承气汤予以攻下。

(六) 润导法

【原文】趺阳脉①浮而涩②,浮则胃气强,涩则小便数,浮涩相搏,大便则硬,其脾为约③,麻子仁丸主之。(247)

[词注]①趺阳脉:即胃经之冲阳穴。古人之三部九候之一,常用此穴之脉来诊断脾胃的疾病。

②浮而涩:浮必浮而有力,为胃气旺盛之脉;涩必涩而无力,涩主血少,津气不足。

③其脾为约:约,节约、俭约之约,脾津不足,被胃所约束,说明脾之气血少,不能为胃行其津液。

[逢原]本条提示脾约证的病机辨证及治疗方法。

脾不能为胃肠输布津液,而导致了大便硬结,治之以润下为要。趺阳脉在足背之上,古人设三部九候,趺阳脉即三部诊法之下部,主要诊断胃经之疾病,趺阳脉浮而有力,说明胃中有热,因浮脉为阳,涩脉主血少津少,胃强脾弱,弱者受强之约束而气馁不用。今胃强脾弱,脾失转输之权,津液不能四布,而但输之膀胱,故而小便数,而大便转硬,此种便硬不同于阳明腑实的实热盛旺,而属于津液亏虚之脾约,在治疗方面,绝对不能应用三承气汤,而应当应用养阴润燥泻热通便的麻子仁丸。

麻子仁丸方

麻子仁二升　芍药半斤　枳实半斤(炙)　大黄一斤(去皮)　厚朴一尺(炙①、去皮)　杏仁一升(去皮尖,熬,别作脂②)。

上六味,蜜和丸,如梧桐子大,饮服十丸,日三服,渐加,以知为度③。

[词注]①厚朴一尺炙:厚朴为树皮必炙出香味为用,以醒脾利气。

②杏仁去皮尖,熬,别作脂:杏仁皮尖有毒,有杂质,故去皮尖,炒则气味变香,别作脂,即把杏仁杵为杏仁泥。

③渐加以知为度:饮服十丸为初服剂量,若不显效,可以加大剂量,以达到治疗效果为度。

[方义]麻子仁丸一方,乃养血润燥,化滞通便之剂,本方即小承气汤加麻子仁、杏仁、芍药组成,适应于虚中夹实之证,方中麻子仁养血润燥,芍药可通脾络,以养脾之阴血见长,脾之阴血得复,其约必得自伸。杏仁、大黄乃肺与大肠之药,杏仁肃肺气而润肠,大黄夺上热而清下,肺与大肠相表里,肺气得降而

肠道通畅,枳实、厚朴乃破坚利膈,开胃宽肠之品,气机通畅,以下行为顺,共奏滋燥、润肠、缓下之功。

【原文】阳明病,自汗出,若发汗,小便自利者,此为津液内竭,虽硬不可攻之,当须自欲大便,宜蜜煎导而通之,若土瓜根①及大猪胆汁,皆可为导。(233)

[词注]①土瓜根:土瓜根之方已佚,唯《金鉴》云:土瓜根宣气通燥。后无下文。

[逢原]本条提示由于津亏液虚而欲便不能时的治法。

肠中津液不足而引起之大便秘结,此种秘结没有腹满痛及燥实、汗泄、谵语等症,故不可用三承气汤攻下,仲景云:虽硬不可攻之,当须自欲大便,宜蜜煎导而通之。此中"当须自欲大便"说明大便秘结于直肠部位,大便欲下而不能,此时可用蜜煎等法予以治之。

在临证中,也有未经过发汗和利小便,只是由于患者本身津液亏虚而便秘欲结者,这类患者大多是老年人便难及产后血虚便难者为多,都可以采用导润之法治之。也有感觉腹内里急者,亦可配和内服汤剂,如舟车丸、增液汤、更衣丸、黄龙汤等。

蜜煎导方

食蜜①七合

上一味,于铜器内微火煎,当须凝如饴状,搅之勿令焦著,欲可丸,并手捻作挺,令头尖,大如指,长二寸许,当热时急作,冷则硬,以内谷道中,以手急抱,欲大便时乃去之。疑非仲景意,已试甚良。

猪胆汁方

又大猪胆一枚,泻汁,和少许法醋②,以灌谷道内,如一食顷③,当大便出宿食恶物,甚效。

[词注]①食蜜:今之蜂蜜。

②法醋:即食醋。

③如一食顷:约一顿饭的时间。

[方义]蜜煎导方,亦润燥通便之法。阳明病,本自汗出,又误发汗,小便虽利而肠道中津液大亏,大肠津液短少,干涩难以解下,其结在直肠或肛门,与阳明腑实用承气攻下者迥异,不从内治而从外治,因势而利导之,燥屎可下,又无伤害胃气,岂不两全矣。

又:古人之蜜煎相当于当今之甘油锭法。猪胆汁法,亦相于今之开塞露法。古今用药虽然不同,但其方法是一致的。

（七）不可下脉证

【原文】伤寒呕多^①,虽有阳明证,不可攻之^②。(204)

[词注] ①伤寒呕多:既有太阳伤寒证,又有少阳呕多之证。

②不可攻之:三阳合病,不可用泻下之法。

[逢原] 本条提示:有太阳伤寒证,又有少阳证之呕多,尤以少阳证为突出,说明病机向上,不可应用攻下之法。

此条有太阳伤寒之表证,又有少阳经的呕多,还有阳明证,在这三阳证中,尤以少阳呕多较为突出,少阳为半表半里证,而少阳又主枢转,其治疗方法,应当先用小柴胡汤和解少阳,促使病邪向外而解,其后再行攻里,若有少阳与阳明合病,亦可应用大柴胡汤,或柴胡加芒硝汤,和解少阳阳明之证。条文中所说"虽有阳明证,不可攻之"提示了绝对不可攻阳明腑实,而不顾及少阳。若使用攻伐,则为逆其治也,势必造成变证。

【原文】阳明病,心下硬满者^①,不可攻之,攻之,利遂不止者死,利止者愈。(205)

[词注] ①心下硬满者:此指胃脘部硬满的。

[逢原] 本条提示病在胃脘部,不在腹部的肠道,误治可引起变证。

心下硬满,此单指胃脘部,而胃部的硬满,又当辨其虚实,虚证则滞塞而满,实证则硬满,必兼疼痛,而此硬满,不兼有疼痛,亦属于虚证。所谓"心下硬满"是指邪气结于上部,病在浅部,而未有结在肠道,故不宜应用攻下之法。倘若错误地应用了攻下之方,则大伤脾胃,其气下陷,利而不止,形成胃气败绝,生命就危险了,如果脾胃中气还可以自复,其病还是可愈的。在这种变故之下,我们可以用调补中气之小方,缓缓调治,病也是可以痊愈的。

【原文】阳明病,面合色赤^①,不可攻之;必发热,色黄者^②,小便不利也^③。(206)

[词注] ①面合色赤:指面的颜色通红。

②色黄者:指湿热郁蒸而发黄。

③小便不利也:下之伤脾,水湿不运,邪陷不得分解,郁滞而小便不利。

[逢原] 本条提示阳明病面色红赤,不可使用攻下,若误下必发热,肌肤发黄而小便不得通利。是邪热怫郁在经,以及误下后的变证。

阳明面色红赤,是邪热怫郁于经不得透达于外,邪热上蒸的缘故,与23条"面色反有热色者"及48条"面色缘缘正赤者"是同一病理机转,属无形质之邪热,既无邪热内结,并非采用攻下之剂所能治之。

　　如发热,色黄,小便不利,都是错误地用了攻下之剂,而发生的变证。误下之后,怫郁之热,非但不解而转甚,这时脾胃又被下药伤害,失却了转输的能力,水湿乏运,因而小便不得通畅,邪热入里,与湿互结,氤氲不已,是以肌肤必发黄色矣。

　　【原文】阳明中风①,口苦咽干②,腹满微喘③,发热恶寒,脉浮而紧④,若下之,则腹满,小便难也。(189)

　　[词注]①阳明中风:《伤寒论》191条云:"阳明病,若能食,名中风;不能食,名中寒。"意思是风为阳邪,阳能杀谷,阳明主燥,六淫传入阳明,大多化燥化热,所谓"胃热善饥"矣。

　　②口苦咽干:口苦与咽干均是少阳经之主证。

　　③腹满微喘:是阳明病的主证之一。

　　④发热恶寒,脉浮而紧:此皆为太阳伤寒的主要脉证,这以上几条合称为三阳合病。

　　[逢原]本条提示:三阳合病,病理中心在阳明,热邪在阳明之经,禁止用下法治疗。本条可分作两节理解。

　　1. 三阳合病　在临证时,对于各个证候,必须加以分析,文中之口苦,咽干,是少阳经的主证;腹满微喘是阳明经的主证之一;发热恶寒,脉浮而紧是太阳经的主证之一。由此可以断定,此为三阳合病。但文中未言三阳合病,但文以阳明中风为冠,医者绝对不可把主证认错,所谓细细玩味,就可以明白确属三阳合病,而寓有重要意义,因为阳明证较为突出,认清主证就是关键所在了。

　　2. 治在阳明　既是三阳合病,为什么不治在少阳,而治在阳明? 这是因为三阳之中,阳明症状尤为突出的缘故。即言阳明为主,在治疗方面,当然要用治疗阳明的治法。在对阳明治疗之时,又必辨其阳明证在经在腑,在经可用清法,在腑要用下法,这是辨证施治的规律。腹满微喘,好像是腑实见证,似乎可以用下法,然而这阳明经热亢盛,气机壅塞,仍然可以见到此证,证明用下法是错误的。况且本证还兼有太阳、少阳症状,当然不该用攻下法了。倘若是用了攻下之法,非但不能取效,反而更促使邪热内陷,而增加了腹满不已,此证当从经以清之,经邪解后,如果腑结成实,便可按腑实治之。

　　【原文】阳明病,不能食①,攻其热必哕②,所以然者,胃中虚冷故也;以其人本虚,攻其热必哕。(194)

　　[词注]①阳明病不能食:阳明病中气虚寒,故不能食。《伤寒论》191条

云："阳明中风,若能食,名中风,不能食,名中寒。"本条不能食,为胃中虚寒。

②攻其热必哕:若错认为阳明病为中风热病攻之伐之,使胃中更加虚冷,必然引起呃逆。

[逢原] 本条提示阳明中寒证,误治之后会引发呃逆。

不能食的原因颇多,有属于实热的,也有属于虚寒的。哕证的原因也很多,有属于寒证的哕,也有属于热证的哕,有属于虚证的哕,更有属于实证的哕,治之必辨其寒热虚实,有的放矢。本条如果不能食的同时,更见到痞满燥实等症,那定是属于阳明腑实之证,用攻其热的方法去治疗,当然是对的。假若见到不能食,并无其他阳明腑实见证,攻热之法绝对不可应用。本条的不能食是属于胃中虚冷,攻热属于误治,误治则诛伐无过,中焦益加虚冷,舌苔白润,脉虚弱,气机上逆为哕,这时之治,不外温胃降逆,适应之方如后世有丁香散、理中汤加丁香、二陈汤等。

五、兼太阳少阳病证治

（一）太阳证未罢证治

【原文】阳明病,脉迟①,汗出多,微恶寒者,表未解也,可发汗,宜桂枝汤。(234)

[词注] 脉迟:形容脉象缓慢,是风邪在表,即浮缓脉之变态。

[逢原] 本条提示阳明病兼太阳表虚的症状与治疗方法。

阳明有经证与腑证之别,经证则大热大渴,脉洪大有力,汗出恶热。腑证则腹满作痛,潮热,谵语、大便硬等。

本条既有阳明经证,又有太阳表证,二者对比,太阳表证居多,所以说可发汗,宜桂枝汤。所谓"宜"乃权变之法,必须是阳明经腑其热不甚之时,方可权变用之。假若阳明炽盛,汗出多,桂枝汤亦必禁用。

关于脉迟,有主虚寒与实热之分,属于实热的迟脉,必迟而有力。如208条"阳明病,脉迟,虽汗出不恶寒者,其身必重,短气腹满而喘,有潮热者,此外欲解,大承气汤主之……"为阳明腑实之证。属于虚寒的脉迟,195条"阳明病脉迟,食难用饱,饱则微烦头眩……此欲作谷疸……"属太阴寒湿证。

今汗出多,微恶寒,是太阳之邪未罢,可发汗宜桂枝汤,待表解里未和者,再行攻下。

【原文】阳明病,脉浮无汗而喘者①,发汗则愈,宜麻黄汤。(235)

[词注] ①脉浮无汗而喘者:脉浮是邪气郁滞于表,为太阳病之主脉,无汗

而喘,是风寒外束,肺气不得宣发而喘,虽有阳明证,但病的重点在表不在里。

[逢原]本条提示阳明病兼太阳表实的症状与治疗方法。

本条之脉浮,为太阳病之主脉,无汗脉浮为太阳伤寒证,所以喘,是风寒束于肌表肺气不得宣发之故,故用麻黄汤权且开表逐邪发汗定喘。然而又必须阳明里热不甚,方可应用麻黄汤治之。若是表实无汗而又见有里热证之口渴、烦躁,那就属于发汗清里之大青龙汤证,麻黄汤亦为禁例。

以上两条,都为阳明病而又兼太阳表证,所以在阳明病未盛之时方可应用,以麻桂二方先行解表,如里热盛实,当慎用麻、桂二方,以防助热劫其津液。

【原文】病人烦热,汗出则解①。又如疟状,日晡所发热②者,属阳明也。脉实者,宜下之。脉浮虚③者,宜发汗。下之与大承气汤,发汗,宜桂枝汤。(240)

[词注]①病人烦热汗出则解:病人原来就有烦热在于肌腠,所以说发汗出后则病解。

②如疟状,日晡所发热:阵阵发热如疟状又在阳明病欲解时之申酉戌,盛实而不解,属阳明证的实热之征。

③脉浮虚:此指太阳病的中风证,故而脉象呈现浮而无力。

[逢原]本条提示:以脉象的虚实以及发热的不同,辨证出可汗可下的治疗方法。本文可分两节理解。

1. 表证未解　本证属太阳阳明并病,故云病人烦热、汗出则解。脉象浮弱,表邪未罢,里实不甚,应当先发其汗,以解除未尽之表邪。二阳并病,所以有可汗可下的治疗方法。浮虚的脉象,为表未解,应当知道是已汗之后的浮虚,所以不用麻黄汤,而用桂枝汤解表。本条之"如疟状"句,若在"汗出则解"句之前,就可用桂麻各半或桂二麻一汤。但此句"又如疟状"与日晡连句,是属阳明也。

2. 阳明盛实　此节之如疟状,并非疟疾,这阵阵发热又在阳明病欲解之申酉戌,不是虚证而是阳明盛实,如果脉象实而有力,则为阳明实证无疑了,即可应用攻下之法进行治疗,与大承气汤。

本条的重要意义是告诉我们在临床辨证治疗之时,必须脉证互参,病在表者应以解表,病脉俱实者,才可攻下,表里同病者,当先解表,表解后,再行治里,这是辨证论治的原则。

【原文】太阳病,寸缓关浮尺弱①,其人发热汗出,复恶寒,不呕②,但心下痞者③,此以医下之也。如其不下者,病人不恶寒而渴④者,此转属阳明也。小

便数者,大便必硬,不更衣十日,无所苦也。渴欲饮水,少少与之,但以法救之。渴者,宜五苓散⑤。(244)

[词注] ①寸缓关浮尺弱:此指阳浮而阴弱,简单说即浮弱,为太阳病之中风证。

②不呕:无少阳证,也说明邪气未有内传。

③但心下痞者:表证误下,邪热入里,形成了心下痞硬,故云:"此以医下之也。"

④不恶寒而渴:邪传阳明经,故不恶寒,口渴也是阳明热证的一个典型证候。

⑤宜五苓散:水气停积于里,故用五苓散以化气利水。

[逢原] 本条提示:太阳中风证误下成痞,以及病传阳明的辨治。本条经文可分三节理解。

1. 表里辨证 病的脉搏寸缓关浮尺弱,即浮缓而弱,也可称之为浮弱,就是阳浮而阴弱,为太阳中风病的脉象。发热汗出复恶寒,为太阳中风之表虚证。既云不呕,说明无有少阳证的迹象,又因发热汗出而复恶寒,也类似少阳病的往来寒热而已,那心下痞也类似小柴胡汤的胸胁苦满,而仲景只是提出了一个"不呕",则否决了一切少阳证候,又进一步说明病未传入少阳。经文接着说但心下痞,指出了邪气内陷是由于下之之误。假如不是误下,其病也会转为不恶寒而渴的阳明病,原先的恶寒变为不恶寒,显然形成了邪传阳明,所以说转属阳明也。

2. 里实辨证 津伤便秘与燥实应当分别清楚。病传阳明之里,必然会有腹满而痛等症。小便不数,津液尚能返归胃中,所以不可便硬。假若小便多,则津液下泄,大肠失于濡润,故大便因之而硬,形成燥实内结,又必然有腹满痛、潮热、谵语等症。而本证仅以津液不足而大肠失润,故虽然不更衣十余日亦无所痛苦,为其本条的辨证要点,可从脾约证治之,选用麻子仁丸等方,三承气汤不可用也。

3. 口渴辨证 渴欲饮水,少少与之,以使津液得还,则病必愈,若饮之过多,反使水气停滞不化,饮邪又遏其津还,引发口干口渴益甚,在治疗这一病变的辨证时,就应当以五苓散化气行水。

有人云:"本条整个内容都是辨证,包括表证与里证之辨,误下成痞与未误下邪传阳明之辨,承气证与脾约证之辨,胃燥口渴与停水口渴之辨。总之治病必求其本,必须审证精确,才可施治不误,方可收到预期的效果。"

附 244 条表解：

$$
244 条
\begin{cases}
表里辨证
\begin{cases}
脉——寸缓关浮尺弱 \\
证
\begin{cases}
发热汗出恶寒。 \\
心下痞——误下变证。
\end{cases}
\end{cases}
\left.\begin{array}{l}\end{array}\right\} 太阳表虚脉证。
\\
里实辨证
\begin{cases}
不恶寒而口渴——转属阳明。 \\
小便数，大便硬，不更衣十日无所苦——脾约证。
\end{cases}
\\
口渴辨证
\begin{cases}
胃燥口渴——少少与水饮之。 \\
停水口渴——五苓散化气利水。
\end{cases}
\end{cases}
$$

（二）少阳病未罢证治

【原文】阳明病，发潮热，大便溏①，小便自可②，胸胁满不去者③，与小柴胡汤。（229）

［词注］①大便溏：本来是阳明病发潮热，大便必硬，今云溏，说明阳明燥屎未能形成。

②小便自可：即小便还能正常的意思。

③胸胁满不去者：是少阳之证未解，邪气仍在少阳，阳明未能形成。

［逢原］本条提示了阳明里实未甚，少阳主证尚在，应当从少阳辨证施治。本条经文可分两节理解。

1. 阳明里实未成　阳明病见到潮热为腑实的主证之一，只要见到了也就知道邪已传入阳明之腑，阳明腑证必有燥屎内结等症，而今相反，而是大便溏下，小便自可，由此可以看出，邪虽入里，燥屎却未能形成。唯胸胀满的症状仍然存在。

2. 少阳之邪尚炽　胸胁满不去，说明少阳之证尚炽未罢，阳明里实虽然未有形成，但仍见到了潮热症状，说明不久也会形成燥实的，在此之时，仍当遵守先表后里的治疗原则，先用小柴胡汤和解少阳，如果腑实初成亦可急用大柴胡汤治之。

【原文】阳明病，胁下硬满，不大便而呕①，舌上白苔者②，可与小柴胡汤，上焦得通③，津液得下，胃气因和④，身濈然汗出而解。（230）

［词注］①胁下硬满，不大便而呕：胁下硬满属少阳证，不大便属阳明证，而呕又属少阳证，由此可以诊断为少阳阳明合病。

②舌上白苔者：舌上白苔，津液不乏，为诊断少阳病的关键。若黄燥乏津就不是少阳病了。

③上焦得通：服了小柴胡汤后，上焦得通，津液能输布下达全身。

④胃气因和：胃气能调达上下内外，胃气和则一身之气皆和。

[逢原]本条提示：阳明病之大便不通，而少阳之邪尤为独盛，故从少阳论治。

本条承上条而言，上条虽有潮热而大便不实便溏，故不可用下法治疗。此条虽然有不大便之证，相比来讲，少阳之邪独盛，病邪虽在发展中，其病尚未完全归于阳明之腑，故亦不可用下法治疗。少阳病见有胁下硬满而呕，舌苔白滑，邪气虽然仍在转化之中，未到阳明燥化的程度，所以有个大便不通的阳明证，但以少阳症状为主，故仍与小柴胡汤主之。

上焦得通，津液得下，胃气因和，身濈然汗出而解，足以说明了服用小柴胡汤后的良好转归，因少阳主枢机，宣通了上焦气分，津液得到敷布达于周身，故而濈然汗出而愈。胃得津气之濡润，胃气因和，和而下降，降而大便自通矣。

【原文】阳明中风，脉弦浮大①而短气，腹都满②，胁下及心痛，久按之气不通③，鼻干④，不得汗⑤，嗜卧⑥，一身及目悉黄⑦，小便难⑧，有潮热，时时哕⑨，耳前后肿⑩，刺之小差，外不解，病过十日，脉续浮者，与小柴胡汤。（231）

[词注]①脉弦浮大：脉弦是少阳之脉，脉浮是太阳之脉，脉大是阳明之脉。脉弦浮大为三阳之脉。

②腹都满：邪热充斥阳明，气机失调，故云腹部都满甚。

③胁下及心痛，久按之气不通：少阳经络布于胁下，邪气郁闭，连及心胸之区，按之气愈不通而痛矣。

④鼻干：鼻属中土脾胃，阳明热盛乏津故鼻干。

⑤不得汗：热邪郁闭于里，肌腠不得透发。

⑥嗜卧：阳明里热炽盛，干扰神明，故而有半昏迷之象，昏昏欲睡之貌矣。

⑦一身及目悉黄：湿热熏蒸，充斥内外，外现之土色。

⑧小便难：三焦之气化不得通利，故小便困难。

⑨时时哕：热气盛，干扰于胃，胃气有败绝之虞。

⑩耳前后肿：少阳经络、阳明经络，都循行耳之前后，两经之热气不得宣泄，上干于经络，经络受邪，故而耳之前后发肿，灼热不消。

[逢原]本条提示三阳合病，病变极为复杂，病有太阳、少阳转化为阳明病过程中所表现出一系列变证及辨证方法。

本条首言阳明中风之中，脉弦浮大，即说明了弦脉为少阳之脉，浮脉即太阳之脉，大脉则阳明之脉，从脉象反映出了一个三阳合病的特征。

接着便陈述了该病诸多证候表现以及其病理机制,邪热壅盛于阳明而气机失司,故而大腹都满而影响了呼吸以致气短。少阳之经循于胁下,邪气郁滞不通,并波及胸部的阳明及心胸部位,故不但胁下及心痛,而久按之气不通,更说了邪气已充斥内外。鼻干为阳明热甚,不得汗为肌腠不得透发,阳明之热上干神明,以致呈半昏迷之状。湿热熏蒸于内,充斥上下左右,不得宣泄,外现土黄之色,故云一身及眼目都呈现黄色,这里必须说明,这种颜色是脾胃湿热所化,不是黄疸病。三焦不得气化、决渎不行故而小便困难。热盛气逆、中气败乱,故潮热,时时哕。耳之前后发肿,亦少阳阳明之络病炽盛之故矣。

通过对上述诸症的破解,总之不越邪热鸱张,充斥内外上下,这种邪热郁闭,虽然诸症复杂,而以阳明为主,少阳太阳次之。仲景通过针刺,使得经热得以外泄,使诸症得以减轻。其病经过十余日,诊其脉象续浮之时,与小柴胡汤。《金鉴》认为这个浮脉,当是弦脉,说明邪气尚未传里形成燥实,尚有邪出向外的趋势,故用小柴胡汤和解以清邪热。

【原文】脉但浮,无余证①者,与麻黄汤。若不尿②,腹满加哕者,不治。（232）

[词注]①脉但浮无余证:本条顺上条而来,但见到了浮脉,其他诸症均罢,仅存太阳伤寒表证,所说与麻黄汤。

②若不尿:不尿一证,甚过于小便困难,是说三焦主决渎的功能已竭。

[逢原]本条承接上条来,里证全罢,而表证未解的可用麻黄汤,并指出了预后的不良危候。

本文承上条顺下,但见脉浮,不见弦大二脉,证明以上条阳明、少阳诸证已罢,脉浮是太阳表证仍在,可宜用麻黄汤发汗而解。而不尿又是一个危候,而腹满加哕又是一个危候。不尿即无尿,比小便难尤甚,足以说明三焦已无水可下,决渎闭。腹满加哕,即《内经》所谓"病深者,其声哕",又说明了胃气已经败绝了,气机不行,邪无出路,故云不治矣。

六、阳明病虚寒证治

【原文】若胃中虚冷,不能食者,饮水则哕①。（226）

[词注]①饮水则哕:胃中寒气较盛,饮水不化,水与胃中虚冷相搏,胃中阳气不足,和降失调,饮水则呃逆。

[逢原]本条提示胃中虚冷的辨证与治疗方法。

人身胃主阳土,主受纳水谷,饮食入于胃中,依靠胃中的阳气以运化、转输,若胃中的阳气不足而虚冷,则失却了腐熟水谷的功能,故而不能饮食,阳气虚,阴气必盛,饮水不能化气,水与胃寒相搏,胃气更不能和降,因而必哕。关于不能食者,也有因阳明胃腑燥热的,但必伴有其他实热见症,如腹满痛拒按、潮热、口苦、口燥等。今不能食而无腑实症状,饮水之后则哕,即胃中虚冷,这饮水则哕,即是本条的辨证要点。本条未出治法方药,依照《医宗金鉴》的看法,认为可用理中汤加丁香、吴茱萸,因本方具有温中降逆的作用。

【原文】伤寒,大吐、大下之、极虚①,复极汗者②,其人外气怫郁③,复与之水④,以发其汗,因得哕⑤,所以然者,胃中寒冷故也。(380)

[词注]①极虚:伤寒大吐大下之后,正气损伤,人的体气虚衰得很厉害。

②复极汗者:医生错误地认为表未解,又用发汗之法,人身之阳气又受到挫折。

③外气怫郁:此指体表无汗,而有一种郁热的感觉。

④复与之水:与水是古人的一种治病方法,用热水与之以发汗;用冷水以散体表之热。

⑤因得哕:胃中寒冷,再与以水,寒与水互搏,故而引发呃逆。仲景重述所以然者,胃中虚冷故也。

[逢原]本条提示:迭经错误的治疗,胃寒致哕的病理辨证。

本来是伤寒,当以汗解之,医误用大吐法与大下法,造成了人体极其虚衰,脾胃受挫太甚,泯没胃中阳气,形成中焦胃冷。

其人外气怫郁,是指误下胃中虚冷而阳气外越于肌肤,肌表呈现出一种郁热不扬的燥痒之感,这种燥热之感又被误认为表证未解,更用了发汗之法发之,使脾胃内外皆形成了一派虚寒。一而再地发汗,胃已冷,再与水,水寒互为搏结,所以易发呃逆。

根据本证的机转,可与理中汤加吴茱萸、丁香以温中降逆为是。

【原文】食谷欲呕①,属阳明②也,吴茱萸汤主之。得汤反剧者,属上焦也。(243)

[词注]①食谷欲呕:当进饮食之时,便气逆作呕。

②属阳明:此指胃家虚寒。

[逢原]本条提示胃气虚寒的辨证与治疗。同时又有上焦有热的辨证。

食谷欲呕,是中焦胃气虚有寒之证,虚寒则不能纳谷,胃气上逆,这都是胃病范畴之证,所以说属于阳明。既是胃中虚寒,应用吴茱汤以温中降逆,应当痊全。不料服了吴茱萸汤不但没有取到应得的效果,反而病势更加严重,所以说:"得汤反剧者,属上焦也。"

参考历代注家,众说纷纭,有云:"得汤反剧,非中焦阳明之胃寒,乃上焦太阳之表热也。"有云:"中焦固然有寒,上焦但亦有热,吴茱萸人参辛温,本宜于中焦之寒者,但不合与上焦之有热。"有云:"而不知阳明与太阴的表里,其食谷欲呕者,是阳明虚甚,中见太阴。"众家之说,虽见仁见智。

我们认为:所谓阳明病,它包括胃部、食管部、肠道部的病变。胃虚则不能纳谷,寒则胃气上逆,胃中虚寒为本,浊气上逆为标,浊气上逆于食道,所表现的症状为辛酸臭味,即俗云烧心,这种酸臭味的烧心在食道,似热非热,看似属于上焦,岂不知是中焦浊气上逆于上焦食道部分的证候表现而已。关于得汤反剧者,对于这种现象,临床不难发现,热病用寒药,有时有格拒现象,寒病用热药,有时也会有格拒现象,不过这种格拒现象,往往是少时即逝,此亦"药弗瞑眩,厥疾弗瘳"之形证而已。对于服吴茱萸汤后的形证,惟周凤梧老师言之为是,他说:"本方服后,可能出现胸中难过,头痛增剧或头晕,但短时即可消失,故药后宜稍加休息,借以减轻反应。"

吴茱萸汤方

吴茱萸一升(洗)　人参三两　生姜六两(切)　大枣十二枚(擘)

上四味,以水七升,煮取三升,去滓,温服七合,日三服。

[方义]寒邪内犯,阴寒内盛,脾阳不振,胃失和降,或犯厥阴肝经,浊阴之气上逆,痰涎随之而升,故干呕、吐涎沫。厥阴肝经的经络上额与督脉交会于颠顶,若阴寒之气上冒,则易见头顶疼痛。若中焦有寒冷,浊气上冲,易致呕吐、呃逆,胃若痛甚,乃寒伤中阳,气机受阻,对于这种浊阴上乘,用吴茱萸汤温肝暖胃,散寒降浊为主,重用生姜以辛散、暖胃止呕。人参、大枣补脾胃以复胃中元气,全方共奏温暖肝胃,散寒降逆之功。

《伤寒论》除243条外,还有309条:"少阴病,吐利,手足逆冷,烦躁欲死者,吴茱萸汤主之。"378条:"干呕,吐涎沫,头痛者,吴茱萸汤主之。"症状虽然不同,但都是属于阴寒内盛,浊气上逆,胃气不降。

七、阳明病辨证

(一)中风中寒辨

【原文】阳明病,若能食,名中风,不能食,名中寒。(190)

[逄原]本条提示:外邪侵入阳明,能食者为中风。不能食的为中寒。

1. 阳明中风　外邪传入阳明,阳明主燥,外邪入之多从燥化,包括六淫之邪传入阳明,亦多从燥化热。风为阳邪,阳能杀谷,故云能食者,名为中风。其先决的条件是胃气素来就旺盛。

2. 阳明中寒　胃气素来就不足,由于外邪传入,胃阳被困,从寒化阴,影响了胃主和降的功能,故而不能食。不能食者,就名中寒。

能食与不能食,可作为初诊时的诊断,是有一定的实际意义,但也不能看作为绝对无误,还得要结合望、闻、问、切以及腹诊等情况,综合分析,方可作出正确的结论。

（二）汗出自愈辨

【原文】阳明病,初欲食,小便反不利,大便自调①,其人骨节疼,翕翕如有热状②,奄然发狂③,濈然汗出而解者,此水不胜谷气④,与汗共并,脉紧则愈⑤。(192)

［词注］①小便反不利,大便自调:从全文看,这小便不利是水渍于皮肤筋骨之间。大便调和指食欲正常,胃气旺盛,是病愈的主要因素。

②翕翕如有热状:经络之邪气,将欲还表作汗,故见郁蒸之热象。

③奄然发狂:湿热交争于肌肤,正气胜邪,有如奄然如狂之现象,即濈然汗出而解。

④此水不胜谷气:谷气内盛,发汗有源,谷气胜过水湿之气的意思,湿将随汗出而解除。

⑤脉紧则愈:正气奋发以驱邪,脉来紧数有力,濈然汗出之前的表现情况。

［逢原］本条提示水湿郁于表,而能自愈的脉证情况。

水湿之邪,郁渍于肌表及筋骨者之间,所以筋骨作痛,并有翕翕发热的蒸热症状。水湿之邪郁滞于肌肤关节之间,所以小便反而不利。然而人的胃气尚和,正气内存,已具有祛除病邪的能力,这也是本证能有自愈转归的主要因素。正是因为正气内存,水湿之邪气不能胜过谷气,谷气必然奋起而驱水气于外,谷气与水湿之气交争于肌肤关节之间,形成了战汗的趋势,脉搏三部坚紧,终究正气战胜邪气,而其中所出现的奄然发狂是正邪交争的急剧情况,濈然大汗出,邪气与汗共并,将随着这种汗出而解除。

在这正邪交争之关键时刻,医生应当注意以下几个十分必要的情况。

1. 战汗情况　无论战汗自愈,还是医与药物,医者必须嘱咐患者与患家,战汗之际,形势必紧迫,奄然发狂,必濈然大汗出而解,如其战而不汗时,可与热汤一杯,以助战汗成功,战汗之后,患者虽疲倦不堪,但必脉静身凉为愈。

2. 与太阳证有别　其人骨节疼,翕翕如有热状。太阳病有翕翕发热,啬啬恶寒,淅淅恶风,鼻鸣干呕,为风寒外束。但本证是水湿郁滞于肌肤关节,所以此属阳明经病,不属于太阳风寒证。

3. 能食与不能食　本条既不属于阳明中风,也不属于阳明伤寒。前条是胃中寒,不能食;此条是胃气和,而能食,前条是大便初硬后溏,此条是大便自调,病理变化不同,当以鉴别。

以上三个情况,医者必须注意,经曰"正气内存,邪不可干"。也就是"外因是变化的条件,内因是变化的根据,外因通过内因而起作用"。本条说明内因相当重要。

(三)身如虫行皮状证因

【原文】阳明病,法多汗,反无汗①,其身如虫行皮中状②者,此以久虚③故也。(196)

[词注]①反无汗:汗多是阳明病特征之一,今反而无汗身如虫行而痒,是为正气不足,津液不足,欲汗不得,故而皮肤痒如虫行。

②其身如虫行皮中状:津液不足,络脉空旷,血行者少,或滞瘀不畅,形如虫行,忽左忽右,忽上忽下,瘙痒不定的样子。

③此以久虚:正气虚久,津液不足,不能化作汗液以达邪外出,故云此以久虚故也。

[逢原]本条提示:阳明病久虚身痒的辨证。

阳明为多气多血之腑,汗血同源,所以阳明病汗多为其特征之一,今反无汗身痒如虫行,说明阳明之经气血衰少,欲汗不能,而周身络脉空旷,或滞瘀不畅,形如虫行而瘙痒,从而可知无汗为久虚的缘故而无疑。

本条的身痒如虫行,与23条桂枝麻黄各半汤的身痒有类似之处,所不同处,彼则为表实,邪郁不能透达于外,治以小发其汗祛邪外出,此则正气不足,气血津液均不足,无力发汗而身如虫行皮中。

至于治疗方法,历代医家亦有多种设想,有的认为可用桂枝汤加黄芪,有的认为可用桂麻各半汤,有的还认为用葛根汤等。这些方剂是否可用,临床家又当辨之。

(四)头痛咽痛辨

【原文】阳明病,反无汗①,而小便利,二三日呕而咳②,手足厥者,必苦头痛③,若不咳不呕,手足不厥者,头不痛。(197)

[词注]①反无汗:阳明病为多汗,今反无汗,是说阳明虚寒,故无汗。

②呕而咳:胃阳不足,水饮内停,胃气不降,上逆为呕,犯肺,肺气不肃,故咳。

③必苦头痛：头为诸阳之会，阳虚而寒，病势犯上，所以必患头痛。

[逢原] 本条提示：阳明中寒，饮邪上逆的证候及辨证。

上条之无汗，属于汗液不足，而为久病。本条之无汗，属于中寒，并挟有饮邪而呕咳厥冷。饮邪停滞于中，胃气失于和降，饮邪上逆为呕，迫肺，肺失肃降而咳。胃中阳气不足，不能温于四肢故手足为之厥冷，饮邪上犯之于颠顶而为头痛，由于小便自利，则表现出了阳虚阴盛的本象。中寒水饮为病之本，而呕、咳、手足厥冷、头痛为标。

【原文】阳明病，但头眩①，不恶寒，故能食而咳②，其人咽必痛③；若不咳者，咽不痛。(198)

[词注] ①但头眩：由于风热之邪上干于头脑，故而出现头目眩晕的证候。

②咳：风热之邪气，上迫于肺，肺脏的宣发与肃降受到影响，故而发咳。

③咽必痛：风热之邪气，迫于咽部，除咳之外，火气聚集咽部，故云咽必痛，若不咳，火气不盛亦不咳，咽不痛。

[逢原] 本条提示：阳明中风，其热上扰的辨证。

阳明中风，不恶寒而能食是辨证要点，风热之邪上扰神明，故而头目为之眩晕，风热熏灼于肺，肺气不利而咳嗽，咳不已又为咽痛。如果不咳嗽，未影响于肺，咽亦不痛。

本条言阳明中风，有别于阳明中寒。阳明中寒证是：不能食、咳而呕、头痛、无汗、小便利，寒而兼饮，其证属虚。如不咳不呕，手足不厥，头也不痛。而阳明中风证是，能食不恶寒、咳而咽痛、头眩，风而兼热，其证属实。如不咳者，咽不痛。通过这样的证候对比，也就说明了阳明中风与阳明中寒，体现了辨证的重要意义。

(五) 谵语郑声及谵语死候辨

【原文】夫实则谵语①，虚则郑声②。郑声者，重语也。直视谵语，喘满者死③，下利者亦死④。(210)

[词注] ①实则谵语：神志昏乱、语言无伦次，阳明极热之征象。

②虚则郑声：声音低微，言语重复，说了又说，为心气已虚，神不守舍。

③喘满者死：阴精告匮，阳气失却依附，气从上而脱，所以病就很危险了。

④下利者亦死：中气败溃，邪气太胜，正气不及，下利更伤阴精之气，所以也很危险了。

[逢原] 本条提示了谵语与郑声的辨证以及死候情况。

谵语与郑声，在临证时是很容易区别的，但也必须辨别其虚实，实证是热

犯神明,虚证是心神将脱。实者谵语,狂躁。虚则迷糊不清,似睡非睡,言语
昏乱。至于谵语直视,是热邪盛实已极,阴精已到了告匮的阶段,神明躁乱,
言语若狂,五脏之阴气皆已被劫。柯韵伯谓:"脏腑之精气,皆上注于目,目不
转睛,不识人,脏腑之精气绝也。"具以上之证,如果再喘满不已,又说明脏腑
之阴气已竭,阳气不得依附,气从上脱,故而断为死候;如果再见到下利不止
的,又说明了中气已不能收摄,也叫作中气败绝,肾气不敛纳,所以也断之为
死候。

【原文】发汗多,若重发汗者,亡其阳①,谵语脉短②者死,脉自和③者不死。
(211)

[词注]①亡其阳:本来就汗出多,若再重发其汗,就会出现亡阳虚脱的
现象。

②谵语脉短:亡阳津液已竭,心神浮越而上则发谵语,所谓脉短,指脉的搏
动只在关脉部分,上不及寸,下不及尺,精气告竭,将要阴阳离决的象征已经明
显,即脉短者死。

③脉自和:如果脉的现象比较和缓,其他的证候还没有败绝的迹象,尚存
有治疗的余地,如果治疗得力,药证相符,病自得以痊愈。

[逢原]本条提示了虚证的谵语,凭脉搏以决定预后的吉凶如何。

虚证的谵语,通过脉诊以决死生,意义非常重要。本来是太阳风寒证,用
过了发汗之药,汗出的很多,使津液消耗太甚,病已化燥传入了阳明,病在阳
明,本来就有汗,反而更发其汗,伤阴液,从而阳气随着这些发汗之法而外泄,
形成了"亡其阳"的正局,所以这亡阳就是本条的症结所在。亡阳而津液告
竭,促使了心神浮荡的谵语。病情危急,所以诊脉就很重要了,脉短,搏动仅在
关部,上不及寸部,下又不及尺部,对于这种情况,医生必懂得这是阴阳将要离
决的危候。反而,见脉来从容而自和,就没有什么危险了,这样并不等于不需
治疗,如果用药得中,其病就会慢慢好起来。至虚有盛候,大实有羸状,虚证见
了谵语,为虚极似实之假象,临床医生在临床必须认真辨证,万万不为假象所
误为是。

(六)潮热盗汗辨

【原文】阳明病,脉浮而紧者,必潮热①发作有时。但浮者,必盗汗②出。
(201)

[词注]①必潮热:此指有定时的潮热现象,有如潮汛一样。下句所谓
"发作有时"是指阳明旺时之申酉戌之时,这时也称晡时。皆为阳明邪盛。

②盗汗:人之阴气空虚,睡时卫气乘虚陷入,腠理开而汗出,名盗汗,如盗贼出入于夜间人熟睡之时。

[逢原] 本条提示潮热与盗汗脉象的辨证。

本文首先提到阳明病脉浮紧,却与太阳病的脉浮紧有所不同。太阳病的脉浮紧,也就是麻黄汤证。阳明病的浮脉,说明热盛于肌表,紧脉又为邪气盛实于里,浮而又紧,说明阳明热邪转入于腑,形成了阳明燥实。阳明之经旺在申酉戌之时,也就是晡时,正是发潮热汗出之时。然而汗又为心之液,亦与肾主五液有关联,所以汗之所出,又多与心肾两虚有关。至于盗汗,为阴气空虚,睡时卫气乘虚而入陷,血气无从固其表,故腠理开而汗出,醒则行阳之气复归于表,其汗乃止。所以说脉但浮者,必盗汗出矣。总之这不仅仅是凭脉的形象来推测病的情况,不可单一看待,医生临床要望闻问切四诊结合,才可得到正确的信息。辨证施治临证必须要抓主证,大多不从脉定证,本条云脉象,还要看到有潮热的阳明病,有阴亏的盗汗证呢。

（七）阳绝津亡脉候

【原文】脉阳微①而汗出少者,为自和也,汗出多者,为太过。阳脉实②,因发其汗,出多者,亦为太过。太过者,为阳绝于里③,亡津液,大便因硬也。(245)

[词注] ①脉阳微:阳明病,按常规脉当大,汗出多,今反而脉浮又微软,汗出又少,为病将愈,故曰为自和也。

②阳脉实:此指脉浮有力而盛,表有实邪,应发汗而解,若使汗出太多,为太过,津液消耗太甚,阳气独盛于里,因转属阳明里实。

③阳绝于里:此指阴液消耗太甚,阳气盛实于里,故云亡津液,大便因硬也,绝乃极意,阳气亢盛之极矣。

[逢原] 本条提示:无论太阳伤寒或中风,如发汗太过,都可以形成津液伤耗,造成大便因硬。

汗多伤害津液太甚,形成邪热炽盛的大便不通为燥实;若邪热不甚,津伤为重的大便不通,为脾约证。

若脉阳微,浮而和缓,虽然正气不足,而邪气亦微,少微发汗,邪去正安,故云"自和"。假使用药猛悍,发汗太过,津液外泄而形成伤阴之病,即为太过了。

阳脉实虽为邪气盛,但汗出以少量为佳,如果汗出的太多为太过,而热盛于里,就会形成脾约的便秘,所说的阳绝于里,指亡津液,大便因硬。

津液因其汗出过多,里热甚,肠道失于滋润而成之脾约,又非承气汤所能治疗,而麻子仁丸以润肠通便,就是适应本证的对的之方。

【原文】脉浮而芤①,浮为阳,芤为阴②,浮芤相搏,胃气生热,其阳则绝③。(246)

[词注] ①脉浮而芤:此处之浮脉是指阳气盛,芤脉是指血少之意。

②浮为阳,芤为阴:浮脉为阳性之脉,芤脉为阴性之脉,此处是指脉轻按之脉浮大,重按则中空,形如葱管,是阴血不足而表现了阳气浮盛之象。

③其阳则绝:绝乃竭绝之意,又可作为"极"字讲,即指津阴之气亢极告竭之象。

[逢原] 本条提示津液亏耗,阳邪独盛于里之脉象,亦即脾约证的脉象。

上条言阳脉微与阳脉实以及形成大便硬的成因,本条则言其浮而芤的阴虚阳亢脉象。浮脉为阳热有余,芤脉又为阴血不足,已说明了阴虚阳亢的病状。阳气亢盛,津液外泄,阴气虚而肠道乏其滋润,所以就形成了脾约。

其阳则绝,并不是指阳气败绝,而是指津液不足,津气亦为阳气,正常的津气阴气亦可称之为阳气,即清阳之气矣。如此看来,这清阳之气已经消耗的太多太多了,好像达到了极点,这里的绝字,必须当作极字讲,才能说得通。倘若说成"阳绝即亡阳"或"阴竭阳离"则又差之远矣。

(八) 衄血先兆

【原文】阳明病,口燥但欲漱水,不欲咽①者,此必衄②。(202)

[词注] ①口燥但欲漱水不欲咽:病在气分则大渴引饮,今但欲漱不欲咽,是热在血分的一个特殊特征。热入营血,荣气上乘,所以口燥但欲漱,而不欲咽下。

②此必衄:此指阳明之经起于鼻之交颊中,阳明热盛,血随经络上溢,故此必衄。

[逢原] 本条提示:阳明病,经热太甚,口燥漱水不欲咽,是欲形成鼻衄的先兆。

阳明病,若是热在气分,必大渴引饮,可是本条经文是口燥但欲漱水不欲咽,说明其热并不在气分,而是热在血分的一个特征。血为阴,主濡润,血被邪热蒸发,荣气上潮,所以口必燥而欲漱水,但不欲咽,医生在此之时,如果能够及时予以治疗,采用清热凉血等法,就不会发生衄血之证,倘若学无根本,预见不到,必血热沸腾不已,阳络受伤而鼻衄则势所必然也。

【原文】脉浮发热①,口干鼻燥②,能食者则衄③。(227)

[词注] ①脉浮发热:此指热在阳明气分。

②口干鼻燥：此指阳明胃热上熏之形证。

③能食者则衄：胃热能食，热甚则衄。

[逢原] 本条提示了阳明经热太甚，迫血致衄。

阳明病之脉浮发热以及口干鼻衄、能食，皆属于阳明气分，经气热灼的一系列表现。热在阳明之经，邪热上扰而发生衄者，亦谓之红汗，故热可从衄而解。

八、发黄

（一）发黄证因

【原文】阳明病，无汗①，小便不利，心中懊憹者②，身必发黄③。（199）

[词注] ①无汗：阳明病本当汗出，汗出多，或濈然汗出，今反"无汗"是说阳明病，湿热郁蒸于内，则热不得发越于外。

②心中懊憹者：湿热郁蒸于里，心中烦闷不得安宁者，是为发黄之兆。

③身必发黄：湿热内阻，既不发汗，亦不小便，因而身必发黄。

[逢原] 本条提示了阳明病身将发黄的病因机理。

阳明病的发黄，为湿邪与热郁蒸所形成，如果小便通利则湿从下泄，不为发黄，如果自汗出，热从外解，也不可发黄。今此病没有汗出，而小便又不利，湿阻于中，湿热郁蒸不解，所以身必发黄。正是因为这种湿热郁蒸于内，所以又产生了心中懊憹。心中懊憹本是余热留扰胸膈的栀子豉汤证，与这湿热内阻的病因上是不同的。此证身外发黄，内则烦乱不安，这心中懊憹便说明热不得发越，亦可引发身黄。

【原文】阳明病，被火①，额上微汗出②，而小便不利者③，必发黄。（200）

[词注] ①被火：古之火法，只可应用于温经回阳，阳明病为阳盛实热之候，若用火法治之，形如抱薪救火，火热相合而阳热更加鸱张。

②额上微汗出：浑身都无汗出，唯额上微汗出，说明邪热不得外越，则里热更甚。

③小便不利：外不得汗出，内又小便不利，湿热之邪气无有所出之道路，这都是形成发黄的主要因素。

[逢原] 本条提示了阳明病，误用火法，导致了发黄病的辨证。

阳明病，初发之时，亦有无汗恶寒者，如《伤寒论》第243与235条，也曾有用桂枝汤与麻黄汤之时，医生可能误于以上之说，而采用了火法治疗，岂不知这阳明里热实证，治之之法，一是清法，一是泻法，如果属阳明经病，可用白虎汤清之,腑之实热之病,可用承气汤泻之,采用火法已是过错,还会引发其他变证。仅此额上微汗,浑身无汗,再加小便不利,足以说明了湿热内阻,必发黄也。

(二)寒湿发黄(阴黄)

【原文】伤寒发汗已,身目为黄①,所以然者,以寒湿在里②不解故也;以为不可下也③,于寒湿中求之④。(259)

[词注]①伤寒发汗已,身目为黄:把寒湿发黄之证当作外证不解而发汗,寒湿愈盛,郁而发黄。

②寒湿在里:汗后伤中气,脾阳更虚,寒湿更盛。

③以为不可下也:寒湿在里,脾失健运而腹满,不可作湿热证下之。

④于寒湿中求之:寒则宜温化,湿者宜燥法,这寒湿发黄治疗当温中化湿,如茵陈四逆汤、茵陈五苓散、茵陈术附汤之类。不可错误地应用苦寒之方药治疗,应当用温寒燥湿之方法治之。

[逢原]本条提示了对于阴黄的辨证与治疗。

伤寒发汗后,表邪虽解,接着周身与面目都发黄,怎么会这样?是因为里有寒湿不得解除,湿郁不化而形成发黄,这种发黄,不是阳黄,而是阴黄。

阳黄,系阳明热盛,湿邪郁滞,湿热郁蒸而成,其证为身热口渴,心中懊侬,或胸膈嘈杂似饥非饥,但头汗出,小便不利,尿黄、目黄,遍体身黄如橘子黄亮之色,脉多滑数,舌质红赤,舌苔黄腻。

阴黄,系脾胃中阳衰弱,寒湿阻滞,脾胃运化益形困顿,因而寒湿更甚,湿郁不化,所以郁而成黄,其证身不热,口不渴,或渴亦喜热饮,不喜寒饮,心中嘈杂,饥不能食,小便不利,身之黄而色泽晦黯,脉沉迟无力,苔白而润。

治法:阳黄以利湿清热为主,阴黄以温阳化湿为主。仲景告曰:以为不可下也,于寒湿中求之,就是这个道理。

(三)欲作谷疸脉证

【原文】阳明病,脉迟①,食难用饱,饱则微烦头眩②,必小便难③,此欲作谷疸④,虽下之腹满如故⑤,所以然者,脉迟故也。(195)

[词注]①脉迟:阳明病当沉而有力,今反迟,是指阳气已经虚弱了。

②食难用饱,饱则微烦头眩:脾虚谷气不化,食少,饱则微烦,清阳之气不升,故头感到晕眩。

③必小便难:脾失运化水湿的能力,则水气不能下泄。

④欲作谷疸:脾湿不能运化,水谷因湿郁而欲发黄。

⑤虽下之腹满如故:阳气虚弱,寒湿不化,故腹满,下之伤害中气,寒湿不

去,故云:虽下之腹满如故。

[逢原] 本条提示:阳明脾胃虚寒欲作谷疸的辨证。

谷疸主要责之于脾虚不能运化,谷食不能消化。脾胃已属虚寒故而脉迟,脾胃阳虚不能运化,故食难用饱,也就是吃得少,吃得多了,停滞不化,郁蒸微烦,含有恶心的意思。中焦即枢纽,枢机不利则阴阳升降之机废,废则清阳之气不得上升而眩晕,医反下之,虽小利而腹满定会如故。这脉迟已经说了寒湿欲作谷疸了。

关于脉迟,也有虚实之分,本条与208条的大承气汤证及234条的桂枝汤证就迥然不同。一为里实,一为表虚,一为里寒,下附表做以解释。

195条、208条、234条脉证比较表

条文	脉	症状	病理	治法	方剂	备注
195	脉迟	食难用饱,饱则微烦头眩,小便难	阳明虚寒	温中化湿		必迟而无力
208	脉迟	汗出、身重、腹满而喘,潮热	阳明腑实	攻下	大承气汤	必迟而有力
234	脉迟	汗出多,微恶寒	阳明表虚	和营卫	桂枝汤	浮迟

(四)茵陈蒿汤证

【原文】阳明病,发热汗出者,此为热越①,不能发黄也,但头汗出,身无汗,剂颈而还,小便不利,渴引水浆者,此为瘀热②在里,身必发黄,茵陈蒿汤主之。(236)

[词注] ①热越:此指黄疸病,若有汗发越于外,其黄不易形成。

②此为瘀热:此指黄疸之病,必兼有"瘀"。伤寒124条"以太阳随经,瘀热在里故也,抵当汤主之"便说明了这个问题。后人治黄疸病多加入丹参、赤芍等,有由然矣。

[逢原] 本条提示阳明病湿热熏蒸瘀而发黄的证治。

此条重点述说了阳明湿热郁蒸所发之黄疸,这种黄疸病的主因是瘀热在里,不得发越与不得下泄。即所谓但头汗出,身无汗,剂颈而还以及小便不利。

仲景在此条重点又提到了"瘀热在里"。这里的瘀与郁不同,瘀指瘀血,即指内脏必有血滞留连不去之征。唯有在临床中才能得知,如黄疸病不已,势必转化为臌胀,大腹绷急,血络瘀血膨胀,显于大腹之上,治之必活血化瘀方可得已,又湿热熏蒸,重在于脾与肝,脾主统血,肝主藏血,湿热如此鸱张,必伤及脾与肝之血络。仲景在此加了一个瘀字,目的是提示读者治疗黄疸之病还必须加上一些活血化瘀的药物进行治疗,方可周全。此亦"圣人立象以尽其意"矣。

茵陈蒿汤方

茵陈蒿六两　栀子十四枚(擘①)　大黄二两(去皮②)

上三味,以水一斗二升,先煮茵陈③减六升,内二味,煮取三升,去滓,分三服④,小便当利,尿如皂角汁状,色正赤⑤,一宿腹减⑥,黄从小便去也。

[词注]①擘:栀子其皮坚韧,用之必打破,故云擘。

②去皮:大黄之皮污垢,故去之。

③先煮茵陈:茵陈一药,干燥后多卷曲成团,故宜久煮,再者茵陈轻清芳香之味,久煮易于释出,而茵陈之支络久煮又有苦寒下趋之性,亦宜于久煮。

④分三服:此恐笔误,可能为"日三服"或"日分三服"。

⑤尿如皂角汁状,色正赤:药使湿热从小便排出,药的颜色亦随小便出。

⑥一宿腹减:即一夜腹减,此指药后腹胀痛痞满可减,亦以药测证之谓。

[方义]茵陈蒿汤一方,有清热、祛瘀、利湿、退黄之功。为阳明发黄之首剂。方用茵陈,苦寒清热利湿,以疏泻肝胆之郁。栀子苦寒,通调水道以清泄三焦。大黄苦寒,导热破壅,传化胃气,并兼有活血化瘀之功,肝胆不受熏灼而疏泄,三焦不受郁遏而通调,脾胃不受滞结而运化,故而湿热得除。茵陈先煮,性趋于下,大黄后下,以取其泻,故云"黄从小便去也"。徐大椿曰:"先煮茵陈,则黄从小便出,此秘法也。"

【原文】伤寒七八日,身黄如橘子色①,小便不利,腹微满者②,茵陈蒿汤主之。(260)

[词注]①身黄如橘子色:颜色显明而光亮,这是阳黄病的特征。

②腹微满:湿热蒸发于里,故腹显微满,《千金方》云"内实热瘀结"亦是。

[逢原]阳黄证应用茵陈蒿汤的辨证。

259条是寒湿发黄,故云"寒湿在里……于寒湿中求之",本条属于湿热在里而发黄,以清热利湿为治则,其黄如橘子之色,光亮有泽为特征。张石顽指出:"湿气胜则如熏黄而晦,热气胜则如橘黄而明。"由于湿热郁蒸于里,不得外解,不得小便,腹满,其病在里,病势鸱张,故用茵陈蒿汤以清热利湿退黄。

(五)栀子柏皮汤证、麻黄连翘赤小豆汤证

【原文】伤寒身黄发热,栀子柏皮汤主之。(261)

[逢原]本条可以药测证,只言伤寒身黄发热,从方药可知为湿热郁蒸于里,既没有表证的恶寒身痛,亦无有腹满的症状,若有伤寒表证的汗出,不可为

黄,若有小便利,亦不可为黄,二者均未见症,可以想象为湿热盛于里,故用栀子柏皮汤以清泄湿热。

栀子柏皮汤方

肥栀子十五个(擘)　甘草一两(炙[①])　黄柏二两。

上三味,以水四升,煮取一升半,去滓,分温再服。

[词注] ①炙:所谓炙是指烘干,亦今之生甘草。

[方义] 周凤梧指出:"湿热郁蒸,热重于湿,故方中用栀子清泄三焦而调水道,使湿热从小便而出;黄柏苦寒清热,且能燥湿,甘草甘缓扶脾,兼防苦寒伤胃。临床应用,方中加配茵陈,或与茵陈蒿汤合用,则效果更好。使用注意,本方系苦寒之剂,宜于湿热郁蒸的阳黄。对脾胃阳虚,寒湿内郁所致的阴黄证殊非所宜。"

【原文】伤寒,瘀热在里,身必黄,麻黄连翘赤小豆汤主之。(262)

[逢原] 本条提示:外有寒邪,内有湿热,蕴结不解的发黄证治。

本条经文,必以方测证尚可明了,据方可以想见,此证必有一系列的头痛、发热、恶寒,病的重点在于肌表,故可用麻黄连翘赤小豆汤外以发汗解表为主,里以清泻湿热为辅,促使湿热之邪从表而解。

麻黄连轺赤小豆汤方

麻黄二两(去节)　连轺[①]二两　杏仁四十个(去皮尖)　赤小豆一升　大枣十二枚(擘)　生梓白皮[②]一升(切)　生姜二两(切)　甘草二两(炙)

上八味,以潦水[③]一斗,先煮麻黄再沸,去上沫,内诸药,煮取三升,去滓,分温三服,半日服尽。

[词注] ①连轺:《本经逢原》云:"根名连轺……根寒降,专下热气,治湿热发黄,湿热去而面悦好,眼目明矣,仲景治瘀热在里发黄。麻黄连轺赤小豆汤主之,奈何世鲜知此,如无根,以实代之。"实乃连翘。

②生梓白皮:今人多以桑根白皮代之。

③潦水:李时珍曰:"潦水乃雨水所积。"

[方义] 麻黄连翘赤小豆汤一方,乃发散表邪,清泄瘀热之剂,使湿热郁蒸发黄之邪侧重从表而解散。方以麻、杏、甘、姜、枣发散表邪,连翘、赤小豆、桑根白皮又从小便以清泄湿热,一方而兼开鬼门、洁净腑二法。用潦水煮药者,取其味薄不助湿而清利。连轺乃连翘之根,今多用连翘代之。生梓白皮,今多用桑根白皮代之。先煮麻黄去上沫,半日三服尽以取其速效,实乃日六服药方法。各项用法,当遵古训,方可取得良好治疗效果。

附：阳明发黄三方主证鉴别表

方名	症状	特征	主
茵陈蒿汤	发热身黄,小便不利,腹满,大便不畅或秘结,口渴、呕吐,心中懊恼,烦闷,头微汗出,舌苔黄燥	里热实证（偏里）	主下
栀子柏皮汤	发热身黄,小便不利,黄赤。胸中烦闷,呕吐、口苦,舌苔黄腻,渴不多饮	里无实邪,外无表邪的湿热证（不表不里）	主清
麻黄连翘赤小豆汤	身黄、发热、无汗、恶寒身痛,肤痒,小便不利,脉浮	表邪未净（偏表）	主散

九、蓄血证

【原文】阳明证,其人喜忘①者,必有畜血②,所以然者,本有久瘀血,故令喜忘,屎虽硬,大便反易③,其色必黑者④,宜抵当汤下之。(237)

[词注]①喜忘：即善忘,语言动静随过随忘,亦属健忘之意。

②畜血：畜与蓄字同,瘀血停留,停滞者为蓄血。

③大便反易：阳明热结于内则燥结,燥结得有蓄血则润,故而大便反易下。

④其色必黑者：蓄血久了而色变黑,此黑如胶漆有光泽,与燥屎便黑晦滞不同。

[逢原]本条提示阳明蓄血证的成因症状与辨证治疗。

阳明蓄血证,乃热邪与宿有的蓄血相混,心主血脉,心气因热而失常,故而喜忘。若但是阳明燥屎内结,肠中缺乏津液濡润则大便必硬,排便困难,现在大便虽硬,但与瘀血相杂,则便易,这是因为血主濡润之意。

对于黑色的大便,当与屎燥鉴别,屎燥下之,其色晦暗,蓄血下之,其黑润泽,并且发亮。

蓄血在内,并不是汗吐下法所能治之,必须认识这蓄血是主证,治以攻逐瘀血为主,所以用抵当汤破其瘀结,泻其邪热,方可达到病愈的目的。

太阳蓄血证,是太阳之邪热随经入腑与血相结,其证为少腹急结,小便虽利而腹硬满。与阳明蓄血在来路上有分别,但病理机转都是属于邪热与血相结,所以均用抵当汤为治疗的方法。

【原文】病人无表里证,发热七八日,虽脉浮,数者可下之。假令已下,脉数不解,合热则消谷喜饥,至六七日,不大便者,有瘀血,宜抵当汤。(257)

[逢原]本条提示了阳明蓄血与阳明燥实的辨证治疗。

病人无表里证而发热七八天不已,必里有宿结,仍可用泻下法调治,用了下法,燥屎当去而应脉静身凉,今反脉数未解,反而又消谷善饥了,这就说明了不在胃肠,而是邪热与蓄血互结所成之证。

鉴别:若阳明腑实,必有潮热、谵语、腹硬满、绕脐作痛、不能食等症。若邪热与瘀血互结,少腹虽有急结,但小便利、喜忘或狂躁。

【原文】若脉数不解①,而下不止,必协热便脓血也②。(258)

[词注]①脉数不解:本条承接上条来,下后脉数不解,说明热与瘀血相混是其热不解的缘由。

②下不止必协热便脓血:中气受伤害则下利不止,邪热方炽,热伤营血,血从肠道排出,故而协热便脓血。

[逢原]本条提示承上条所言,是下后的又一变证。

病人无表证无里证,虽发热,可下之,下之后,病当愈。而今仍脉数,说明里热未去,未去的原因是热与瘀血相结,上用之下法,实属误治,而下不止,是病误治后的变证。这种变证的下而不止,是瘀血与邪热留连肠道,热而蒸腐,所形成的结果是必协热便脓血也。历代医家根据这种病情,有主张用白头翁汤者,有主张用黄连阿胶汤者。我们知道了这个道理,到《温病条辨》去寻找治疗方药,也是未尝不可的。

十、热入血室

【原文】阳明病下血谵语者,此为热入血室①,但头汗出②者,刺期门,随其实而泻之,濈然汗出而愈。(216)

[词注]①热入血室:一指子宫,一指肝经,其实二者有密切关系,肝脉络阴器,又为血脏,血室为肝之所司。

②但头汗出:血分之邪热,循肝经之脉络上颠,故但头汗出。

[逢原]本条提示阳明病热入血室的证治。

关于热入血室,太阳经有之,少阳经有之,阳明经亦有之,无论太阳、少阳、阳明,只要是热入血室,治法不外二途,一为刺期门,一为小柴胡汤。今阳明下血,说明此证不分男女,皆可为热入血室,既然下血,说明血室空虚,邪热必乘虚而入,血室为肝之所司,肝又为藏血的脏器,热邪既入血室,邪热必充斥于肝之经脉,肝之经上循至颠顶,故而但头汗出,刺肝经募穴期门,募为精气汇集之所,有阴尽气生之意,所以随其邪实而泻之,邪实得泻则血静气宁,营卫调和,使其濈然汗出而愈矣。

第三篇

辨少阳病脉证并治

一、少阳病脉证治法

【原文】少阳之为病，口苦①，咽干、目眩②也。（263）

[词注] ①口苦：少阳为胆腑，属甲木又为相火，胆热以木火之化而胆汁上逆，故为之口苦。

②目眩：胆与肝相合，风火阳亢熏灼，上冲于头目，故证见目眩，所谓肝开窍于目的意思。

[逢原] 本条提示少阳风火上扰空窍的症状。

《内经》所谓"少火生气"，其根源于少阴一阳之发动，到寅至辰上，其气温煦条达，人体系之以冀长养。其病也亦多由太阳传入，风寒之邪即可化热化燥，但邪气尚未至于阳明化燥成实，所以少阳病的性质属之于半表半里的热证，胆为少阳之腑，亦为中精之腑，邪热扰之，胆热上蒸，胆汁上逆，因之口苦；热邪渐渐化燥，津液受其伤害，因之咽干；少阳风火，上窜空窍及神明之腑，因之目眩。

关于口苦、咽干、目眩，有的注者，认为本条不能作为少阳病的提纲，议论纷纭。均未认识之口苦乃胆热苦急，咽干乃津伤苦急，目眩乃风火苦急，从这三个苦急推求少阳之病的机制，用作提纲是有一定意义的。认为只有加上小柴胡汤的"寒热往来、胸胁苦满，不欲饮食，心烦喜呕"从形式上才算完备的说法，颇值得商榷。

【原文】少阳中风①，两耳无所闻②。目赤，胸中满而烦③者，不可吐下，吐下则悸而惊④。（264）

[词注] ①中风：此处当解作外邪的总称。

②两耳无所闻：足少阳之经，起于目锐眦，走入耳中，少阳中风，邪热在经，壅遏清窍，故耳聋无所闻。

③胸中满而烦：少阳之经,贯穿于胸膈,少阳经之邪热,壅滞于经,故胸中满闷而心中烦扰。

④吐下则悸而惊：病在少阳之经,无涉阳明里实,若误吐下,损气伤津,容易引起心惊与惊惕。

[逢原] 本条提示少阳病不可吐下,误吐下容易引起心中悸动与惊惕不已。

足少阳的经脉,起之于目锐眦,循经耳后,入于耳中,其支者下缺盆入腋下,下胸中,循胁。少阳风热壅滞,必然影响其经脉而表现出该经的症状,即所谓"有诸内必形诸外"。

少阳中风与伤寒,都具有口苦、咽干、目眩之症,但中风则属风邪壅滞之甚,所以有耳聋目赤,胸中烦满等症。

少阳中风证,风热是一种无形质的弥漫之邪,不能应用吐下之法治之。吐法,主要适用于胸中的痰实与宿食,而下法主要是泻下胃肠中的实热燥屎。少阳既是无形质的弥漫邪热,只能够应用和解清热的方法,绝对不能用吐下之法,如果错误地应用了,不但病不会解除,反而伤害了人体的正气,便会发生神志虚怯的心悸与惊惕不已等症。

【原文】伤寒,脉弦细①,头痛发热者,属少阳②。少阳不可发汗,发汗则谵语③,此属胃,胃和则愈④,胃不和,烦而悸⑤。(265)

[词注] ①伤寒脉弦细：少阳伤寒其脉弦细,为少阳病正脉,仅说明病不太甚,有向外之机。

②属少阳：少阳病,头痛在侧,耳聋善呕,正是少阳之经证。

③发汗则谵语：误以发汗,伤耗津液,病邪转归于阳明,热甚则发谵语。

④胃和则愈：邪气从少阳,初入阳明,阳明气和,故病可以痊愈。

⑤烦而悸：谵语未已,而更加烦而悸惕,病的变化就必然加重了。

[逢原] 本条提示脉弦细为少阳病的辨证重点以及误汗后的变证与其转属情况。

三阳证,都具有头痛发热,在头之部位上,太阳经之头痛在后头与项下,阳明经之头痛在头前及前额,少阳经的头痛在头之两侧。太阳经头痛发热,脉必浮,阳明经头痛,脉必洪大,少阳经之头痛脉弦细,这是三阳经头痛的情况,脉弦细是少阳经病的主脉。少阳病在半表半里,邪不在表,不可发汗,若把这头痛发热当作太阳表实,错用汗发,必使津液外泄,邪气必从少阳陷入阳明,胃中热甚,必发谵语,这也就是少阳病的变证了。

胃和则愈，胃不和烦而悸，意思是胃有冲和之气，少阳之邪初入即可化解。胃气不和，胃内无冲和之气，邪气入后谵语不已，而更增加了心中悸烦，就可见其病又加重了，后之医家有主张用小承气汤者，有主张用大柴胡汤者，均可作为参考而已。

以上两条，都说明少阳有汗吐下三禁，中风与伤寒只是轻重不同，所以禁用三禁之法，虽有胸胁满闷，却不是胸中实邪，所以也不可用吐法。

二、传经、不传经、欲解时

【原文】伤寒三日，三阳为尽[①]，三阴当受邪[②]，其人反能食而不呕，此为三阴不受邪也。（270）

[词注]①三阳为尽：《内经》有"一日巨阳受之，二日阳明，三日少阳，四日太阴，五日少阴，六日厥阴"。故云伤寒三日，三阳为尽的传变方式。

②三阴当受邪：第四日之后，按《内经》的传变方式，太阴当受邪，当见腹满而吐，食不下或腹痛等。

[逢原]本条提示：诊此疾病，不可受传经方式的约束，应当以现有的症状为依据，进行辨证治疗。

《内经》有关传变是：一日太阳，二日阳明，三日少阳，四日太阴，五日少阴，六日厥阴。云其三阳为尽，又当传入太阴，但病邪的临床传变，必有其内在因素为主，若其他某经经气虚弱，邪气当盛之时，方可乘虚传入，为之相传，而日期并不是固定规律。决定疾病的传与不传，必见其现证如何，方可决定。若三阳经尽后，不一定三日，见有腹满而吐、不能食，或饥饿而不欲食等症出现，方可言其传入太阴之经，今其人反能食不呕，则为太阴不受邪，故可断言为不传。

【原文】伤寒六七日，无大热[①]，其人躁烦者[②]，此为阳去入阴[③]故也。（269）

[词注]①无大热：病邪已经传入于里，外表反而觉得不大热，意思是热而轻。

②其人躁烦：阳盛的烦躁，以烦为主，或先烦后躁，为有根之火，内外热甚；阴盛躁烦，以躁为主或先躁后烦，为无根之火，故外微热。

③阳去入阴：即是说阳证已去，阴证已盛，即邪热炽盛向里正在传变的意思。

[逢原]本条提示：以躁烦证的有无，来辨别其邪势的进退情况。

本条无大热而烦躁，说明病邪已经传里，无大热亦并非无热，只是热的程度轻微。烦躁不得安宁,说明里已实热,阳去入阴。在临证观察中发现,所谓躁烦与烦躁,也只是指烦躁一证的轻重而已,实则无须分辨。关于阳去入阴,究竟是入了那一经? 柯韵伯云:"或入太阴而暴烦下利,或入少阴而口舌干燥,或入厥阴而心中痛热,皆入阴之谓。"此种说法,比较正确,但欲确定诊断,还应当结合临证的全部症状,进行辨别,才能得出正确的决断。

【原文】伤寒三日,少阳脉小者,欲已也。(271)

[逢原] 以脉小为少阳病的可愈。

伤寒三日,病在少阳之经,其证口苦、咽干、目眩比较轻微,脉又不大而小细数,说明病将退去而病愈。医者当应细审,诸多症状却属轻微者,庶为可以自愈。但若脉虽然小而症状不去或有增加之势者,则为正气不足,又非是欲愈之象。当知犯何逆,随证治之。

【原文】少阳病,欲解时,从寅至辰上①。(272)

[词注] ①寅至辰上:寅时指3~5时,卯时是指5~7时,辰时是指7~9时。

[逢原] 本条提示:少阳之病,既已到了欲解,其邪必微,即"少阳脉小者"。

论其六经欲解,唯包识生论之尤详。今录之:"此言虚证从治法也,按少阳属木,木主寅卯,正木气当旺之时也,春日亦为阳气渐旺之时,亦主木气发生之候,寅卯辰实与正二三月义同也。说明少阳虚证借时令之旺而欲解,实证则剧矣。"

三、小柴胡汤证

(一)小柴胡汤证正局

【原文】伤寒五六日,中风,往来寒热①,胸胁苦满②,嘿嘿③不欲饮食,心烦喜呕④,或胸中烦而不呕⑤,或渴,或腹中痛⑥,或胁下痞硬⑦,或心下悸,小便不利⑧,或不渴,身有微热,或咳⑨者,小柴胡汤主之。(96)

[词注] ①往来寒热:恶寒时不知热,当热时不知寒,寒与热兼代而作。

②胸胁苦满:胸胁部感到苦闷,因少阳之经脉循于胸胁,邪入其经,所以胸满。

③嘿嘿:方有执云:"嘿,静也,胸胁既满,谷不消化,所以静默不言,不需饮食也。"

④心烦喜呕:胆气犯胃,胃气上逆,故而心烦喜呕。

⑤胸中烦而不呕:邪聚胸中,而不上逆。

⑥腹中痛:木邪伤土。

⑦胁下痞硬:邪气集于少阳之募。

⑧心下悸小便不利:水停于心下,蓄而不行。

⑨咳:肺气虚寒而上逆。

[逢原]本条提示:小柴胡汤的主要症状和治疗方法。

太阳中风或伤寒,五六日后,而证见往来寒热,胸胁苦满,嘿嘿不欲饮食和心烦喜呕之症,证明了太阳表证已罢而转入了半表半里的少阳病,这寒热往来不同于太阳经之恶寒,少阳病的寒热往来是恶寒时不知有热,发热时不知有寒,寒热交替而作,为少阳病的特点。但又不同于疟疾,疟的寒热发有定时,或一天一作,或两天一作,或三天而作,而少阳病的寒热往来,一日发作数次,无定时。疟疾发作后,动作饮食正常,少阳并非如此。前人把这往来寒热,称为邪正相争,是人之正气抵抗病邪的征象。

胸胁部为少阳经络循行之区,邪在半表里之间滞郁不已故胸胁为之胀满。肝胆热邪肆虐,伤害了脾胃运化功能。胃气滞而嘿嘿无言,亦不能食,若胆气过盛,邪热犯胃,胃气必也上逆又形成了心中烦热而愈呕吐;若这种邪热不犯胃气,但郁滞于胸胁之间,则又胸中烦而不呕吐。口渴是津液不能上达,水气不得布化,渴饮不多;胁下痞硬与腹中作痛,均为肝胆气逆所为。小便不利,说明少阳统辖三焦的功能失调,决渎失司,故而小便不利,水气停滞于胸胁则形成心悸,水气停滞于下焦,则形成小便不利;不渴,身有微热,是里气虽和邪尚未尽;或咳,是水气迫肺,以上所言这多种病变证候,都属于少阳病的范围,所以治疗都必用小柴胡汤。

小柴胡汤方

柴胡半斤　黄芩三两　人参三两　半夏半斤(洗)　甘草(炙)　生姜各三两(切①)　大枣十二枚(擘)

上七味,以水一斗二升,煮取六升,去滓,再煎②取三升,温服一升,日三服。若胸中烦而不呕者,去半夏人参,加瓜蒌实一枚③。若渴去半夏加人参合前成四两半、瓜蒌根四两④。若腹中痛者,去黄芩加芍药三两⑤。若胁下痞硬,去大枣加牡蛎四两⑥。若心下悸小便不利者,去黄芩加茯苓四两⑦。若不渴,外有微热者,去人参加桂枝三两,温覆微汗愈⑧。若咳去人参、大枣、生姜,加五味子半升,干姜二两⑨。

[词注]①切:生姜入煮剂,切片不要太厚,薄片或姜末为宜。

②再煎:药品与水同炖曰煮,单煮药汁加以浓缩曰煎。

③若胸中烦而不呕者去半夏人参加瓜蒌实一枚：邪气聚于胸膈，无有上逆之势，故去人参之甘补，半夏之辛降，而加瓜蒌实以清热荡实，宽胸除烦。

④若渴去半夏加人参合前成四两半，瓜蒌根四两：邪气波及阳明，气燥而渴，故去半夏之辛燥，而倍人参加瓜蒌根（天花粉），以滋阴益液，生津止咳。

⑤若腹中痛者去黄芩加芍药三两：木克土，肝气犯脾，腹中作痛，故去黄芩苦燥之品，以恐伤脾阳，加芍药以止痛，因芍药可通络也。

⑥若胁下痞硬去大枣加牡蛎四两：肝木之邪，郁而不伸，犯于本经则胁痛，结于胁下则痞硬，去大枣之甘温益满，而加牡蛎之"咸平软坚"。

⑦若心下悸小便不利去黄芩加茯苓四两：三焦气化不行，而决渎失司，故去苦寒之黄芩，而加茯苓渗淡利水，并且扶其心阳。

⑧若不渴外有微热去人参加桂枝三两，温覆取微似汗：太阳之邪未尽，去人参之补腻，加桂枝以解表。

⑨若咳者去人参大枣生姜加五味子半升干姜二两：肺受邪迫，故去参枣生姜之甘壅腻膈，而加五味子以敛肺气，干姜以温肺寒，所以用干姜而不用生姜者，乃"恶生姜之走表，不如用干姜之纯于温也"。

[方义]《内经》指出，太阳主开，阳明主阖，少阳主枢。所谓少阳主枢，是指少阳居太阳阳明之间，为经气内外透达、上下通调之枢纽。仲景根据这个道理，立枢转和解一法。小柴胡汤即是拨动枢机以达邪外出的主方。邪气偏于表者，必借太阳之经的外达；若邪之偏于里者，又必借阳明之道路的下夺。今小柴胡汤一方，方用柴胡黄芩以和解少阳之邪热，半夏以降逆止呕，人参、甘草、生姜、大枣助正气以通达营卫，使邪气不得深入，而必趋向外散。柯韵伯指出："少阳机枢之剂，和解表里之主方。"洵属至言。主治少阳病往来寒热，胸胁苦满，嘿嘿不欲饮食，心烦喜呕以及口苦、咽干、目眩之证。除此以外《金匮要略》黄疸病之诸黄腹满而呕者，亦主以小柴胡汤，呕吐哕病之呕而发热者，亦主以小柴胡汤，产后病之郁冒，脉微，呕不能食，寒热往来者，仍主以小柴胡汤，根据前贤的论述以及临床体会，它是一个组方精当，不偏不倚的方剂，若配伍解表之药则和解祛邪以达表；若配伍清里之药，仍不失和解而又兼以泻下；若配伍补益之药则和解以补虚；若配伍行气之药又能理气以调和肝脾，若配伍理血之药，又可调和气血以调经；若配伍滋阴之药，又可以退骨蒸痨热等等。去滓再煎方法，唯柴胡类方用之，融洽水性，浓缩药液，以利于集中诸药味之功能以和解少阳，扶正达邪。

【原文】血弱气尽①，腠理开，邪气因入②，与正气相搏，结于胁下，正邪分争③,往来寒热,休作有时,嘿嘿不欲饮食,脏腑相连④,其痛必下,邪高痛下,故使呕也⑤,小柴胡汤主之,服柴胡汤已,渴者属阳明,以法治之⑥。(97)

[词注]①血弱气尽:此指气血均不足,人之正气衰弱的意思。

②腠理开邪气因入:因血弱气尽,则营卫不固,所以使腠理开放而邪气入之。

③正邪分争:人身正气与病邪交争于胁下,故有往来寒热,休作有时,嘿嘿不欲饮食等症。

④脏腑相连:此指肝与胆同居于一处,肝属脏,胆属腑,肝与胆关系互为关联。

⑤邪高痛下,故使呕也:胆为高,肝为下,胆气郁滞,必影响肝,肝滞必痛,故云痛下。亦指肝邪犯脾与胃。邪高指少阳之口苦、咽干、目眩。痛下又指腹痛难忍。呕指邪气犯胃,胃气上逆。

⑥渴者属阳明,以法治之:少阳亦有渴证但不甚,今渴已甚,说明病邪已转属阳明之经,病在经可用白虎汤治之,入腑可用承气汤治之,所谓"以法治之"示人以灵活掌握可也。

[逢原]本条提示少阳病的原因及病理,以及转属阳明的辨证。本条可分三节认识。

1. 致病因素　少阳病,多由太阳传来,风邪在太阳经时,如果太阳经气旺盛,或治疗适当,病邪就会从表而解;不解即会向内发展,传入少阳,少阳的血弱气尽,这就形成了病邪传入少阳的依据,邪居半表半里,正邪交争搏结于胁下,因而就出现了胸胁苦满的多种症状。

2. 病机辨证　邪气居于半表半里,互为相争,邪胜则寒,正胜则热,互有胜负,即发生往来寒热之特征,肝木无力疏利土气,即发生嘿嘿不欲饮食。脏腑相连,少阳为胆之经脉,与肝相连,胆病必影响于肝,肝为在下,胆为在上,邪高痛下,上则为口苦、咽干、目眩以及呕吐,下则胁痛或腹中作痛,这种阳逆于上,阴逆于下,中焦阻塞不通,总之皆为少阳枢机之为病,故以小柴胡汤主之。

3. 转属阳明　服了小柴胡汤以后,本来不渴,或间有渴,应用小柴胡汤时可去半夏加瓜蒌根即可有效了,而今由不渴,转而为口渴愈甚,说明了其邪已转入了阳明,但阳明有经证腑证之分别,经证可以用白虎汤治之,腑证可以应用三承气汤治之,仲景指出"以法治之"示人度其轻重可以从权治之。

【原文】本太阳病不解,转入少阳者,胁下硬满,干呕不能食,往来寒热,尚未吐下,脉沉紧①者,与小柴胡汤。(266)

[词注] ①脉沉紧:少阳证若见此脉象,只能说是紧则弦之甚者。

[逢原] 本条提示:少阳病的来路和现有脉象以及治疗方法。

本来是太阳病,病在肌腠,脉浮、头痛、发热、恶寒,因不得解,邪热深入而转为少阳病,证见胁下硬满,干呕,不欲食,往来寒热。胁下为少阳经脉所过之重区,邪气伤之,经络郁滞不散故而硬满,木火之气郁而不得伸展,上逆则干呕,波于胃则不能食,正邪交争而为往来寒热,其病在太阳转入少阳过程中,均未经吐下之法治之,而见脉沉紧。这个沉紧之脉,已成了历代医家的争论焦点,据临证体验,太阳之邪传入了少阳之半表半里,症状比较严重,故脉不弦而紧。徐灵胎云:"此为已见入里,故不浮而沉,紧则弦之甚者,亦少阳本脉。"黄竹斋说:"以上三节,首节胸中满,邪在上焦也,次节胃不和,邪在中焦也,本节胁下硬满,脉沉紧,邪在下焦也。而小柴胡汤可以通治之者,以上焦得通,津液得下,胃气因和,是其效用也。"徐黄二家之论点,我们认为比较中肯。

【原文】若已吐下、发汗、温针①,谵语,柴胡汤证罢。此为坏病,知犯何逆,以法治之。(267)

[词注] ①若已吐下、发汗、温针:少阳之病在半表半里,只有和解一法可疗。吐法、下法、发汗、温针均为所禁,若用之不当,故病深化,变证谵语,证情复杂,变为坏病。

[逢原] 本来是少阳病,误治变为坏证,仲景提示了救误的原则。

少阳病,治用和解之法,则为治本。若汗、吐、下、温针,均犯所禁,可知诸法,无不伤其津液,虽然引发了谵语,但也并非阳明实证。仲景在此只云"此为坏病,知犯何逆,以法治之"的原则。以临证经验所得,此坏之病,病原仍在胆,即"十一脏皆取决于胆也"。胆热诸症虽然复杂,必寻其主症而调之,若偏于热,与小半夏汤加瓜蒌、黄芩,小小之量调之;若偏湿滞者,可与温胆汤,亦小小之量调之,二方均在调胆之枢机,一般情况下,病会渐渐而愈。

【原文】伤寒中风,有柴胡证,但见一证便是,不必悉具①,凡柴胡汤病证而下之②,若柴胡证不罢者③,复与柴胡汤,必蒸蒸而振④,却复发热汗出而解。(101)

[词注] ①不必悉具:此指太阳伤寒或中风之发展中,只要见到小柴胡四大见证之一者,即是但见一证便是了。

②凡柴胡汤病证而下之:柴胡汤证只能运用和解之法治之,而下之,此为误治。

③柴胡证不罢者:虽然错用了下药,而小柴胡汤证仍然存在者,仍可再用

小柴胡汤和解之。

④蒸蒸而振：药力振奋枢机，并驱邪外出，而产生的战汗现象。

[逢原]本条提示：凡太阳中风伤寒证，只要见到少阳证小柴胡汤的一证，就可应用小柴胡汤。并指出了虽下之但柴胡证未罢，仍用柴胡汤的证情变化。此节有两个着眼点，一是但见一证便是，二是必蒸蒸而振。

1. 但见一证便是　无论是太阳伤寒与太阳中风，在其发病过程中，只要见有小柴胡汤中四大见证之一者，说明其病已涉及少阳小柴胡汤的信息，这样只有一者的信息，就预感到将要转化为少阳小柴胡汤证了，据此不必悉具就可应用小柴胡汤，拨动枢机，达邪外出。

2. 必蒸蒸而振　此节重点是说，如果错误地应用了攻下之药之后，柴胡证仍在，说明了病邪未因攻下而内陷，仍停留在半表半里之间，还可以仍用柴胡汤进行和解，用了小柴胡汤，就会出现蒸蒸而振，这是为什么？因错误地应用了攻下，止气受到了一定的伤害，服用了柴胡汤以后，正气得到了药力的援助，而振奋驱邪外出，必然出现战汗的现象，故条文后云：却复发热汗出而解。

关于但见一证便是，不必悉具，实指小柴胡之往来寒热一证，胸胁苦满一证，心烦喜呕一证，嘿嘿不欲饮食一证。但见一者必是。小柴胡汤下的七个加减法见证，不在此例，医者志之。

（二）小柴胡汤变局

【原文】伤寒四五日，身热恶风，颈项强①，胁下满②，手足温而渴者③，小柴胡汤主之。（99）

[词注]①颈项强：颈是少阳经脉的循行之路，少阳受到了伤害，是颈强而影响及项的意思。

②胁下满：少阳之经脉，络于胸胁而下行，少阳受到伤害，滞郁于胸胁之络，故而胁下胀满。

③手足温而渴者：本条三阳病俱有，手足温而渴，突出了阳明有热的症状。

[逢原]本条言三阳受邪，偏重在少阳的辨证。

伤寒四五日，太阳之邪向里发展过程中，并入了少阳之经，而见到了身热恶风，颈项强，手足温而渴的一些症状，这里的颈项强，是指少阳之经脉，从头至颈部强痛，而牵及项部强痛的现象，重点在颈部。胁下乃少阳经脉所过之区，少阳之邪气郁滞，故胁下作满。手足温而渴，病已波及阳明之经表，三阳俱有症状。虽然恶风为太阳之证，但其证不重；虽然有手足温而渴的阳明之证，但其证亦不重；而重在少阳，在少阳不可发汗，亦不可下，所以治当从少阳论治,小柴胡汤调和枢机,从和解而祛邪外出。应用小柴胡汤时,应当根据小柴胡汤的加减法中不呕而渴,去半夏加瓜蒌根进行治疗。

【原文】伤寒阳脉涩,阴脉弦①,法当腹中急痛②,先与小建中汤,不差者③,小柴胡汤主之。(100)

[词注]①阳脉涩,阴脉弦:涩乃浮涩之象,主荣血不足,血流不畅,弦乃沉弦之象,弦脉主痛,亦肝胆邪气劲急之象。

②法当腹中急痛:少阳病又兼有里有虚寒的拘急挛痛现象,应当先温中补虚。

③不差者:服了小建中汤,脉涩腹痛即去,所谓不差者,是指少阳病症状仍在。差即瘥字。

[逄原]少阳病兼有里虚寒证的治疗步骤。

此条文之伤寒是指少阳伤寒,弦脉为少阳之脉,而今取之浮涩,沉按则弦,浮涩说明荣血不足,血流滞而不畅。沉弦之脉主痛,说明木气横逆,克伐太阴脾,故而大腹挛急作痛。这些证候的出现,足以证实少阳之病,又兼有里气虚寒凝滞,所以要先服小建中汤温其中气,补虚止痛。若服了小建中汤,脉涩腹痛等症已去,而少阳之证仍在者,再用小柴胡汤的和而解之。

在一般情况下,少阳病不可用辛温之药,这里应用小建中汤,因少阳病兼里之虚寒挛痛为重,若不先温其里、止其痛、补其虚,虽然用了小柴胡汤,亦不能鼓动人身内之正气而战胜病邪,所以先用小建中汤,亦是一种权变方法。

(三)小柴胡汤辨证

【原文】得病六七日,脉迟浮弱①,恶风寒,手足温②,医二三下之,不能食③,而胁下满痛④,面目及身黄⑤,颈项强⑥,小便难者⑦,与柴胡汤,后必下重⑧,本渴饮水而呕者⑨,柴胡汤不中与也⑩,食谷则哕。(98)

[词注]①脉迟浮弱:此乃太阴伤寒证,好像太阳表证一样。

②恶风寒手足温:太阴篇278条云:"伤寒脉浮而缓,手足自温者,系在太阴,太阴当发身黄……"

③医二三下之不能食:一再下之必伤害脾胃,致使脾胃更加虚弱故而不能食。

④胁下满痛:水饮停滞脘胁,所以可见胁下满痛,它与小柴胡汤的胸胁苦满不同。

⑤面目及身黄:脾湿不运,寒湿郁滞,其色暗黄,与阳黄如橘子色者不同。

⑥颈项强:湿痹于上,如《内经》所谓"诸颈项强,皆属于湿"相同。

⑦小便难者:脾主运化水湿的功能失调。

⑧后必下重:大便时肛门有坠感。

⑨本渴饮水而呕吐:脾阳不振,津液不化而渴,水停于胃,虽然口渴,但饮水则呕。

⑩柴胡汤不中与也:此证为太阴脾湿之证,不可应用和解少阳的柴胡汤了。

⑪食谷则哕:此是脾气将绝的症状。

[逢原]本条提示:少阳类似太阳证,重点在误下后的太阴证的辨证。本条可分三部分去认识。

1. 太阴伤寒证　脉浮弱,恶风寒,好像是桂枝证,然而桂枝证脉不迟,今见脉迟,手足温,这又不是桂枝证了,而是太阴病的脉证。脉迟浮弱,恶风寒,手足温,统而看之就是太阴伤寒的证候。太阴病278条云:"伤寒脉浮而弱,手足自温者,系在太阴,太阴当发身黄,若小便自利者,不能发黄,至七八日,虽暴烦下利日十余行,必自止,以脾家实,腐秽当去故也。"以上所述之证,就是太阴病又兼表不和,不可下,应当采用温里和表的治法,如桂枝人参汤等。

2. 误下之变证　医生屡用泻下之法,势必造成脾胃更加虚弱,此乃诛伐无过,正气愈伤,土虚湿郁,因之发生一系列的变证,脾胃阳气已伤,所以不能食,这里的不能食与少阳证的嘿嘿不欲饮食不同。脾土虚弱,无从安木,肝木横逆,故而胁下满痛,和少阳证的胸胁苦满也不同。脾既不能运化,寒湿郁滞于肌表,故而面目身黄,此黄为暗色,与阳黄如橘子色者不同。颈项强是湿邪痹于上的缘故,《内经》云"诸颈项强,皆属于湿"亦指此证。脾不能运化水湿,湿滞于下,故小便难。脾阳虚,津液不能布化,故口渴,水气在胃,得水不受则呕,和少阳证之喜呕不同。以上这些症状,都属于误下而导致脾胃虚寒的结局,症状虽类似少阳,而实则为太阴病证。如果错误地认为是少阳证而与小柴胡汤治之,势必造成不良后果。

3. 误用小柴胡汤　本为太阴虚寒之证,若误用了小柴胡汤,这就又形成了一误再误的局面,小柴胡汤是和解之剂,方中有黄芩一药,性味苦寒,主清热,以寒治寒,寒更寒,而脾气下陷,则形成了大便下重的危证。食谷则哕,说明胃气已具败绝的征象,预后多危险了。

【原文】伤寒五六日,头汗出,微恶寒①,手足冷,心下满,口不欲食,大便硬,脉细者,此为阳微结②,必有表复有里也。脉沉,亦在里也。汗出为阳微,假令纯阴结③,不得复有外证,悉入在里,此为半在里半在外也。脉虽沉紧,不

得为少阴病,所以然者,阴不得有汗,今头汗出,故知非少阴也,可与小柴胡汤。设不了了者,得屎而解④。(148)

[词注]①头汗出,恶寒:病开始,有表证,不过这里的表证已五六日,病属轻浅。

②阳微结:热在里而大便硬,故名阳结,外有表证,热结尚浅,所以叫作阳微结。

③假令纯阴结:此指少阴病之内结,所以不是,是指复有外证,今有头汗出,所以确定不是少阴证。

④得屎而解:无论自便或药物微下,粪便得以泻下,即说明了上焦得通,津液得下。

[逢原]本条提示了阳微结的治疗方法,并指出了与纯阴结的辨证。本条可分三节认识。

1. 阳微结脉证　伤寒五六日,头汗出,为热邪上越,而又微恶风寒,说明尚有太阳表证存在。手足冷,心下满,口不欲食,大便秘结为热结于里的症状,这里的脉细,应当为沉紧而细,是血流不畅的缘故。以上诸症,就叫阳微结,由于气血失调,故其证是既有表证复有里证的。

2. 阳微结与阴微结的辨证　本证脉沉细,头汗出,手足冷,类似少阴病的纯阴结,而少阴病不得有外证,今本证有外证存在,所以说半在里半在外,病因仍在少阳。再者少阴病,本为阴寒内盛,不会有头汗出之证,然而若有汗出,必定是大汗亡阳的危候,病将虚脱,与一般阴寒证的大便硬结不同。今本证有外证存在,虽然脉有沉紧,亦不得为少阴之病矣。

3. 治疗方法　本证仍属半表半里之证,所以仍可用小柴胡汤调达枢机,服药之后,上焦得通,津液得下,胃气因和,诸症便可自解。若里气尚存不和,病人感觉尚不了了的,医当与通其大便,热邪得泻,所以仲景曰"得屎而解"也。

四、大柴胡汤证

【原文】太阳病,过经①十余日,反二三下之,后四五日,柴胡证仍在者,先与小柴胡。呕不止,心下急②,郁郁微烦③者,为未解也,与大柴胡汤下之则愈。(103)

[词注]①过经:此处含有病传其他经之意。

②呕不止,心下急:服了小柴胡病未解,说明病邪传入少阳之分,气未降而

呕不止,腹已有结故而有心下急痛之感觉,故又郁郁而烦忧。

③郁郁微烦:此病机不单纯是在半表半里,而且兼有阳明里实的一些症状了。

[逢原]本条提示:小柴胡与大柴胡在辨证上的区别。本文可分两节认识。

1. 太阳并少阳证　本来是太阳病,因过经十余日,表证已衰,病邪则从太阳经又传入到少阳经,少阳为半表半里,当用小柴胡汤和解使邪从表解。而医二三下之,实属误下,虽然一再泻下,但病邪并未因之泻下而内传,故云后四五日,柴胡证仍在,仍当用小柴胡汤治疗。《伤寒论》101条云:"凡柴胡汤病证而下之,若柴胡证不罢者,复与柴胡汤。"用了柴胡汤,病未因之而解,继续向里发展而深入。

2. 少阳并阳明证　上节服了小柴胡汤,如果少阳得以枢转,其病必然而解,但是服了小柴胡汤,其证未解除,反而加重了,由原来的喜呕一变而为呕不止;由原来的胸胁苦满,一变而为心下急,由原来的心烦一变而为郁郁微烦,此时的病机不但是一个半表半里证,而是兼并有阳明里实的病候了,所以得用大柴胡汤,和解枢机,使病邪从阳明之路而泄之。

大柴胡汤方

柴胡半斤　黄芩三两　芍药三两　半夏半斤(洗)　生姜五两(切)　枳实四枚(炙)①　大枣十二枚(擘)

上七味,以水一斗二升,煮取六升,去滓再煎②,温服一升,日三服,一方加大黄二两③,若不加,恐不为大柴胡汤。

[词注]①枳实四枚炙:枳实四枚,约4~6g,炙则气味变香,能增强行气破坚利膈之效。

②去滓再煎:再煎能使诸药专一。

③加大黄二两:视其里急之病情,及人之体质强弱而定,不必拘泥。

[方义]大柴胡汤一方,是治少阳阳明病之主方。太阳为皮肤卫外之表,阳明为内腑运化之里,少阳为二阳开合之中枢。病居少阳阳明之分,故方用柴胡黄芩以和解少阳,大黄枳实以泻下热结,半夏生姜以和胃降逆,芍药大枣以调和营气,缓急止痛。诸药共奏和解少阳兼泻阳明之效。关于本方有无大黄,历代医家已见仁见智。仲景经文明言:"与大柴胡汤下之则愈",这本是少阳阳明合病偏之于里急,必借阳明里表而下,若不云"下之则愈",其热邪将何得以降下,但是虽说泻下,又与承气汤有所区别,承气汤乃追逐荡下之剂,此乃和中

寓泻之法。三承气汤用大黄,均书四两,佐以枳朴芒硝推波助澜,急下以存阴。此方用大黄仅二两,况且又是在大柴胡汤内,又复以去滓再煎,其泻下之力缓而且微。《伤寒论释义》云:"至于本方下利而仍用大柴胡汤,其临床辨证的根据有以下几点。①腹部硬满,拒按,脐下有热者。②屎急焦黄而热臭,或稀薄水中杂有小结块,或下利清水色纯青。③小便赤涩不利,再结合脉搏、舌苔及其他症状,诊断其肠中已有燥屎,才能应用本方。"此言颇为精当。

【原文】 伤寒发热,汗出不解①,心中痞硬②,呕吐而下利者③,大柴胡汤主之。(165)

[**词注**] ①伤寒发热汗出不解:本条只说发热,未言恶寒,指邪已有表入里,虽有汗而不解。

②心中痞硬:此指邪气只是结于胃脘部,并不是肠道有燥屎之证,此痞与硬相比,只是刚刚里气结实的意思。

③呕吐而下利者:由于胃气邪结,其升降之功能受到郁滞,所以上为呕吐,下为下利。

[**逢原**] 本条提示:大柴胡汤的另一适应证。

伤寒为表证,当头痛,脉浮紧,发热恶寒;今但言发热,不言头痛,脉浮紧,恶寒,说明病邪已经内传化热,所以只言汗出热不解。假若是蒸热、潮热、大腹满、绕脐痛,便是承气汤证。此证发热,而兼呕吐,泻下,心中痞硬,可知不是肠道燥屎之结,而是邪气结于胃脘,胃气受到邪结,升降能力失司,上逆则呕吐,下迫则下泻,而今不但呕吐而发热,心下痞硬,是里气邪结在胃,所以不能用小柴胡汤而必用大柴胡汤解之,即和其少阳而攻其阳明。

本证与桂枝人参汤有所不同,性质有冰炭之异。本证的心下痞硬,是邪气郁滞于胃脘,彼证的心中痞硬是胃气虚弱,邪气上逆。本证未经过误下而呕吐;彼则屡下无有呕吐证。本证发热而不恶寒,是邪气内传发热,彼为表不解而恶寒发热。本证下利是利而不畅,色黄气臭;彼之下利是利下不止。在临床见到如此之证时,当细细辨别,不可忽视。

五、柴胡汤类证变法

(一)柴胡桂枝汤证

【原文】 伤寒六七日,发热微恶寒,支节烦疼①,微呕②,心下支结③,外证未去者,柴胡桂枝汤主之。(146)

[**词注**] ①支节烦疼:伤寒外证虽微,但已里传,四肢关节疼痛得严重。

②微呕：外感病的转机已经内传少阳，故而见微呕。

③心下支结：心下支撑闷结，即少阳胸胁苦满之轻者。

［**逢原**］本条提示：太阳病未罢而传入了少阳的治疗方法。亦太阳少阳并病之意。

太阳伤寒六七天，病仍未解，仍然发热，同时又见到了支节烦疼、微呕、心下支结，说明病又转及少阳之经，其心下支结，亦即少阳病胸胁苦满的轻证。微呕亦即心烦喜呕之轻证。支节烦痛是太阳病的症状，然较啬啬恶寒周身骨节疼痛的病情要轻微得多，正因为太阳和少阳的症状均不太甚，所以采用小柴胡汤与桂枝汤合方，而分量仅是用两方的一半，既解太阳之邪，亦解少阳之邪。

柴胡桂枝汤方

桂枝一两半（去皮）　黄芩一两半　人参一两半　甘草一两（炙）　半夏二合半（洗）　芍药一两半　大枣六枚（擘）　生姜一两半（切）　柴胡四两

上九味，以水七升，煮取三升，去滓，温服一升。本云人参汤作如桂枝法，加半夏、柴胡、黄芩，复如柴胡法，今用人参作半剂。

［**方义**］本方即是小柴胡汤与桂枝汤，两方各用半量的复方，为治疗太阳病与少阳病合病的方剂。表证未有解除，故仍有发热恶寒及肢节烦痛等症。邪气转于少阳之经，又见微呕而心下支结等症，方中应用一半柴胡汤，以疗少阳之微结，又取桂枝汤一半之量，以疗太阳未罢之邪。二方合剂，运转枢机，病从太阳而解除。

（二）柴胡桂枝干姜汤证

【**原文**】伤寒五六日，已发汗而复下之①，胸胁满微结②，小便不利，渴而不呕③，但头汗出④，往来寒热，心烦者⑤，此为未解也，柴胡桂枝干姜汤主之。（147）

［**词注**］①已发汗而复下之：伤寒在表，汗出当解，今汗出不解又复下之，致胸胁胀满，形成气虚水停的少阳病。

②胸胁满微结：胸与胁为少阳经气通行之经路，因汗下的误治，水饮停留不行，故形成胸胁满微结之证。

③小便不利，渴而不呕：水饮停留于内，三焦气化失司，故而小便不得通利，津液不得上潮，因而口渴，水停于胃脘并不上逆，所以未有呕逆之证。

④但头汗出：此指邪气郁遏于内，阳邪上冒于头颈之部，故云但头汗出。

⑤心烦：心中烦扰，与寒热往来，都是少阳证的病候，亦都是少阳郁遏的缘故。

[**逄原**] 本条提示：太阳病误汗下之后，邪陷于少阳，水饮微结的证治。

本来是太阳伤寒之表证，邪在表，可汗而已，汗之不当，复又下之，形成了胸胁胀满微结，寒热往来的少阳证。少阳证，不可发汗，误汗则伤了正气，气机不利，宣化失职，致水饮停滞于胸胁，水饮既停，所以小便不利，而津气亦不得上潮，故而口渴，水饮内停，胃气未能上逆，所以不呕。而但头汗出、心中烦扰，也都是因为阳气被遏不得发越于外，阳邪上扰，故但头汗出，郁于内者则心烦，以上诸症，都是邪陷少阳而形成的水饮未化的症状。所以用柴胡桂枝干姜汤以宣化停饮，透达阳郁为治法。此证不可用五苓散。

柴胡桂枝干姜汤方

柴胡半斤　桂枝三两（去皮）　干姜二两　瓜蒌根四两　黄芩三两，牡蛎二两（熬）　甘草二两（炙）。

上七味，以水一斗二升，煮取六升，去滓，再煎取三升，温服一升，日三服，初服微烦，复服汗出愈①。

[**词注**] ①初服微烦，复服汗出愈：方中桂枝与干姜服后反助其热的影响，再服汗出，邪从汗解而愈。

[**方义**] 此方乃柴胡汤证之变方，虽然经过误下之后，而表证未罢，方用柴胡桂枝以解在表之邪，胸中满微结，故去人参之补腻，加咸平软坚之牡蛎。呕吐而心烦，去半夏之燥，再加瓜蒌根以润之，姜桂合用以温往来之寒，柴芩合用以清往来之热，姜芩有泻心之寓义，以开启微结，此乃表里错杂，因药寒热并取，甘草和中调和，药后取其微汗，使内外和而表里同愈，其初微烦乃因下后致虚，服药得汗乃瞑眩之现象，故病愈也。

（三）柴胡加芒硝汤证

【原文】伤寒十三日不解①，胸胁满而呕②，日晡所发潮热③，已而微利④。此本柴胡证。下之以不得利，今反利者，知医以丸药下之，此非其治也，潮热者实也，宜先服小柴胡汤以解外，后以柴胡加芒硝汤主之。（104）

[**词注**] ①伤寒十三日不解：伤寒一病，十三日不解，是指表证尚未解除，病转入里。

②胸胁满而呕：胸胁满说明病入少阳之经，呕吐为胆气上逆，均为少阳病的主证。

③日晡所发潮热：日晡指申酉戌之时，发潮热是阳明病的征象，说明病已波及阳明里实。

④已而微利：误下之，不但病不得解，反而加了微利，尽管微利，只要有潮

热,乃属里实。

[**逢原**]提示:大柴胡汤误用丸药下后的症状与治法。

伤寒十三日不解,并非是意味太阳病必解,今不解,说明虽有表证亦微,但邪热已转入了少阳阳明之分,症状见到胸胁满而呕,是少阳病的证候,日晡所又发潮热,又是阳明病的证候。二阳并病,本不应有微利,今以微利,必有其故矣,因大柴胡非峻下之剂,今之所以微利者,是医以丸药下之之失,少阳阳明合病之邪,均属少阳相火有余之热,扰其胃腑所致。

丸药:考汉代民间盛行温下的方法,据《千金》所载之紫圆、备急圆等,这些药泻下迅速,药性多辛热,对于阳证热邪是不宜的,误用之易造成变证,如以热药治其热证,虽有所下,但不能下其肠中燥屎,这种误下虽生微利,但阳明之热仍未得解,不但不解,两热相并其热更甚,故云:"非其治也。"以下仲师复曰,潮热者实也,应先服用小柴胡汤解其半表里邪,后以柴胡加芒硝汤以泻阳明所遗留之燥屎,使表里之邪俱除,则病即可痊愈。

成都中医学院所编《伤寒释义》把此段经文并为三句,很有参考价值,今录于下:

①伤寒十三日不解,有向里传变之势,胸胁满而呕,日晡发潮热等症,是少阳兼阳明内实之征。

②上证既兼里实,大便应见秘结,今反下利,是以误用丸药所致,丸药不能荡涤肠胃实邪,药力反留中不去,致微利不止,虽有微利而病不解,柴胡证依然存在。

③潮热为里实,但因少阳之邪未解,故先用小柴胡汤以解少阳;再用柴胡加芒硝汤兼治里实。

柴胡加芒硝汤方

柴胡二两十六铢[①]　黄芩一两　人参一两　甘草一两　生姜一两(切)半夏二十铢(本云五枚[②],洗)　大枣四枚(擘)　芒硝二两。

上八味[③],以水四升,煮取二升,去滓,内芒硝更煮微沸[④],分温再服,不解更作[⑤]。

[**词注**]①二两十六铢:即今之6g余。

②二十铢本云五枚:二十铢与五枚不相上下。

③上八味:当作七味,因芒硝后下再煮。

④更煮微沸:去滓再煎以使芒硝溶化。

⑤不解更作:若病不愈,可以再煮一剂。

[方义]柴胡加芒硝汤一方,即小柴胡汤加芒硝。主治少阳与阳明合病,胸胁满而呕,日晡所发潮热,已而微利。医以丸药下之,是因为正气虚,肠中仍有遗留之燥结,痞满而不甚,所以不用大黄、枳实之泻下,而借参草以扶胃气,使芒硝下之,这样不致重伤胃气。

先与小柴胡汤和解少阳,再与柴胡加芒硝汤润燥软坚。去滓后加芒硝,更煮微沸,是该方之重要煎煮方法,临床运用时,应当注意。

(四)黄连汤证

【原文】伤寒胸中有热,胃中有邪气①,腹中痛,欲呕吐者②,黄连汤主之。(173)

[词注]①胃中有邪气:胃中实指肠中,邪字当为寒证之寒字。

②欲呕吐者:所谓胸中有热,实指胃中,胃中有热,上逆而为欲呕吐。此处所谓欲呕吐,实指恶心。

[逢原]本条提示:上热下寒证的治疗方法。

本条胸中有热,实指胃中有热,胃中实指肠道,胃中有邪气,实指肠道有寒气,胃中有邪热之气,其气不降而上冲,故而欲呕吐,这呕吐,实指恶心言,肠中有寒气郁滞,所以腹中作痛,权衡本证,总的病理机转是上有热证下有寒证,这上下升降的功能均换其所司,阳气在上不能下交于阴,故而下寒者自寒,阴气在下,不能上交于阳,故而上热者又自热不已,对于这种寒热夹杂的证情,仲景也同样采取了寒热并用的方药,上以清热,下以温寒,故而成无己云:"与黄连汤,升降阴阳之气"故而其证必愈。后世的医家采用这种方法,扩而充之,更广泛地应用于临床治疗。

黄连汤方

黄连三两　甘草三两(炙)　干姜三两　桂枝三两(去皮)　人参二两半夏半升(洗)　大枣十二枚(擘)

上七味,以水一斗,煮取六升,去滓,温服,昼三、夜二①,疑非仲景方。

[词注]①昼三、夜二:白天服三次,夜间服二次,此即后世之频服药之方法。

[方义]本方即半夏泻心汤去黄芩加桂枝所组成之方,是小柴胡汤的变法。小柴胡汤是治病在少阳表里不和之方,而本方是治上下不和之方,方中黄连苦寒泄热以清其上热,干姜辛热以温散其下寒,二药为方中之君药,即主药,甘草、人参、大枣甘平益气以调和其中气,半夏止呕吐,桂枝协和干姜以温中祛寒,桂枝亦入下焦以温其下寒,整个方剂,寒热平调,上下一气冲和,故病可愈。

（五）柴胡加龙骨牡蛎汤证

【原文】伤寒八九日,下之,胸满烦惊①,小便不利②,谵语③,一身尽重④,不可转侧者,柴胡加龙骨牡蛎汤主之。(107)

［词注］①胸满烦惊:下之后内虚,邪气乘虚内陷,胸中阳气虚,邪传之则发生胸闷,心神虚,心无主,则烦扰不安,惊惕不宁。

②小便不利:三焦决渎之官失司,故而小便不利。

③谵语:津液内竭,阳明燥热,故发谵语。

④一身尽重:邪气陷入少阳之经,郁而不发,少阳主转枢的功能失调,枢折不转。

［逢原］本条指出误下后,邪气内陷少阳,枢折不能转动的证治方法。

伤寒八九日,邪在太阳经可汗而解,邪在少阳经可转枢机,和解表里而解,唯有邪陷阳明里实,可以用泻下之法。此乃太阳伤寒,本来可以用发表之法,反而误用了泻下之法,邪气乘虚内陷,由于胸中阳气不足,邪气内陷之后,则发生胸闷;又由于心神虚弱,邪热扰之,则心烦不宁,惊惕不安,枢机不利,三焦决渎失司,水液停留而小便不利。阳明燥热鸱张,津气不足,伤及心阴,故发谵语。一身尽重,不得转动,都是少阳郁陷不能转枢的症状。此证虚实互见,表里错杂,所以仍用和解之法,转动枢机,以柴胡加龙骨牡蛎汤主治则愈。

柴胡加龙骨牡蛎汤方

柴胡四两　龙骨　黄芩　生姜(切)　铅丹①　人参　桂枝(去皮)　茯苓各一两半　半夏二合半(洗)　大黄二两　牡蛎一两半(熬②)　大枣六枚(擘)

上十二味,以水八升,煮取四升,内大黄切如棋子,更煮一两沸③,去滓,温服一升。本云柴胡汤,今加龙骨等。

［词注］①铅丹:即黄丹,为黑铅制炼而成的铅化合物,用铅与硝、硫黄制成,为黄赤色的粉末,故又名黄丹,其味辛,性寒有毒,入心、脾、肝三经,外用拔毒生肌,内服坠痰截疟。仲景在此用之"取其入胆以祛痰疾也"。

②牡蛎熬:熬字即今之炒煅之意,即煅牡蛎。

③内大黄切如棋子更煮一二沸:大黄性味俱厚,入脾胃、大肠、肝与三焦血分。此方用之以泻脾胃之湿热郁滞而降浊气,后入煎一二沸以取其气,以清泄三焦。

［方义］柴胡加龙骨牡蛎汤一方,仲景只采了小柴胡汤的一半剂量,去甘草加龙骨、牡蛎、桂枝、茯苓、大黄、铅丹以和解少阳,镇惊止烦。盖少阳之邪,

因误下而传腑，相火弥漫，枢折而不能转侧，诸症之作，如此条所云是也。方以柴胡、桂枝和解出表以缓身重；伍大黄泻里以止谵语；配铅丹龙牡镇魂魄而平烦惊；茯苓渗利而通决渎；生姜大枣、人参，扶正祛邪以益气阴。胆复中正，枢转有权，则如尤在泾所说："表里虚实，泛应曲当，而错杂之邪，庶几尽解也。"

铅丹内服，须当慎重，大黄后下法尤允当，此乃煎煮方法之着眼处，不可等闲视之。

六、热入血室

（一）刺期门法

【原文】妇人中风，发热恶寒，经水适来，得之七八日热除而脉迟身凉①，胸胁下满，如结胸状，谵语者，此为热入血室②也，当刺期门，随其实而取之③。（143）

[词注] ①热除而脉迟身凉：正胜邪却，脉静身凉，又没有其他症状，病已愈。

②热入血室：热入血室是一个综合病，它牵连子宫、冲脉、肝脏，应综合看，不可片面理解。

③当刺期门，随其实而取之：期门乃肝之募穴，泻其实热而病愈。

[逢原] 本条提示：热入血室的症状与治疗。

妇人中风、发热恶寒，如见脉迟身凉，为病愈。但这种脉迟身凉恰逢经水适来，病邪乘虚而入，邪入而脉迟身凉，不能与发热恶寒得解同日而语。此处之脉迟是血行阻滞所致；胸胁下的满闷不适，如结胸证，是属于邪热内郁不伸的症状，这种邪热内郁，上干于神明则发谵语。肝藏血，期门为肝之募穴，亦精血汇集之处，刺期门以泻其实热，病当愈。

关于血室，历代医家论说纷纭，意见不一，综合之，有三种说法：

1. 冲脉　理由是"血室者，荣血停止之所，经脉留会之处，即冲脉也"（如成氏、方氏）。因有胸胁下满如结胸状，以冲脉起于气街，并少阴之经，挟脐上行，至胸中而散。又王冰指出："冲为血海"，言诸经之血，朝会于此。

2. 肝脏　理由是"血室者肝也，肝为藏血之脏，故称曰血室"（柯氏）。胸胁是肝胆经脉布行之部，所以热入血室，有胸胁下满，刺期门肝募之穴及小柴胡汤，与肝胆有关系。

3. 子宫　理由是"子户者即子宫也，假名子肠，医家以冲任之脉盛于此，则月事以时下，故名之曰血室"（如张介宾）。条文中一再提及妇人经水适来适断,可见与经水有关系。

以上医家认为热入血室为:冲脉、肝脏、子宫,均有相当的理由,论述亦不无道理。但综合析对这热入血室,都有一定的片面性。热入血室是一个病,也可说是一个综合病,它牵及了冲脉、肝脏、子宫三个部分。妇人经水适来适断,其血必虚,风邪乘虚迫于子宫,迅速传及冲脉,冲脉者隶属于肝,肝脉又循环于阴器,终至肝脏,不复再传。风邪入子宫,伤及冲脉,终至于肝。但从症状分析:胸胁下满如结胸、往来寒热、谵语或暮则谵语、如见鬼状、如疟状,所表现的这些症状,大多与肝相关。仲景刺肝经募穴期门,使其濈然汗出而愈,这就是本条刺期门的本义。

(二)小柴胡汤证

【原文】妇人中风,七八日,续得寒热,发作有时①,经水适断者,此为热入血室,其血必结②,故使如疟状③,发作有时,小柴胡汤主之。(144)

[词注]①续得寒热,发作有时:妇人中风七八日,续得寒热,发作有时,说明不是风寒表证。

②其血必结:热入血室之后,邪气与血相互搏结。

③如疟状:症状如疟疾病一样的发作,而有一定之时,血气与邪分争,也是少阳证的一个症状。

[逢原]本条为热入血室寒热如疟的治疗方法。

妇人中风必有发热的表证,七八日以后,而寒热却发作有时,这与原来的中风发热不同。此时经水将断,则出现了寒热如疟等少阳症状,说明正气犹有抗邪外出的动机,其邪虽然下陷而较为轻浅,所以在治疗时则因势利导,用透里发表的小柴胡汤治之。

(三)自愈证

【原文】妇人伤寒,发热,经水适来,昼日明了①暮则谵语②如见鬼状者,此为热入血室,无犯胃气及上二焦③必自愈④。(145)

[词注]①昼日明了:病在血不在阳,气属阳,所以白天精神清爽明了。

②暮则谵语:血属阴,所以暮则谵语,这种谵语与阳明实热毫无关系。

③无犯胃气及上二焦:病邪居于血室的子宫、冲脉与肝,并未有犯及胃气与上焦、中焦。

④必自愈:此处当活看,设或未解,可刺期门或应用小柴胡汤和解之。

[逢原]本条再述热入血室的症状,并指出了治疗方法与其禁忌。

妇人发热期间,值经水适来,病邪就有可能乘其虚而进入血室,此时症状如果表现白天精神清爽,到了夜晚就昏迷不清,狂言乱语,如见鬼状,这就是热入血室了,病在血分而不在气分,气属阳气,所以昼日明了,血属阴分,所以暮则谵语。邪气未在表,不能用汗法。谵语不关阳明,不能用下法,胸膈无热邪实邪,不能用吐法,根据以上三条之证,热除脉迟身凉为热邪较重,寒热如疟状者,热邪较浅,此条的昼日明了,夜则昏迷谵语,如见鬼状者,又较如疟状为重。文中所说必自愈,指不用汗吐下之法,病可痊愈。这里的必自愈又当活看,如若不愈,亦可采用刺期门法或与小柴胡汤和解之。

　　附:热入血室的三种症状与其治疗方法

病因	中风经水适来(143)	中风经水适断(144)	伤寒经水适来(145)
症状	热除,脉迟,身凉,胸胁下满,如结胸,谵语	续得寒热,发作有时,其血必结,如疟状	发热,昼日明了,暮则谵语,如见鬼状
病机	邪无向外之机	邪陷少阳,正邪交争	表证尚在,邪与阴争
治疗	针刺期门,以泻胸胁瘀热	小柴胡汤,和解少阳邪热	无犯胃气及上二焦,邪气借血行从外而解

第四篇

辨太阴病脉证并治

一、太阴病大纲

（一）太阴病证治提纲

【原文】太阴之为病,腹满而吐,食不下,自利益甚①,时腹自痛②,若下之,必胸下结硬③。(273)

[词注]①自利益甚:脾阳下陷不升,因此下利,也是太阴病的主证,即诊断要点。

②时腹自痛:脾主湿,脾气虚寒,阳气忽通忽闭,所以腹痛时痛时止。不同于阳明燥屎之痛。

③若下之,必胸下结硬:太阴病的腹满而吐,食不下是寒气郁滞,不同于阳明燥实。下之更伤中土之阳气,寒湿凝结不化,所以胸下(胃脘)结硬。

[逢原]本条提示太阴病的主证及误下后的结硬。

太阴脾与阳明胃,表里相关,同主胃肠病变,但两者的性质截然不同,阳明主里热实证,太阴主里虚寒证,故有"实则阳明,虚则太阴"的说法。但是二者可以互为转化,阳明可转化为太阴,太阴也可以转化为阳明。太阴病的形成,约有两个方面,一是阳经转化,一是直中太阴。

1. 阳经转化 三阳病失治或者误治,形成里气虚弱,邪气传入太阴而病太阴病者,即为阳经转化。

2. 直中太阴 胃肠素来就虚弱,再加饮食失节,而患太阴病的,即为直中太阴。

无论阳经转化,或直中太阴,都属于脾阳不振从寒湿而变化。《内经》所谓"诸湿肿满,皆属于脾"即说明了太阴病的病理。太阴脾属土,主湿,其病多为寒湿。

太阴病的腹满为脾虚,脾虚则运化无权,寒湿不化。脾与胃互为表里,脾病必又影响到胃,虚寒之气上逆,所以呕吐,而食不得下。脾之阳气不升而下陷,故自利益甚,这食不得下及自利益甚,都属于太阴病的特征,也就是主证。另一个特殊证候是时腹自痛,脾脏的阳气已衰,当这种阳气流行时,腹痛辄止,当脾阴凝结时则腹痛又作,脾阳的忽通忽闭,是形成腹痛时止时作的主要原因。若下之,必胸下结硬,太阴病属于里虚寒证,虽然有腹满而吐及时腹自痛等症,若错误地当作阳明里实而下之,必使中气更虚,而形成胸下(胃脘)结硬。对于胸下结硬,在临床治疗时,当温运脾阳为主,典型的方剂有理中丸或理中汤,若四肢冷者,可采用附子理中汤治之。

【原文】伤寒四五日,腹中痛,若转气下趣①少腹者,此欲自利也。(358)

[词注]①趣:同趋,下趣即向下移动。

[逢原]本条提示欲作自利的先期症状。

本条经文重点介绍在下利将作之时,腹中之气先必有下趋的形证,如辘辘有声,或其气下窜先痛,从病机看,这将是欲发腹痛下利的先兆。本文所谓四五日是假定之期,着重讲了偏于虚寒的下利,里阳不足,阴寒太甚,水谷之气失去了正常的运化,下趋而为之利。但是这样下利症状,又并非太阴病所独有,而是在热利寒利中均可见之。惟尤在泾述之尤为中肯,其云:"若腹痛而满者,热聚而实,将成可下之证。兹腹中痛而不满,但时时转气下趋少腹者,然不得聚而从下注,将成下利之候也。而下利有阴阳之分,先发热而后下利者,传经之邪内陷,此为热利,必有内烦脉数等症。不发热而下利者,直中之阴邪下注,此为寒利,必有厥冷脉微等症。要在审问明白也。"从尤氏之说,必须脉证互参,才使治疗不致错误。

(二)太阴病欲愈脉证

【原文】太阴中风,四肢烦疼①,阳微阴涩而长者,为欲愈。(274)

[词注]太阴中风,四肢烦疼:太阴经感受风邪,所以四肢烦疼,烦疼有阳气欲伸之意。

[逢原]本条提示阴证转阳其病为欲愈的象征。

太阴属脾,脾主四肢,太阴经感受了风邪,所以四肢烦疼,这个烦疼有阳气欲伸的样子。这里的阳微阴涩而长者,是为有欲愈的脉象,阴阳指脉浮沉而言,阳微阴涩,是虚寒之体兼有表证的脉象,而长者为阳气欲伸之象,势必气治血和,也即正气来复,邪气即却之象,故断其为欲愈也。

这一节,是仲景提示我们在脉诊方面,必须有过硬的功夫,脉诊就是信息,在四诊中占有相当重要的地位,在临床上万万不可马虎。

【原文】伤寒脉浮而缓①,手足自温者,系在太阴②,太阴当发身黄,若小便自利者,不能发黄,至七八日,虽暴烦下利,日十余行,必自止,以脾家实③,腐秽④当去故也。(278)

[词注]①伤寒脉浮而缓:首先说明是太阳中风症状。

②手足自温者,系在太阴:即有脉浮而缓的脉象,但手足自温,并没有太阳中风的发热恶寒头痛等症,这是太阴病,并不是太阳病。

③脾家实:说明脾阳回复,有祛邪外出的表现。

④腐秽:此指肠中宿积腐败的物质。

[逢原]本条提示了太阳与太阴手足温的区别,发黄与不能发黄及脾阳回复自愈的三个问题。

1. 手足温　本条初因太阳病伤寒脉浮缓,因已没有发热恶寒头痛等症,而又见到了手足温,所以脉还浮缓,说明为病不在太阳,而在太阴。三阴证都无发热,少阴厥阴多见四肢逆冷,只有太阴病,阳气虽然虚弱,也无厥阴少阴严重,故无四逆现象,但也不发热,只是手足温,即为辨证太阴病的要点。

2. 发黄与不发黄　太阴脾脏为湿土之脏,寒湿郁滞,久必发黄,所以说太阴当发身黄,如果发黄,其色必暗晦不明亮,为阴黄,它与湿热郁蒸之黄,色鲜明如橘子色者有别。对于脾虚之阴黄,如果小便通畅,湿邪从小便排出,湿有去路而不内郁,所以知道不能发黄了。

3. 脾阳回复　从七八日至腐秽当下,是说太阴病欲愈的机转,见有暴烦下利日十余行,这就是脾阳回复驱邪外出的表现,邪气将尽而利将自止。

然而若不烦而下利十余行,就是阴寒内盛,其证当手足欠温,苔腻不化,精神疲惫,乃寒湿未除,所以下利不止。而脾阳自复者,其证当手足自温,精神清爽,舌之腻苔渐化,说明寒湿渐尽,所以下利亦必自止。

在临床之时,对于这个“烦”与“利”的先后,必须辨别清楚,方可治疗。

1. 先烦后利——正气奋起,可祛邪外出——自愈之兆。

2. 先利后烦——正脱邪扰,将危之候——急救之。

二、太阴病欲解时

【原文】太阴病,欲解时,从亥至丑上。(275)

[逢原]本条提示太阴虚证好转的大概时间。

脾为阴中之至阴,主旺于亥子丑三时,所以太阴病的虚证,当愈也在本经当旺的时间。

三、太阴病治法

（一）温里法

【原文】自利不渴者,属太阴,以其脏有寒①故也,当温之,宜服四逆辈②。（277）

[词注] ①脏有寒:太阴属脾,主湿,寒湿不化就为脾脏有寒。

②宜服四逆辈:云四逆辈,意在引用其类,而不在套用成方,示人以圆活变化之机,可根据人之病情轻重予以化裁用之。

[逢原] 本条提示:指出太阴病的病因以及正治方法。

自利不渴,是太阴病的辨证要点,太阴脾,主湿,寒邪侵之,病从湿化,寒与湿郁滞于里,所以自利不渴,肠胃本是阳虚有寒,仲景重点指出"以其脏有寒故也"。

至于从渴与不渴辨别自利的属寒属热,口渴当属里热,口不渴当属里寒。但有时也不绝对,如腹泻日久伤阴,也会引起口渴,不过这种渴并不甚,或渴喜热饮。

至于治疗,太阴病既属于脾土虚寒证,治当健脾、祛湿、散寒、温阳为主。所谓四逆辈,就是指四逆汤一类的许多方剂而言,当然还应包括理中汤在内,理中汤虽然在"霍乱篇"中,但据其组方之意,实为健脾温阳,亦为治疗太阴病之方,太阴病亦当首选为宜。

（二）解表法

【原文】太阴病,脉浮者,可发汗,宜桂枝汤。（276）

[逢原] 本条提示太阴病表证的治疗方法。

本条为症状说明,仅举出了一个"脉浮者"三字,作为辨证施治的依据。太阴为里证,今反见浮脉之象,可发汗,宜桂枝汤,是邪在表的明征,即应从表论治。阳明篇187条"伤寒脉浮而缓,手足自温者,是为系在太阴"此条在阳明篇,仲景告之,人们知在太阴;此条未言"系在太阴"亦应当知道系在太阴。274条所言"太阴中风,四肢烦疼,阳微阴涩而长者"阳微,指浮微,浮微无力祛邪,而长者,即浮而有力之意,故知病欲解。今但言脉浮,并指出可发汗,又应当知道这是太阴之表证,故可用桂枝汤。

《内经》言脾,"其充在肌"已说明了脾主肌肉。《伤寒论》第17条云"桂枝本为解肌"亦是说桂枝汤为解肌之方,今太阴湿邪在肌,肌可以说是脾之外腑,应用桂枝汤以解肌,亦理之固然也。人们多把桂枝汤归于太阳病,岂不知太阳病可用桂枝汤,阳明病可用桂枝汤,太阴病亦可应用桂枝汤。桂枝汤之法度:调阴调阳,调和营卫,解肌发汗,无汗能发,有汗能止。如果把桂枝汤只作为太阳病之专剂者,其认识则狭矣。

(三)表里双解法

【原文】本太阳病,医反下之^①,因尔腹满时痛者,属太阴也,桂枝加芍药汤主之。大实痛者^②,桂枝加大黄汤主之。(279)

[词注]①医反下之:本来就是太阳病,可以用发汗法祛邪外出,医反错误地用了攻下法,因而表邪内陷于脏而现腹满时痛的太阴病,即属太阴也。

②大实痛者:是阳明燥结不行,里有实邪,当有不大便拒按而硬满的实证之征。

[逢原]本条提示太阳病误下,邪陷太阴,形成腹满时痛与大实痛的两大证候。

1. 腹满时痛　本为太阳病,医生错误地用了泻下药,风寒之邪气因之内陷,致使脾气受到了伤害,因而形成了腹满不时作痛,但还未伤及脾之内质,所以没有呕吐及下利等症,并且还有太阳表证未除,对于这种"太阳之邪入于地土,而脾络不通"应当仍用桂枝汤调和营卫以解表,加芍药以通其脾络。

2. 大实痛者　是内有实邪作痛,不是上述的虚痛,其证必然还会有腹中满痛,大便燥不通,拒按等。因此加大黄以攻下里实,用大黄在桂枝汤内,这也是太阳表证未尽除的缘故。

桂枝加芍药汤方

桂枝三两(去皮)　芍药六两　甘草二两(炙)　大枣十二枚(擘)　生姜三两(切)

上五味,以水七升,煮取三升,去滓,温分三服,本云桂枝汤,今加芍药。

[方义]桂枝加芍药汤一方,调和营卫,理脾和中,缓急止痛。主治太阳中风证,因为误下致使邪气转属于太阴,中焦气血失调,而证见腹满,时时作痛,舌苔白薄者。方用桂枝汤调和营卫兼理脾和表,芍药、甘草、大枣以调胃阴,生姜又助桂枝以调卫阳,兼以和胃,促使脾胃阴阳自和,重用芍药,在土中平木,缓解其痛。《神农本草经》谓:"芍药,主邪气腹痛,除血痹,破坚积,寒热疝瘕,止痛、益气",陈修园等又谓芍药有通脾络之功。

桂枝加大黄汤方

桂枝三两(去皮)　大黄二两　芍药六两　生姜三两(切)　甘草二两(炙)　大枣十二枚(擘)

上六味,以水七升,煮取三升,去滓,温服一升,日三服。

[**方义**] 桂枝加大黄汤一方,其功能在解肌以祛邪,泻实以和里。主治太阳中风证,又因错误地用了下药,而实邪由太阳转入了阳明,证见腹内大实作痛,而拒按,因而采用了桂枝加大黄汤,一则解肌祛邪于外,一则苦寒下泻以治阳明。方中大黄配芍药以攻逐阳明之内实,以缓解腹中之大实而痛,桂枝举下陷之邪而出表外,芍药甘草为伍,又为芍药甘草汤,酸甘化阴,敛其阴气以和里,生姜主辛散,大枣主甘润,可以使营卫和,则邪气自不可内入,而腹之大实痛可瘳也。

【**原文**】太阴为病,脉弱,其人续自便利,设当行大黄芍药者,宜减之,以其人胃气弱,易动①故也。（280）

[**词注**] ①易动:本太阴病,正气已虚,不得不用大黄芍药者,当少用,否则容易破动胃气,引发变证。

[**逢原**] 本条提示临床用药要注意病人体质,体质虚弱的,攻伐药要慎用,或减轻药量。

太阴病虚证,治疗时,必须照顾人之正气,今太阴脉弱为中气亏虚之形,凡属于寒性攻伐之药,宜慎用,就是有腹满实痛者,治疗又不得不用大黄芍药者,也必须减轻用量,否则必致更加虚弱,恐利下不止矣。

（四）先温里后攻表法

【**原文**】下利腹胀满,身体疼痛,先温其里,乃攻其表,温里宜四逆汤,攻表宜桂枝汤。（372）

[**逢原**] 本条提示虚寒下利兼有表证的治疗法则。

《伤寒论》的治疗法则是表里同病者,当先解其表,然后攻其里。表里同病,里重表轻者,又当先温其里,后解其表。如太阳篇 71 条 "伤寒,医下之,续得下利,清谷不止,身疼痛者,急当救里,后身疼痛,清便自调者,急当救表,救里宜四逆汤,救表宜桂枝汤。" 本条之下利,必也下利清谷,腹部的胀满,则是脾胃的阳气不足,本条是里气虚寒,虽有表证,亦当先温其里,待里阳恢复之后,大便调和,可以再治其表,治里宜四逆汤,治表宜桂枝汤,亦辛温之法矣。

第五篇

辨少阴病脉证并治

一、少阴病脉证大纲

【原文】少阴之为病,脉微细①,但欲寐②也。（281）

［词注］①脉微细:脉的跳动轻微无力,属于阳气虚弱的形象,细是血少的缘故。

②但欲寐:似睡非睡,迷迷糊糊,似醒非醒神志恍惚之状态。

［逢原］本条提示少阴病的主脉与主证。

少阴病,脉微细与但欲寐是少阴病的主脉与主证。

1. 少阴病成因　本证可分直中与传经。直中者,指寒邪直接侵入少阴,开始便呈现一派全身性的虚寒证,正气极其衰惫,脉微细,但欲寐等,为直中。传经者,由他经发病使邪气传到少阴的,为传经。据其特点,凡太阳经传经的为多,太阳少阴互为表里,太阳病正气足,邪从太阳解,正气虚者,邪易陷入少阴,所以有"实则太阳,虚则少阴"之说。导致少阴变证的,还有太阴转属与误治变证等。

2. 少阴病性质　少阴病的性质属全身性之虚寒证,少阴病为心肾阳虚,全是阴寒之气弥漫,故证见精神委顿,四肢逆冷,下利清谷,恶寒蜷卧等阴盛阳衰的现象,尽管如此,少阴也有热证,因为少阴本属阴而阳属标,既可以阴化为阴寒证,也可从阳化为阳热证。

少阴病的脉微细,但欲寐,为少阴病的提纲,也是对少阴病正局而言,亦对少阴病本质而言。而证情的变化就是变证了。对于少阴病的这一常一变,必须明确。

脉微属阳气不鼓,细脉主阴血虚少,气虚血虚,神识失养,故而但欲寐,但欲寐为精神颓萎之象矣。

【原文】少阴病,欲吐不吐①,心烦②但欲寐,五六日,自利而渴者③,属少阴也,虚故饮水自救。若小便色白者,少阴病形悉具。小便白者^④,以下焦虚有寒,不能制水,故令色白也。(282)

[词注]①欲吐不吐:下焦阳气虚,寒气上逆之故,也就是恶心的意思。

②心烦:阴盛于下焦,而阳气虚浮,而又易于上扰,故而心中烦,但这种烦是虚烦,是少阴病的心烦。

③自利而渴者:少阴阳虚便是真阳不足,津液不得上承,口渴饮也不多,即为饮水自救之意。

④小便白者:少阴病本下焦有寒,水液不能阳化而排出,故色白。

[逢原]本条提示:少阴虚寒的辨证。其辨证要点有二,一是少阴吐利心烦,一是小便色白。

1. 少阴吐利心烦　少阴病下利脉微细为虚寒证的辨证要点。少阴病的欲吐不吐,是由于虚寒下利,肠胃空虚无物,虚寒上逆的恶心现象。心烦是虚阳上扰的证候,它不同于阳明燥实之烦,也不同于栀子豉汤的郁热留滞。但欲寐乃精神委顿之形证,虽有口渴,也不是真正的口渴,而是下焦阳气衰萎,津气不得上承的缘故,饮亦不多,而是求其自救而已。

2. 小便色白　小便色白是诊断少阴虚寒的重要依据。小便所以色白,是下焦虚寒太甚,肾之阳气不足以蒸发之故,故而小便清长而色白。

【原文】病人脉阴阳俱紧^①,反汗出者,亡阳^②也,此属少阴。法当咽痛^③而复吐利。(283)

[词注]①脉阴阳俱紧:太阳伤寒,脉阴阳俱紧是浮紧。少阴脉阴阳俱紧是沉紧,为寒邪直入少阴之脉。

②亡阳:少阴阴寒太甚,阳虚不能外固,汗出为阳脱,亦是少阴证之危候。

③咽痛:阴寒太甚,虚阳上浮,不红不肿,和实热咽痛全然不同。

[逢原]本条提示:少阴脉沉紧,不当汗而汗出为亡阳的证候。

紧脉主寒,脉尺寸俱紧,而是沉紧,说明寒邪已传入少阴,与太阳伤寒脉浮紧不同。少阴之病为寒甚,不当有汗出的症状,现在反而见到汗出,这是阴寒太甚,阳虚不能外固的危象,阴寒甚而阳外脱矣。

吐与利是少阴之本证,说明少阴寒气太甚,不但见到阳外脱,而又见到咽痛,此时亡阳即在危途,当急救之,与大剂姜附回阳固脱,阳气回复则吉,若因循失治则殆矣。

本证的咽喉疼痛属虚阳上浮,大多不红肿,即是红肿亦为轻浅,此时临床医者,当细察,万万不可应用清利咽喉的一些方药,加重病情。须待姜附回阳,火归本位,则咽痛自然就会痊愈了。

二、少阴病欲解脉证

【原文】少阴病,脉紧①,至七八日,自下利,脉暴微②,手足反温③,脉紧反去者,为欲解也,虽烦④下利,必自愈。(287)

[词注]①脉紧:此指尺寸之脉沉紧。

②脉暴微:少阴之病,脉是沉紧的,而突然变得不沉紧了,出现了微和之象,此乃吉象。

③手足反温:少阴病为全身性之寒证,手足本来寒冷,今反而手足见到了温暖的现象,说明有阳气来复之渐。

④虽烦:烦属阳。少阴病一派寒冷,今见到了心烦,说明有阳气渐渐回复的征象,亦吉也。

[逢原]本条提示了少阴病有了阳气来复的脉证。

少阴病的脉沉紧,已说明病在里,其证必是无热恶寒,自下利。但是这自下利若是自下利不止,手足更加逆冷,但欲寐,自汗蜷卧,精神更加躁扰不安,就可能是阴阳离决的危险症状。而本证是自下利又脉沉紧转化为微和突然出现,加上四肢转温,四肢者,诸阳之本也,这些症状的出现,则知有阳气来复之渐,虽然仍有下利,不久亦会自止。脉紧反去,阳回阴却,所以知道病欲愈矣。

有人说:"必自愈。并非待其自愈之意,主要是说明了本病所出现的证候,根据其自然机转来看,有向愈的趋势,如再以治疗为辅助,则更可帮助阳气早复,阴阳趋于平衡,而获痊愈,这种治疗,对疾病的加速消退,能起到积极的作用。"

【原文】少阴中风①,脉阳微②阴浮者③,为欲愈。(290)

[词注]①少阴中风:此指风寒直中少阴。

②脉阳微:少阴直中于风寒脉沉紧,今寸脉转为微和,阳气有来复之渐。

③阴浮者:阴指尺脉,由沉转为浮象,阳气渐回,亦正气来复之形征。

[逢原]本条提示从脉象上来诊断其欲愈。

本条的主要精神,是说风寒直中少阴,阴证已有了转阳的欲愈脉象。文中的阴阳指尺寸而言,寸脉微和,尺脉显浮,均不沉紧,是为阳气渐回,正气有来复的现象,从脉象上预测,病将欲愈。

本条只提出了一个脉象,来说明阳气渐回,正气来复之一端。医者在临床时,还必须四诊合参,结合所有症状,综合分析,才能够得出正确的结论与治疗方法。

三、少阴病欲解时

【原文】少阴病欲解时，从子至寅上。（291）

[逢原] 本条提示少阴病欲愈的时辰。

少阴病解于子时至寅时，阳气生长之时，夜半一阳始生，阳长而阴消，阳进阴退，阴寒之病，得阳生之机，故病欲解。

四、少阴病寒化证治

（一）附子汤证

【原文】少阴病，得之一二日，口中和①，其背恶寒②者，当灸之。附子汤主之。（304）

[词注] ①口中和：此指口中无苦味，也不燥渴，里无热。

②背恶寒：人体前为阴，背为阳，本证为阳虚阴盛，故其背恶寒尤甚。

[逢原] 本条提示：少阴病阳虚寒盛的症状与治疗。

少阴病口中和，即不燥不渴，可知里无热邪，脊背恶寒，实为阳虚气弱之象。此条之恶寒与太阳经之恶寒不同，与阳明经之背恶寒亦不同。

太阳经的恶寒，是风寒侵伤肌表，卫阳不宣，所以有发热头痛，恶寒、脉浮数等。

阳明经的背恶寒为邪热内郁，汗出太多，肌腠疏松，兼有津气不足之口中燥、大渴等。

三者均见有恶寒之证，但性质各有不同，治法亦不同。太阳经的恶寒治以桂枝汤、麻黄汤。阳明经的恶寒治以白虎加人参汤，本条治以附子汤。

本条灸法，所取穴位可选大椎、膈俞、关元等，诸穴艾灸，并配以附子汤以速速回阳救逆。

附子汤方

附子二枚（炮、去皮、破八片）　茯苓三两　人参二两　白术四两　芍药三两

上五味以水八升，煮取三升，去滓，温服一升，日三服。

[方义] 附子汤一方，其功效为扶元阳，温脾肾，除寒湿以止痛，主治脊背寒冷，手足冷，周身关节作痛，口不渴，脉沉细，舌白苔滑等。方中重用附子温肾祛寒，燥湿止痛，配伍人参大补元气，增强附子助阳，白术、茯苓，燥湿止痛，

助附以除湿,而佐以芍药以和营,并制附子燥烈之性,亦可引阳性之药入于阴分以散其少阴寒气,诸药共奏温肾助阳,祛寒化湿之效。

【原文】少阴病,身体痛,手足寒①,骨节痛②,脉沉者,附子汤主之。(305)

[词注] ①手足寒:少阴病,阳气衰弱,不能达于四肢,所以手足寒冷。

②骨节痛:少阴阳气不足,阴寒之气郁滞不行,留着于经络骨节之间,所以产生骨节疼痛。

[逢原] 本条亦提示少阴病附子汤的适应症状。

本条之证的病理症结,都是少阴阳气不足,这里阳不足,阳气陷而不举,所以脉现沉象,阳气不伸达于四肢,所以手足寒冷,阴凝气滞,寒湿留着于经络,痹之于骨节之间,所以骨节疼痛。此与太阳经伤寒身体疼痛不同,太阳表实身体疼痛,必兼有恶寒发热脉浮。而本条的身体痛,是少阴阳气不足,必无发热恶寒。且有手足寒冷、骨节痛等。

(二)真武汤证

【原文】少阴病,二三日不已,至四五日,腹痛①,小便不利②,四肢沉重疼痛③,自下利者,此为有水气④,其人或咳⑤,或小便利,或下利,或呕者,真武汤主之。(316)

[词注] ①腹痛:未经攻下,而病自腹痛的,由于脾肾阳虚的缘故。

②小便不利:少阴病,水气内阻于里,故而小便不利。

③四肢沉重疼痛:水寒之气外攻于表,留着于经络之中,故而四肢沉重疼痛。

④自下利者,此为有水气:此自下利,是因脾肾阳虚,无力运化水湿,水湿内渍,为有水气矣。

⑤其人或咳:水气内渍,上逆犯肺,即发为咳嗽。

[逢原] 本条提示少阴阳虚,水寒相搏的症状与治疗。

少阴水寒之气,外渍于肌表与经络,则四肢沉重疼痛,水湿内渍,则为腹痛下利。上逆于肺则为咳嗽,水湿渍于中焦,胃气上逆则为呕吐,停留下焦,膀胱气化不行则为小便不利。以上所述诸症,都是因为肾阳衰微,水气不得运化而形成。治疗必以真武汤温阳祛寒,以散水气。真武汤的利水与五苓散、猪苓汤不同,当以区别。

五苓散证——脉浮发热,消渴,为太阳表热传入膀胱。

猪苓汤证——心烦不眠口渴,为阴虚有热,水气内停。

真武汤证——下利腹痛,心下悸、筋惕肉瞤,为阳虚阴盛。

真武汤方

茯苓三两　芍药三两　白术二两　生姜三两（切）　附子一枚（炮、去皮、破八片）

上五味,以水八升,煮取三升,去滓,温服七合,日三服,若咳者加①五味子半升,细辛一两,干姜一两,若小便利者,去茯苓②,若下利者,去芍药加干姜③二两,若呕者去附子加生姜足前为半斤。

［词注］①咳者加五味子细辛干姜:咳者加五味子、细辛、干姜。咳者,为水寒射肺,气逆不得下降,加五味子酸收,以敛气逆,细辛、干姜以辛温见长,用之以散寒水。

②去茯苓:小便利者,说明水停不在下焦,因而不用茯苓之渗淡利湿。

③去芍药加干姜:下利者以脾胃气虚,故去芍药苦寒下利而加干姜温中止利。

［方义］真武汤一方,乃温阳利水之方,主治肾阳不足,水气泛溢诸症,方中附子温煦肾阳,并祛寒饮为主药,配白术、茯苓补益脾气以运化水湿,生姜温散水气,并和胃气,芍药以缓附子之雄烈,而又敛阴和营。

（三）四逆汤证

【原文】少阴病,脉沉者,急温之,宜四逆汤。（323）

［逄原］本条提示从脉沉决定急救回阳。

脉沉,当是沉而微细,不是沉而实大,这是可以理解的。"急温之"三字,是本条之本义,对于少阴病的虚寒应当急治,以免延误时机。既见脉沉细微,少阴病的本质已经显示出来,不尔,下利清谷、四肢厥冷、吐利交作的亡阳证就会出现,所以仲景提出"急温之"实有其临床意义。

【原文】少阴病,饮食入口则吐,心中温温①欲吐,复不能吐。始得之,手足寒,脉弦迟者,此胸中实②,不可下也,当吐之。若膈上有寒饮,干呕者,不可吐也,当温之,宜四逆汤。（324）

［词注］①心中温温:温温同愠愠,是欲吐不吐,心中泛泛不适的样子,亦即恶心之意。

②胸中实:胸中有寒痰。

［逄原］本条提示胸中实与膈上有寒饮的辨证治疗。本文可分两节理解。一为胸中有痰实,当用吐法。二为膈上有寒饮,当用温法。

1. 胸中痰实　胸中有痰涎阻滞,饮食入口即吐,不饮食之时,也有泛泛欲吐的样子,这种痰饮阻遏,阳气不能布化,手足寒冷,亦为痰浊凝居,阳气不能达于四肢,胸中痰实之邪,并非下之可治,所以说不可下也。《内经》说:"其高者,因而越之",可选用吐剂治之,如瓜蒂散等。

2. 膈上寒饮　若胸中不是实邪,而是膈中寒饮,吐法又当禁用。所以然者,是由于中焦下焦阳虚,运化无权,以致水饮停留不已,少阴寒气上逆,而发干呕。治病必求之本,当温之,方用四逆汤,使阳气布化,寒饮自可消散。所以用四逆者,因少阴为全身性虚寒证,而四逆汤又为温煦周身阳气之方剂矣。

四逆汤方

甘草二两(炙)　干姜一两半　附子一枚(生用去皮、破八片)

上三味,以水三升,煮取一升二合,去滓,分温再服,强人可大附子一枚,干姜三两。

[**方义**]四逆汤一方,是治疗少阴病阴盛阳衰证的代表方剂,寒邪深入少阴,肾中阳气衰弱,形成肾寒不能温脾,导致脾肾阳衰,四肢厥逆,下利清谷,恶寒蜷卧,脉细微,出现全身性的虚寒证,甚至大汗亡阳。非纯阳之品不能破阴寒而复阳气。方用附子,大辛大热,归经少阴,温阳祛寒,回阳救逆,为方中之主药。佐以干姜辛热,使温阳祛寒,回阳救逆之力更大,甘草甘温,补脾胃调诸药,三药合用,可速取回阳救逆之功。

【原文】脉浮而迟,表热里寒①,下利清谷者,四逆汤主之。(225)

[**词注**]①表热里寒:表有热邪,里有阴寒,而里寒为甚。

[**逢原**]本条提示表热里寒的辨证与治疗。

脉浮身热,是有表证。而下利清谷为阴寒内盛,表里皆病,以里寒为甚为主,当先温其里,用四逆汤温阳逐寒,先救其里之虚寒。本条与91条"伤寒医下之,续得下利清谷不止,身疼痛者,急当救里"的治则同。主要从症状上来分别缓急轻重,而决定治疗,若错误地应用发汗之法,必会造成亡阳的后果,临床应当明辨。

(四)通脉四逆汤证

【原文】少阴病,下利清谷①,里寒外热②,手足厥逆,脉微欲绝③,身反不恶寒,其人面色赤④,或腹痛⑤,或干呕⑥,或咽痛⑦,或利止脉不出者⑧,通脉四逆汤主之。(317)

[**词注**]①下利清谷:少阴病,里寒太甚,脾肾失于温运,故而下利清谷。

②里寒外热:少阴里有真寒,外有假热,为虚阳浮之于外的一种现象。

③手足厥逆,脉微欲绝:里真寒,外假热,脉搏微小若无的程度,手足厥冷,显为病的程度甚于四逆汤证。

④其人面色赤：里寒甚重，阳浮于上，虽赤按之不热，仍是一种假象，阳气被格于上。

⑤腹痛：少阴病，阴寒凝于里，故腹痛。

⑥干呕：寒盛于里，上逆为干呕无物。

⑦咽痛：虚阳上浮，故咽痛。

⑧利止脉不出者：利止是阴液枯竭，无物可下；脉不出是其病甚于四逆汤证，所以应用通脉四逆汤以急驱内寒以救将脱的阳气。

[逢原] 本条提示了阴盛于内，格阳于外，真寒假热证的主要脉象及症状表现，以及治疗方法。

本条下利清谷，手足厥逆，脉微欲绝，可以诊断为里真寒。其人面色赤，反不恶寒，为格阳于外的假热，病势危笃，正是因为寒盛而腹痛，上逆为呕，阳浮而咽痛，下利虽止，脉仍不出，说明阴气内竭，营血不继之甚。

通脉四逆汤方

甘草二两（炙）　附子大者一枚（生用去皮、破八片）　干姜三两强人可四两

上三味，以水三升，煮取一升二合，去滓，分温再服，其脉即出者愈①，面色赤者，加葱九茎②，腹中痛者，去葱加芍药二两③，呕者加生姜二两④，咽痛者，去芍药加桔梗一两⑤，利止脉不出者，去桔梗加人参二两⑥，病皆与方相应者，乃服之⑦。

[词注] ①其脉即出者愈：本证为少阴病，真寒假热，脉至微欲绝，病势比四逆汤证更加严重，服此汤，其脉即出者，是属于病将愈的征象。

②面色赤者，加葱九茎：面赤必娇嫩，游移不定，这是虚阳浮越的征象，加葱白于本汤内，借以辛温通阳，阳气弥漫周身，而阴寒自散。

③腹中痛者，去葱加芍药二两：脾主大腹，腹中作痛为血气凝滞，加芍药佐以姜草以通大腹之脾络。

④呕者加生姜二两：呕者为胃气上逆，加重姜以降逆止呕，安和胃气。

⑤咽痛者去芍药加桔梗一两：咽痛为虚阳上结，加桔梗以升达肺气并散其结。

⑥利止脉不出者，去桔梗加人参二两：服通脉四逆汤后，下利已止，而脉仍不出者，为气血内虚之征，加人参以大补元气，元气振作，气血得伸，何脉不出之有。

⑦病皆与方相应者，乃服之：方药与病证合拍，方可服此汤。此处为仲景

提示后人用此方,当加以注意。

[**方义**]通脉四逆汤一方,乃回阳通脉之方,亦驱阴复阳之法。本证为里真寒,外假热,孤阳行将外脱,故方用四逆汤倍加干姜温里而固表,加葱以交通内外之阳气。然而葱白九茎,历代前贤论之颇多,钱潢、汪虎、柯琴、方中行皆主张葱宜加入方中,不当附之于方后,再观四逆汤也曾提到了强人可大附子一枚,干姜三两,这样两个方子的剂量则相等了。为什么一方言四逆汤,一言通脉四逆汤呢?可见这葱白加入方中是有其一定道理的。况葱一药"专主发散而通上下阳气",取其辛温发挥通阳之功。由此可见,葱白为方中之舟楫,亦为通脉之良使。

【原文】下利清谷,里寒外热,汗出而厥者①,通脉四逆汤主之。(370)

[**词注**]①汗出而厥者:少阴病汗出而厥,是真阳将脱之候,病势亦将更加严重。

[**逢原**]本条提示里真寒外假热的危笃症状。

虚寒下利,阴气盛而格阳于外,汗出而厥冷,其脉微细欲绝,这是孤阳行将外脱,稍纵即逝的危笃证候,所以要用通脉四逆汤,温里固表,交通内外之阳气。

(五)白通加猪胆汁汤证

【原文】少阴病,下利,白通汤主之。(314)

[**逢原**]本条提示阴盛下利,格阳于上的症状与治疗。

此条为少阴虚寒下利,叙证言简,以方测证,方中用干姜附子,可知本证属脾肾阳虚。肾为一身阳气之本,脾胃又为中阳之本,脾肾的阳气已经衰弱到极点,阳气根本不能达于四肢,所以本条一定还会有脉无或细微的征象,及恶寒肢冷,或有面赤戴阳之证。总之本条之证比四逆汤更加严重。所以用白通汤急通上下之阳气以救其垂危。

白通汤方

葱白四茎　干姜一两　附子一枚(生,去皮,破八片)

[**方义**]本文之用葱白,因葱白有"辛以润之"之功。此方主用葱白是起引导作用,即所谓宣通阳气。王晋三云:"白通者,姜附性燥,肾之所苦,须借葱白之润以通于肾,故名。若夫《金匮要略》云'面赤者用葱白'。则是葱白通上焦之阳,下交于肾,附子启下焦之阳,上承于心,干姜温中土之阳,以通上下,上下交,水火济,利自止矣。"王氏再三阐述三物之能,尤其允当。

【原文】少阴病,下利,脉微者,与白通汤。利不止,厥逆无脉①,干呕烦者②,

白通加猪胆汁汤主之。服汤脉暴出者死③,微续者生④。(315)

[词注]①利不止厥逆无脉:已经服了白通汤而下利不止,是阴盛阳衰的程度相当严重。

②干呕烦者:干呕而烦,阳无所附,而欲上脱,是指汤药被阴邪所格拒的缘故。

③服汤脉暴出者死:服了汤后,脉搏突然暴出而大,是一种反常现象,病将危笃,即俗云回光返照。

④微续者生:服了汤后,病由厥逆无脉,而变为有脉,尽管是微细的,说明阳气有来复之渐,这在临床诊断上是有其重要意义的。

[逢原]本条提示应用白通加猪胆汁汤脉证以及预后。本条经文可分作三节来认识,一白通汤证,二白通加猪胆汁汤证,三以脉象决定死生。

1. 白通汤证　上节已经叙述,为少阴证,有腹泻的症状是格阳于上的戴阳证,所以采用白通汤,交通上下之阳气。

2. 白通加猪胆汁汤证　说明此证比白通汤证更加危笃,脾肾的阳气已失去了统摄之力,因而下利不止,心之阳气又衰弱到了极点,证见厥逆无脉,干呕烦躁,阳虚被格,正是汤药被阴邪格拒的缘故,这并非药不对证,所以仍用白通汤,加入咸寒苦降的猪胆汁、人尿,取其反佐之用,使热药不致被阴寒所格拒,借以达到回阳救逆的目的。此即《内经》"甚者从之"之意。

3. 脉决死生　病至危笃,服药后很可能有两种转归,一者服药之后,脉暴出,此属死候,因为阴液已竭,孤阳无依,飞越于外,病似全愈,稍时即逝,亦即所谓回光返照,故断为不治。其二服了药之后,其脉由厥逆无脉转化为断断续续地出现,说明还有一线生机,为阴液未竭,阳气已有来复之机,预测病将向愈。这一主死、一主生,在临床上确有很大的价值。

白通加猪胆汁汤方

葱白四茎　干姜一两　附子一枚(生,去皮,破八片)　人尿五合　猪胆汁一合

上五味,以水三升,煮取一升,去滓,内胆汁、人尿,和令相得,分温再服,若无胆,亦可用。

[方义]白通加猪胆汁一方,是白通汤原方加咸寒的人尿、苦寒的胆汁,意在以阴从阴,这便是《内经》的反佐治法,亦是热药冷服之理,下咽之后,冷气即消,热性便发,情且不违。本方所重在人尿一味,故方后云,若无胆亦可用,因为人尿性寒咸,能直达下焦,并能除烦止呕,引辛温之药,透过阴寒,而通

阳气。

（六）吴茱萸汤证

【原文】少阴病,吐利,手足逆冷①,烦躁欲死②者,吴茱萸汤主之。（309）

[词注] ①手足逆冷:少阴病,阴寒犯胃,胃阳被困,不达四肢,故手足逆冷。

②烦躁欲死:胃阳与阴寒相争,阳胜而烦,阴胜而躁,相争剧烈,故烦躁欲死。

[逢原] 本条提示了阴盛阳郁、浊气上逆的证治。

本病重点在肝胃不和,浊阴上干,中土无权,不能交通上下所致,在症状上和四逆汤的厥逆而吐相似,但病机完全不同,四逆汤证是阴盛阳虚,病在下焦,以厥逆下利为主证。而本证是阴盛阳郁,浊气上逆,病在中焦,以呕吐为主证,手足逆冷不甚严重。且从《伤寒论》吴茱萸汤证三条症状来看,阳明篇243条食谷欲呕;厥阴篇378条干呕,吐涎沫,再结合本条来看,就知道吴茱萸汤证是以呕吐气逆为主。治疗上应采用降逆安胃、温中化湿。

（七）桃花汤证

【原文】少阴病,下利便脓血者,桃花汤主之。（306）

【原文】少阴病,二三日至四五日,腹痛,小便不利,下利不止①,便脓血者②,桃花汤主之。（307）

[词注] ①小便不利,下利不止:由于下利不止,水谷不别,水分都从大便排出,小便因此减少。此种现象在临床上是常见的。

②便脓血者:少阴病,性虚寒,下利便脓血一证,原因是脾肾阳气不足,下焦不能固摄所引起。与热性下利便脓血是根本不同的。

[逢原] 少阴病至四五日,寒邪入里已深,肠道虚寒,故而腹痛,此与阳明腑实的腹痛不同,阳明腑实的腹痛剧烈而拒按,本证的腹痛是隐约作痛,喜温喜按。下利不止,水谷不别,水从大便下,因而小便减少。下利不止便脓血,和306条同是肠胃虚寒,寒湿凝泣所致。这种虚寒下利与热性下利不同。热性下利便脓血,血色鲜明,气臭,里急后重,肛门灼热。虚寒性下利便脓血,色暗淡,不臭,滑脱不禁,所以治疗宜用桃花汤温中固脱,是药证相符的。

桃花汤方

赤石脂一斤(一半全用,一半筛末)　干姜一两　粳米一升

上三味,以水七升,煮米令熟,去滓,温服七合,内赤石脂末方寸匕①,日三服,若一服愈,余勿服。

[词注] 方寸匕：这是古人量药末的一种勺匕，今释当为 9~10g。

[方义] 桃花汤一方，主治少阴病，下利便脓血。下利便脓血，一般湿热者较多，而今是少阴病下利便脓血，乃脾肾阳衰，下焦不固所致，故而下利不止，便脓血，血色暗淡，腹痛喜按喜温，舌色淡白，脉微细。采用温涩固脱之法，乃为正治。方中赤石脂一药，涩肠固脱为主药，佐以干姜温中散寒，粳米为养胃和中之品，可助赤石脂、干姜以厚肠胃，诸药合用，共奏温肠止利止脓血之效。本方以温中涩肠为主。对于脾肾两虚之证，又当加味调之。

（八）灸刺法

【原文】少阴病，下利便脓血者可刺。（308）

[逢原] 本条提示少阴病下利便脓血，可以采用针刺法。

针刺是临床常用的治疗方法，本条未指明该刺的穴位，根据《医宗金鉴》引常器之云："刺足少阴之幽门、交信。"近代治便泻或寒热下利，常取足三里、天枢等穴。

【原文】少阴病，吐利，手足不逆冷，反发热者，不死。脉不至者，灸少阴①七壮。（292）

[词注] ①灸少阴：灸少阴经脉的穴位。

[逢原] 本条提示阴寒吐利而脉绝者，可用灸法通阳。

少阴病见有呕吐与不利，乃阴盛阳微之重证。而今手足不逆冷，乃是中焦阳气尚强壮，病发于阴，不当发热，而今反发热，是为阳气来复之象，所以断为不死。脉不至，乃脉由于吐利暴虚，阳气不通于脉，与阳绝无脉动不同。可选用灸法通其阳气。至于所灸穴位，常器之主张灸太溪穴；柯氏为兼灸复溜穴；章氏为灸太溪、涌泉；承氏认为应加灸气海穴。

五、少阴热化证治

（一）热化便血证

【原文】少阴病，八九日，一身手足尽热者①，以热在膀胱②，必便血也③。（293）

[词注] ①一身手足尽热者：在少阴病发展过程中，见到一身手足尽热，病势已转向轻浅，即中阴留腑的转机。

②热在膀胱：少阴肾与太阳膀胱互为表里，少阴肾之邪气可以转化到太阳膀胱来。

③必便血也：肾邪转到膀胱，膀胱为太阳经，太阳主表，故主一身尽热，热迫膀胱，血热妄行，故又小便出血。

[**逢原**] 本条提示：少阴病转出太阳膀胱，为脏邪传腑的机转，热入膀胱血分，故血从小便出。

少阴病八九日，病由少阴病的无热恶寒，而转化为一身手足为热，说明少阴病已转入膀胱，少阴肾与膀胱有表里关系，脏病传腑，由内转外，实属"中阴留腑"的最好现象。而少阴病，已是水火两虚，此时阴虚更为偏重，最后从阳化热，形成少阴热化证。

少阴虚热内炽，既已注入膀胱，膀胱热甚，又伤及血络，故而小便短赤，或即尿血，故云"以热在膀胱，必便血也"。

膀胱为足太阳经，主一身之表，内而外者，故又一身手足尽热，此理之固然矣。

关于"必便血"三字，历代医家也有一些不同的看法，如钱天来认为"恐热邪虽在膀胱，而血未必从小便出也"。喻嘉言认为"膀胱之血，为少阴之热所逼，其出必趋二阴之窍，以阴主降故也"。方有执认为"热在膀胱，太阳多血，肾司开窍，阴主下降，故热乱则血出于二便也"。这是个值得讨论的问题：

1. 在少阴病的发展转化中，人的素质已呈现了一派阴阳俱虚之状，相比之下，阴虚尤为重要，其阳偏盛，即形成了少阴热化证。肾与膀胱为表里关系，少阴肾转热于膀胱，而膀胱热甚，灼伤其膀胱之血络，故而小便必短赤，或者形成热迫血出的尿血证。柯韵伯谓："热在膀胱而便血是指小便血。"

2. "而血未必从小便出也""热乱则血出于二便也"。仲景明言"热在膀胱，必便血，"已指出了必然小便出血，有的注家所谓"未必"与"二便出"难道是惑于太阳经之蓄血证，可用桃核承气汤。岂不知"太阳病不解，热结膀胱"。这里的热结膀胱，不是指蓄水的膀胱，而是对下焦的一个统称。故106条："但少腹急者，乃可攻之，宜桃核承气汤。"124条："以热在下焦，少腹当硬满，小便自利者，下血乃愈，所以然者，以太阳随经，瘀热在里故也，抵当汤主之。"所以这293条的"热在膀胱"绝对不能与太阳经蓄血证的病在下焦相提并论。本条未列治方，柯氏认为可用猪苓汤，重则用黄连阿胶汤。陆渊雷谓："若少腹不急结，下鲜血者，宜黄连阿胶汤或芍药地黄汤。"临床还应结合诸多情况作出诊断。

（二）黄连阿胶汤证

【**原文**】少阴病，得之二三日以上，心中烦①，不得卧②，黄连阿胶汤主之。（303）

[**词注**] ①心中烦：病邪从阳化热，心火亢盛，心志不宁使然。

②不得卧：肾水不足，心火有余，水不升，火不降，心肾不交，所以不得安寐。

[逢原] 本条提示了阴虚阳亢，心烦不得卧的治疗。

少阴病为全身性虚寒证，本条得之二三日以上，心中烦，不得卧，为少阴病的变证，病邪从阳化热，阴虚阳亢，这是少阴寒邪化热，首先是阴虚，故而化热。心中烦，不得卧，与足少阴肾、手少阴心相关联，肾属水，心属火，水升火降心肾相交才能安寐，当除其烦。除其烦，必须滋其肾水，方用黄连阿胶汤以育阴清热，滋水降火。

本证与栀子豉汤证同有心烦不得眠，证因有所不同，今区别如下：

栀子豉汤证——表邪误下，余热留扰胸膈，心中懊侬，舌上有苔，脉象浮数。

黄连阿胶汤证——少阴化热，肾阴虚，心火亢盛，故心中烦，不得卧，舌质红绛，脉细数。

黄连阿胶汤方

黄连四两　黄芩二两　芍药二两　鸡子黄①二枚　阿胶三两（一云三挺②）。

上五味，以水六升，先煮三物，取二升，去滓，内胶烊尽，小冷③，内鸡子黄，搅令相得，温服七合，日三服。

[词注] ①鸡子黄：滋阴气以熄内风。

②阿胶三挺：即阿胶三片之意，如蜜煎导作挺如指大，亦不过10~20g之间。

③小冷：即稍冷，取其温和。

[方义] 黄连阿胶汤一方，为育阴清火之剂，即扶阴泻阳之法。主治少阴病热化证，此证本属阴血虚弱，不能纳阳而阳气上越，以致造成心中烦不得卧的局面。仲景立黄连阿胶汤，以黄芩、黄连以清上越之热，上热得清而心烦得除。以阿胶、芍药以滋补阴血，敛收阴气，阴血得补而神安得卧，方中尤妙者，在于鸡子黄与阿胶二味血肉有情之品，鸡子黄不特奠安中焦，抑且入通于心，以清滋离宫之火，阿胶不特补养阴血，抑且入通于肾，以益坎宫之精，心肾交合，水升火降，阴阳平调，其病不愈者何。《论伤寒论》一书，把后人的扩大应用叙述得更加详细。据云："吴遵程用之治伤寒六七日后，热传少阴，伤其阴血者。《肘后方》用之治时气差后，虚烦不得眠，懊侬者。《张氏医通》用之治热伤阴血便红者。《资生篇》用之治阴虚，血分有热者。《医宗必读》治瘟毒下利脓血，又治痘证内陷，热气炽盛，咽燥口渴，心悸烦躁……又治诸失血证，胸胁

206

身热,腹痛微利,舌干唇燥,烦悸不得寐,身体困惫,面无血色,或面热潮红者。"更有吴鞠通据其药理效能,神而明之,用以治少阴温病,真阴欲竭,壮火复炽,心中烦不得卧者,制大定风珠以治热邪久羁,吸灼真阴,神疲瘛疭,脉气虚弱,舌降苔少,时时欲脱者。可见仲景这一方法影响之大,又为后世温病学派的育阴清热奠定了一个良好基础。

(三)猪苓汤证

【原文】少阴病,下利,六七日,咳而呕①渴②,心烦不得眠③者,猪苓汤主之。(319)

[词注]①咳而呕:水热互结,逆入于肺则咳嗽,犯于胃中,其气上逆则为呕吐。

②渴:因水结不能化气升津,上焦阴虚而生内热,津液不能上承,故渴。

③心烦不得眠:水热内结,阴津下泄,阴虚阳亢,热扰神明,故心中烦而不得眠。

[逢原]本条提示阴虚水热互结的症状与治疗。

少阴病,脉微细,但欲寐,下利是本证。今已六七日后又有咳而呕渴、心烦、不得眠等症。分析其病证,若少阴病,得之二三日心烦不得卧,乃上焦实热之证当用黄连阿胶汤。今本条之病,咳而呕渴,心烦不得眠已六七日之久,则不能以虚寒视之,当知其为少阴之邪已从热化。水邪被热蒸之,变为水热之饮,犯于肺气则咳,逆之于胃则呕吐,下趋于肠道则下利。其证的热与下利,均可耗其津液,故而表现为口渴,热扰神明则心烦而不得眠。

本病虽已热化,而且又兼有水饮,当然不宜用苦寒的黄芩黄连,也不宜用温化的药物,应当采用育阴滋燥而又清热利水的猪苓汤,使热邪从小便去,则病可愈矣。

本证的心烦不得眠,与黄连阿胶汤有同异,临床当区别:

黄连阿胶汤 〉心烦不眠〈 阴虚阳亢,心烦不得眠为主证。
猪苓汤 水热互结,水气不化为主证。

本证的咳呕下利,与真武汤也有相似之处,因为都是水气为患,其区别点,临床更当认真辨识。

真武汤 〉下利咳呕〈 少阴阳虚,腹痛,四肢痛,小便清白。
猪苓汤 少阴阴虚,下利心烦,不眠,溲黄赤。

(四)猪肤汤证

【原文】少阴病,下利,咽痛①,胸满②,心烦③,猪肤汤主之。(310)

[词注] ①咽痛：少阴热化下利，虚火上炎，咽部唯觉干痛但不红肿，不属实热。

②胸满：少阴虚火上逆，胸部感到烦满而闷。

③心烦：阴虚热扰心神，故为心烦。

[逢原] 下利伤阴，虚火上炎，而致心烦咽痛的治疗方法。

足少阴之脉，其直者，从肾上贯肝膈，入肺中，循喉咙，挟舌本，其支者，从肺出络心，注胸中。少阴病邪从热化，邪热下注则下利，下利则阴气更伤，虚火上炎，即会产生胸满、咽痛、心烦。这些症状的产生，当责下利之后，阴分虚损，肾火不藏，循经上攻于阳分所致。咽痛为干涩之痛，不红不肿，病不剧烈，与风热实证的红肿热痛不同。胸部烦满而闷的感觉，亦属虚火上炎。总之本证属于阴虚火旺，不是实热，在治疗时，绝对不能直折其火，所以采用了猪肤汤润燥泻火之法。

猪肤汤方

猪肤一斤①。

上一味，以水一斗，煮取五升，去滓，加白蜜一升，白粉②五合，熬香③，和令相得，温分六服。

[词注] ①猪肤：即猪肉皮，刮去毛及秽垢之皮，此皮内去白肉。

②白粉：即白米粉。

③熬香：熬即炒煎之意。猪肤久煎，化为胶汁，其气味甘香，再纳白蜜、白粉，混而再熬，气味匀和，甘甜馨香而适口，而乐饮者。

[方义] 猪肤汤一方，乃滋阴清热，润咽止利除烦之佳方，猪肤咸寒入肾，白蜜甘凉润肺，一则清热润燥以滋肾，一则清咽泄火而润肺，白粉甘缓和中，一则益土以生金，一则克水而止利，方药只此三味，而顾其全也。

关于猪肤的说法，前贤议论纷纷，《医宗金鉴》、吴绶、方有执以及汪机，主张用焯猪时刮下之黑肤，王海藏主张用鲜肉皮，张路玉主张用皮上白膏，喻嘉言主张用去内层肥白的外皮，唐容川主张用猪项皮等。余以为，前者所云焯猪时刮下之黑肤者，非是，黑肤乃污垢之物，不合仲景之意。后者之说近似，以喻嘉言之说为是。有人主张用肥肉者，猪项皮者，非是。肥肉多为脂肪，煎之则为油，不易于蜂蜜融合，还有人主张用干煎猪肤，若干煎之则变味焦臭，恐非制方之法，唯喻氏主张用之外皮，外皮与水久煮，则易化为胶汁，自然出现清香气味，又加入蜂蜜一物，其味更为清香，再加白粉，即成胶糊之状，其味馨香而适口，患者自然乐意服用，古代医学与烹饪相通，信不诬也。

（五）甘草汤及桔梗汤证

【原文】少阴病,二三日咽痛者,可与甘草汤,不差,与桔梗汤。(311)

[逢原] 本条提示:少阴客热咽病的治疗方法。

少阴经脉循喉咙挟舌本,本条二三日咽痛,是病邪轻浅邪热客于少阴之标,所以采用生甘草清热解毒,不尔改用桔梗汤以开结解毒。

关于甘草一药,在经方中多注一"炙"字,这个炙字,在桂枝汤中已解之,为烘烤过的生甘草,绝不是现今所用的炙甘草。甘草的本性为甘平,有通行十二经腧,缓急止痛之功,又"最能和阴而清冲任之热"。

甘草汤方

甘草二两

上一味,以水三升,煮取一升半,去滓,温分七合,日二服。

[方义] 甘草汤一方,有很好的清热解毒作用,因其性味甘平,医者每喜用之,如医者开一解毒之方,也每加一甘草,以助解毒、清热、消肿。历史用甘草一药治病者多矣,《玉函经》用甘草二钱半治小儿撮口发噤;《圣济总录》用甘草汤治热毒肿,又治舌卒肿起,满口塞喉,气息不通。我师孙朝宗先生曾用生甘草,每煮服二两,治疗一身毒肿疔痛者。限于篇章,不赘。

桔梗汤方

桔梗一两　甘草二两

上二味,以水三升,煮取一升,去滓,温分再服。

[方义] 桔梗汤一方,为清热解毒,治疗咽喉作痛之方,方中桔梗,性味苦辛平,主入肺经,有宣肺、祛痰、消肿、排脓之功效,尤为治疗咽喉肿痛,痈疮肿毒之品。甘草佐之以加强清热解毒之力。《金匮》治咽干不渴,时出浊唾腥臭,久久吐脓如米粥者,为肺痈,桔梗汤主之,即是本方。徐灵胎指出:"夫甘为土之正味,能制肾水越上之火,佐以苦辛开散之品"。《别录》云"桔梗疗咽喉痛,此方制少阴在上之火"。后人在本方的基础上,根据不同症状,扩而充之,有很多方子,但都没有出乎本方的范围。

（六）苦酒汤证

【原文】少阴病,咽中伤,生疮①,不能言语,声不出②者,苦酒③汤主之。(312)

[词注] ①咽中伤,生疮:此指咽喉部的疮疡,亦即今之咽喉发炎等症。

②声不出:咽喉部位发生疮肿或溃疡,影响言语,甚至不能发声,嘶哑之甚者。

③苦酒:古人称苦酒,即今之酸醋。

[**逢原**] 本条提示水亏火炎而咽痛的治疗方法。

咽中伤生疮乃咽肿有疮而兼溃烂,少阴之脉入肺络心循咽喉,肺受热邪所熏蒸,直冲咽喉。舌又为心之窍,心热则舌不能掉转,而不能言,声不出。但是病在少阴,须防下焦之寒,药不宜凉,不宜寒,故采用了敛火降气之苦酒汤以治之,而无伤津涸液之弊。

苦酒汤方

半夏十四枚(洗,破如枣核),鸡子一枚(去黄,内上苦酒,着鸡子壳中)。

上二味,内半夏,着苦酒中,以鸡子壳置刀环①中,安火上令三沸,去滓,少少含咽之②,不差,更作三剂。

[**词注**] ①刀环:即古人护身用之大刀柄后之圆环,并非刀币之柄环,因环太小,不得安置一鸡蛋壳。

②少少含咽之:少少含咽,可使药物作用于患部,而发挥效力。

[**方义**] 苦酒汤一方,乃治阴虚浮火上炎咽喉肿痛之方,本方之煎法,服法,均不同于其他方法,历代先贤,众说纷纭。以余之意,当从经文之"少阴病,咽中伤生疮"八字中求之。少阴病为阴虚之病,阴虚而虚火循经上浮。以致咽部伤溃而成疮,"疮"一字,更为着眼点,疗疮当以收敛为法,故用此外治之法,少少含咽之以涂患处。方用半夏以治咽喉肿痛,鸡蛋去黄,"蛋清敛疮"。苦酒即米醋酸,能"消痛肿"。本方即能消痛肿,则亦能清少阴之火,少阴之火既敛,则无"诸疮肿痛"之作矣。

关于该方的制法,却令人难以置信,一个鸡子壳中,取出蛋黄,很难容纳下十四枚半夏,假若能容得下,苦酒又能容下几何。这也是后人产生经方难用的一个问题。20世纪60年代,我师孙朝宗先生便采用这方子,进行改进,其方法是:食醋250g,加入半夏6~9g同煮,待醋耗其一半(约100g)候冷,加蛋清1~2枚。白糖少许,搅和一下,少少含咽之,凉服一昼夜,不瘥再作,亦取到了良好效果。

(七)半夏散及汤证

【原文】少阴病,咽中痛,半夏散及汤主之。(313)

[**逢原**] 本条提示:少阴阴盛,阳郁咽喉疼痛的治疗方法。

本证之咽痛,与上几条对比,在成因及病机方面都不相同。甘草汤、桔梗汤之咽痛较浅,属于客热,无表里证;苦酒汤所治咽喉生疮,是少阴水亏,阴火沸腾。而本条之咽痛,是风寒所伤,阳郁不散,郁而化火,此条还当有恶寒、气逆、恶心等,所以采用半夏散及汤治疗以辛温开达。

咽痛 {
　甘草汤
　桔梗汤 } 邪气轻浅,疼痛不甚,属客热。
　苦酒汤——少阴水亏,阴火沸腾。
　半夏散及汤——风寒外束,阳邪郁闭不伸。

半夏散及汤方

半夏(洗)　桂枝(去皮)　甘草(炙)

上三味,等分,各别捣筛已,合治之,白饮①和,服方寸匕②,日三服,散者若不能服,以水一升煎七沸③,内散两方寸匕,更煮三沸④,下火令小冷,少少咽之,半夏有毒,不当散服⑤。

[词注]①白饮:即白米煮熟之汤,此处采用,一则使药留恋于上部,一则固护胃气,不使有伤。

②方寸匕:一方寸匕,即今之6~9g。

③以水一升煎七沸:单煎水,器皿置于火上,水一沸即抬起,复置火上再煎,反复七次,其意义如麻沸汤,使水气化轻扬向上。

④内散两方寸匕,更煮三沸:把药加入煎七次的沸水之中,反复再煮三个汤沸。

⑤半夏有毒不当散服:想必后人羼入之句,仲景向来不用如此含糊之词句,开头半夏一药,下注一"洗"字,还有何毒存在。

[方义]半夏散及汤一方,乃治寒客会厌,少阴咽痛之方。咽喉乃气之出入之关隘,关隘不利则为痹。治之者,多因咽痛而过用寒凉之药,以致缠绵不已。此乃辛温发越之法,用半夏以治咽喉肿痛,用桂枝以治喉痹,用甘草以解肿毒,用白饮以留恋药性。至于煎煮方法,历代前贤多避而不言。水煎七沸,其气化为轻扬,水性本下趋,如此反复使沸,其性有向上之势,纳其药又沸再三,借水向上之气神药物轻扬开发,留恋于咽喉患处,以发挥其效力。泻心汤用麻沸汤,亦取其气向上之势,如此对比,其义自明也。

(八)四逆散证

【原文】少阴病四逆①,其人或咳②,或悸③,或小便不利④,或腹中痛,或泄利下重者,四逆散主之。(318)

[词注]①少阴病四逆:此证四逆,乃肝气郁结于内,阳气被郁于内,不达于四肢所致。

②或咳:肺寒气逆,故加五味干姜以收敛肺气之逆。

③或悸：饮邪上逆于心，故加益神通阳之品。

④或小便不利：此乃水气不化。

[逢原]本条提示：阳邪郁遏，气机不得宣发的症状与治疗方法。

综观本条的诸多症状与采用的方药治疗，本条首言少阴病，不可拘泥于看作脉细微，但欲寐。历代有很多注家认为本条是少阳病的一类证候，因为有"四逆"一证，故而仲景列到"少阴篇"予以叙述。本条的四逆，是由于阳邪郁遏于里，不能透达于外，以致四肢逆冷，它与纯寒证的逆冷有所不同。本条的或然证，如咳，如悸，如小便不利，都是水气为患。如腹中痛，乃为寒邪郁滞，如泄利下重，亦属气滞不得宣通之故。

本条四逆散的四逆当与四逆汤、白虎汤作以区别：

四逆汤——脉微欲绝，下利清谷——回阳救逆法。

白虎汤——热深厥深，烦渴汗出，脉滑大——清泄内热法。

四逆散——阳气内郁，不达于外，有腹痛——宣达阳郁法。

本证四逆散，并非寒厥，也非热厥。《医宗金鉴》云："既无可温之寒，又无可下之热，唯宜疏畅其阳。"

四逆散方

甘草（炙）　枳实（破、水渍、炙干①）　柴胡，白芍。

上四味，各十分，捣筛，白饮和服方寸匕，日三服，咳者加五味子、干姜各五分，并主下利②，悸者加桂枝五分③，小便不利者，加茯苓五分④，腹中痛者，加附子一枚，炮令坼⑤，泄利下重者，先以水五升，煮薤白三升⑥，煮取三升，去滓，以散三方寸匕，内汤中，煮取一升半，分温再服。

[词注]①炙干：枳实用清水淘净，浸泡之后，切片晒干，以麦麸炒至微黄，出香气为度，炒香以加强其行气破郁、消积、化痰、破坚、利胸膈之效。

②咳者加五味子干姜各五分，并主下利：肺与大肠相表里，肺寒气逆，表里并病，治当兼顾，五味子、干姜相合，温煦肺气而收气逆，温脾气而止下利，故云：又主下利。

③悸者加桂枝五分：悸者为饮邪侮心，加桂枝以温通心阳，益心神，兼主化饮。

④小便不利者，加茯苓五分：小便不利，为水气不化，加茯苓以甘淡渗湿。

⑤腹中痛者，加附子一枚炮令坼：里虚遇邪则痛，加附子以补虚。

⑥泄利下重者……煮薤白三升：该证之下利，为气之不畅，加薤白以利气化滞。

[**方义**] 四逆散一方,乃透达阳郁之良剂。阳郁于里,乃由肝气郁结而形成,仲景所以列入少阴篇,主要是该证有四肢厥冷,应与里之虚寒而厥逆的四逆汤证作以明显的鉴别,从而在此又另立这一门法,即宣畅气机透达阳郁的治法。本方用枳实以疏泄滞气,破坚利膈,柴胡以宣达阳气之郁,白芍以养血敛其肝阴。细考本方,即从小柴胡汤化裁而出。小柴胡乃和解少阳之剂,少阳主枢,使邪气通过枢机而出表,少阴亦主枢,为三阴之枢,"阴枢之机,亦必借阳枢之用,阴中之郁热,始能外达"。此仲景"专为升散少阴之郁热而设"。圣法实美,后贤从之,扩而充之,以广其治,《经方应用》指出:"四逆散的用途甚广,凡急慢性肝炎、胆囊炎、胰腺炎、溃疡病、胃肠神经官能症、阑尾炎、痢疾以及多种妇科疾病,如痛经、月经后延,或先后无定期等,只要辨证属于肝郁气滞者,均可以本方为基础,加减治疗,效果显著。"笔者恩师孙朝宗先生临床治疗时,每每用此方。

六、少阴病兼表证治法

(一)麻黄细辛附子汤证

【原文】少阴病,始得之,反发热①,脉沉者②,麻黄细辛附子汤主之。(301)

[词注] ①反发热:少阴病虚寒证本不发热,发热为太阳表证,太阳与少阴为表里关系,此即太阳少阴两感证。

②脉沉者:沉者为少阴里证,而兼表证之浮。

[逢原] 少阴病兼有太阳表证。诊断之要在"反发热"与"脉沉",少阴病本不发热,现在反而发热,则为兼太阳表证,若是单纯的太阳表热脉应浮,却现沉脉,为表里同病,审其此证时,先肯定了少阴病,方能辨出这是少阴病的"反发热"。

麻黄细辛附子汤方

麻黄二两(去节①) 细辛二两 附子一枚(泡、去皮、破八片)

上三味,以水一斗,先煮麻黄②减二升,去上沫,内诸药,煮三升,去滓,温服一升,日三服。

[词注] ①麻黄去节:麻黄去节困难,节不破去又不易煮透,药师用时大多予以杵之,其节自破。

②先煮麻黄:先煮麻黄是为了去沫,因为麻黄煮出之沫有令人烦与呕吐的副作用。

[**方义**] 麻黄附子细辛汤一方,言少阴病始得之,反见有太阳证的发热,又见有少阴病的脉沉,而且得病又比较急骤,故用麻黄发散太阳之表邪,用附子

固护少阴之阳气。而细辛非但助麻黄以解表,而且有启发少阴之阳气上达于肺卫之功,三药合用,为表里兼顾之剂,虽得微微汗出而又不损其阳,故称此方为温经散寒之妙方。

(二)麻黄附子甘草汤证

【原文】少阴病得之二三日,麻黄附子甘草汤微发汗①,以二三日无里证②,故微发汗也。(302)

[词注]①微发汗:此条后言无里证,则知本条必有发热之表证。太阳底面即是少阴,所以又用附子,知是二经为病,不过表证较轻而已。

②无里证:是指少阴病无有吐利腹痛之里证而已。

[逢原]本条叙述太简,当与上条合看,两相对比,互为发挥。少阴寒证,当用附子,太阳表证,当用麻黄,二经同病,当为同用,但是本条之证较上条为轻,少阴病二三日,犹能抗邪外出,所以采用微发汗法,这种微发汗法,只求祛邪,无伤卫阳,亦无伤其少阴里阳。

麻黄附子甘草汤方

麻黄二两(去节)　甘草二两(炙)　附子一枚(泡、去皮、破八片)

上三味,以水七升,先煮麻黄一两沸,去上沫,内诸药,煮取三升,去滓,温服一升,日三服。

[方义]麻黄附子甘草汤一方,乃微发汗以温经祛邪,麻黄发太阳之表,附子、甘草温少阴而培己土,更妙在甘草缓麻黄于中焦,取水谷之津液而为微汗,内不伤阴,表解而更无过汗亡阳之虑。

七、少阴病急下存阴证治

【原文】少阴病,得之二三日,口燥咽干①者,急下之,宜大承气汤。(320)

[词注]①口燥咽干:邪热内盛,津液受到伤害,这是少阴病转属阳明之征。

[逢原]本条提示:少阴热邪亢极津伤,邪结于阳明里证的辨证治疗。

本条的病机,属于少阴之邪热转归阳明。少阴病的三个急下证,无论传经、伏邪、转属,总是少阴虚而阳明实,以阳明为其出路,病机的总趋势,应是脏邪传腑,由虚转实。口燥咽干,乃邪热内甚,津液受伤,但从这口燥咽干虽然不能作为急下依据,但总是辨证的要点,又必须结合322条的"六七日,腹胀不大便者"作为依据为是。

【原文】少阴病,自利清水,色纯青①,心下必痛②,口干燥者,可下之,宜大

承气汤。（321）

[**词注**]①自利清水,色纯青:少阴热化,肝胆木火必炽,疏泄过度,胆汁因而大量混入胃肠,于是所下之水颜色纯青。

②心下必痛:心下指胃腔部位,津枯热灼,屎燥盘踞,气不流通,所以心下必痛。

[**逢原**]本条提示:少阴热化成实,热结旁流的证治。

本证亦从阳化热,转属胃腑,肝胆之火相并,胃伤燥结,胃阴将匮,急下燥屎以为撤热救阴。

自利清水色纯青与虚寒下利清谷不同,此是燥热郁结,粪不能下,水从四周流下,即谓热结旁流,其色纯青,是兼肝胆疏泄过度,胆汁混入胃肠,从火而化。徐灵胎云:"纯青非寒邪,乃肝邪入肾也。"柯韵伯云:"肝胆为发温之源,阳明为成温之薮。"心下痛亦因燥屎内结不通。口干燥,乃津液干枯。燥实内结,胃肾阴涸,急待救阴,仅此方法,惟用大承气汤下其结粪则热可除,阴可救也。

【**原文**】少阴病六七日,腹胀①,不大便②者,急下之,宜大承气汤。（322）

[**词注**]①腹胀:少阴从阳化热六七日,暴然腹胀,即《内经》所谓"诸腹胀大,皆属于热"之象。

②不大便:胃肠壅塞,肾水将竭,运化无权,所以呈现不大便的证候。

[**逢原**]本条提示:少阴热化后,腑气壅塞,形成腹胀的症状与治疗。

少阴从阳化热转入阳明,形成了痞满燥实,腹胀不大便的急证,所以也采用大承气汤下之,亦急下救阴之法。

本条在病理上,由于患者阳气素盛,胃中兼有宿食停积,少阴病六七日后,不从寒化,而从热化转入阳明,形成了胃家实的症状。成无己所谓"阳明土燥,肾水则干"。所以腹胀,是在六七日暴然腹胀。《内经》所说"诸腹胀大,皆属于热"。唐容川亦指出:"胃阳化水以为气,肾中阳热暴发,则气骤涨,充塞而不流通,故腹胀不大便,宜急下之。"惟其腹是突然胀满,大便不得下,已六七日之久,这就更加说明是胃肠壅塞,气化不行,肾之阴液将涸,急用大承气汤,疏通其大便,使热邪得以排出,热邪排出了,则腹胀满便可自消,而肾之阴液可复矣。

八、少阴病禁汗禁下证

【**原文**】少阴病,脉细沉数①,病为在里②,不可发汗。（285）

［词注］①脉细沉数：数脉当主热证，但数而沉细，在沉细中见到数脉，这数就可能近于紧脉的涵义。

②病为在里：本条的"病为在里"在临床上很有诊断价值，所以不可发汗。

［逢原］本条提示了脉细沉数是少阴里证的一个脉象，所以禁止用发汗之法治疗。

少阴病，属于里虚寒证，禁用发汗的方法，误用之，就会引发伤津亡阳的危险。可是在少阴病，而兼有太阳表证发热无汗脉沉的情况下，不得不急于从权一汗，但必须在维护少阴阳气的情况下，才可暂时采用麻黄附子细辛汤等。

今脉细而沉，又无发热之表证，是在里为脏寒，故不可发汗，数脉见之于沉细脉之中，为少阴在里之证，绝对不能应用发汗之法。薛慎庵指出："人知数为热，不知沉细中见数为寒甚，真阴寒证，脉常有一息七八至者，尽概此一数字中，但按之无力而散耳。"足以证明了此病为少阴之病，阴寒在里，而大多数属于里寒太甚罢了，因此条中明白指出了病为在里，不可发汗，临床应十分注意。

【原文】少阴病，脉微①，不可发汗，亡阳故也。阳已虚，尺脉弱涩者，复不可下也②。（286）

［词注］①脉微：脉微为阳气不足之形，如果误汗，必形成大汗亡阳的危险。

②尺脉弱涩者，复不可下也：尺脉弱涩，表示阴血虚甚，假若有大便秘结，亦当禁用攻下之法，如果误用，必引发虚而又虚的危证。

［逢原］本条提示了少阴病，既不可发汗以亡阳，又不可攻下以亡阴。

本条的脉微是阳气衰少，尺脉的弱涩，又是营阴不足的症状，阳虚不可发汗，若错误地用了发汗之法，必然导致阳随汗出而亡；营阴不足的，更不能用下法以竭其营阴精血，所以少阴之病，脉细沉数，或脉微弱，或尺脉弱涩，是都不能用汗法、下法的。

本篇有麻黄细辛附子汤之发汗，大承气汤的攻下，又进一步申述禁汗、禁下。表示了对于主证与兼证、虚证与实证不可混淆。对于少阴病的三个急下证，若兼里热脉必滑而有力。太少两感者，必兼有表邪外来。本条都属里虚，故不可汗，亦不可攻下。

九、少阴病误治

【原文】少阴病，咳而下利谵语①者，被火气劫②故也。小便必难③，以强责少阴汗④也。（284）

[词注]①谵语:此条之谵语为火邪内迫所致,不是阳明胃家实的谵语。

②被火气劫:用火熏灼是古代人的一种方法,此条属于错误的治疗,以火气伤害了阴津,引发了心神浮越,小便难等。

③小便必难:津液内伤。

④强责少阴汗:过分强求之意,本条强责少阴发汗,是错误的发汗方法。

[逢原]本条提示误发少阴之汗所引起津液耗损的谵语小便必难的一些难于治疗的变证。

少阴病本来就有咳而下利之症,有从阴化寒与从阳化热的区别。从阴化寒的,可用真武汤治疗,从阳化热者,当用猪苓汤治疗。本条无脉象与其他症状的叙述,不容易确认其属寒与属热。但本条用火劫方法,强责少阴汗出,是极其错误的,为本病之禁忌。误用火法之后,导致了津液耗损的谵语以及小便难的危险变证。

关于谵语:阳明胃家实,腑气内结,多有谵语一证,此条的谵语,是因为使用了火法,必然耗损津液,心阴受到伤害,心神为之浮越,因而引发了谵语。

关于小便必难:肾主五液,入心为汗,强责少阴之汗,促使津液受到了伤害,所以小便必然困难了。

【原文】少阴病,但厥无汗①,而强发之②,必动其血,未知从何道出③,或从口鼻,或从目出者,是名下厥上竭④,为难治⑤。(294)

[词注]①但厥无汗:少阴病为虚寒证,四肢逆冷并没有出汗的症状。

②而强发之:少阴之病,阳气衰微,所以厥冷无汗,而是少阳本来无发汗之法则,而强责之以火熏灼,形成了亡阳危证。

③必动其血未知从何道出:少阴病外无兼证,强责其汗,激动营血升越,形成吐血、口出血、耳出血、目出血等症,均属误治引发。

④下厥上竭:下厥为下焦真阳衰微,上竭又为血从上出为阴血竭之于上的症状。

⑤为难治:误汗、下损真阳,上之阴血竭绝。下焦宜温,血从上出,又碍于温,故为难治。

[逢原]本条提示:强责少阴之汗,而导致下厥上竭的变证,为其难治矣。

少阴病,阴盛阳衰为其本证,气血阴阳俱已亏损,少阴之病本无汗法,篇中麻黄附子细辛汤与麻黄附子甘草汤,都是因为少阴病又兼有太阳表证,治疗时也是在温肾之基础上加以发表之药的,也只能说是从权一汗而已。此条外无兼证,而强发其汗,激动营血上冲于上,其血必出。总之,是汗后下焦真阳式微而为厥逆,营血外溢而为上竭,对于这种下厥上竭,临床实为难治。难治不等于无治,如果救治得法,也可能获得疗效,张景岳的六味回阳饮,即四逆汤加当归、人参、熟地以回阳滋阴,可供临床参考用之。

十、少阴病可治不可治脉证

(一)阳回可治证

【原文】少阴病,下利,若利自止①,恶寒而蜷卧②,手足温者③,可治。(288)

[词注]①若利自止:若利自止有二意,一者利止而手足温,阳气来复可治。一者利止,恶寒甚,乃肠胃气机败匮,虽利止,其证亦危。

②恶寒而蜷卧:阴寒内盛之证,蜷卧亦为少阴之危候。

③手足温者:少阴病,阴寒内盛,而手足渐渐温暖是阴却阳复之佳象。

[逢原]本条提示:此条之手足温,是决定阳气来复的象征,故断为可治。

少阴病,下利、恶寒、蜷卧,都是阴寒极盛的见症。若下利自止,手足渐温者,乃阴却阳气来复的征象,所说此证可治,可以采用扶阳之剂治之。若下利恶寒蜷卧,就是自利已止,亦为胃气已绝,或阴液已竭,此又不可不知矣。

【原文】少阴病,恶寒而蜷,时自烦①,欲去衣被②者,可治。(289)

[词注]①时自烦:时时自烦,是阳气来复,与阴邪相争,所以诊为可治。

②欲去衣被:少阴病,恶寒下利,必合衣被而卧,取其温暖之意,今却欲去衣被,可以说是阳气来复,恶寒将解的良好现象。

[逢原]本条提示:从病情之时自烦与欲去衣被可知阳气来复,可以治疗。

少阴病恶寒蜷卧是本经本证,若见有时时自烦的征象,与欲去衣被的症状,是阳气来复的现象,所以断为可治。少阴病虚寒证的预后,完全凭阳气的存亡与否,但凭时时自烦,欲去衣被一证是显然不够了,还应当看其他阳性症状,才可诊断出可治与否。

(二)阳不回不治证

【原文】少阴病,恶寒,身蜷而利①,手足逆冷②者,不治。(295)

[词注]①恶寒身蜷而利:恶寒而无身热,身蜷手足不温,下利不止,为有阴无阳,是为危候。

②手足逆冷:手足不温,中阳败绝,指胃中阳气败者,预后多为不良。

[逢原]本条提示少阴病,纯阴证无阳证者为不治证。

少阴病的厥逆下利,实属危候,而四逆汤证,大多有四肢厥冷与下利,未曾言不治。本证的严重如《金匮》呕吐哕下利篇指出:"夫六腑气绝于外者,手足寒……五脏气绝于内者,利不禁。"只能看作是病势严重,并非不治。舒驰远说:"此证尚未至汗出息高,犹为可治,急投四逆汤加人参,或者不死。"

【原文】少阴病,吐利躁烦①,四逆②者,死。(296)

[词注]①吐利躁烦:少阴吐利,更躁烦,微阳与邪争,阳若胜则吉。

②四逆:吐利躁烦,阳气已微,再加四肢逆冷者,多为不吉。

[逢原]本条提示少阴病,阳气衰竭的危候。

少阴病的吐利,再加上躁烦,似有阳复之征,如果再有手足温等,病可向愈;今反四肢逆冷,说明阳气危绝,或纯阴无阳,病必危矣。

【原文】少阴病,下利止而头眩,时时自冒①者,死。(297)

[词注]①时时自冒:时时如物蒙目,眼发昏黑,目无所见。

[逢原]本条提示少阴病阴竭阳脱的死证。

本条的利止,反而头晕目眩和时时自冒,这一利止,并非阳气回复,而是阴液已经竭绝,阳失依而浮于上,头眩,时时自冒,便是明证,阴竭阳脱,故知为死候。

【原文】少阴病,四逆,恶寒而身蜷①,脉不至②,不烦而躁③者,死。(298)

[词注]①恶寒而身蜷:乃寒邪极甚,故恶寒而身蜷。

②脉不至:无脉之形状。

③不烦而躁:阴证阳证都具有烦躁之证,一般来讲,烦属阳,躁属阴,单烦不躁者为有生机,但躁不烦者即是死候,病就很危险了。

[逢原]本条提示纯阴无阳亦为危候。

少阴病,四逆恶寒而身蜷,是寒邪盛极之征,此证虽然没有下利,而是脉不至,不烦而躁,病情较前更为危险,所以断为死证,至于烦与躁的原因很多,总言之,阴证阳证都会有烦躁的症状。具体看来,烦为阳,躁为阴,但烦不躁者为有生机,但躁不烦者为有死候。脉不至者则为生气绝,当然更为死候。然而在292条也是脉不至,却采用了灸法,那是因为突然吐利,阳气一时不相顺接,而不是阳气败绝。其云:"少阴病,吐利,手足不逆冷,反发热者不死,脉不至者,灸少阴七壮。"本证之脉不至,是纯阴无阳,纵有姜附艾灸以助阳,已是鞭长莫及了。

【原文】少阴病,六七日,息高①者死。(299)

[词注]①息高:呼吸浅表,吸气少,呼气多,呼吸之气不达于丹田。

[逢原]本条提示:息高为肾气绝于下,肺气又绝于上的险恶危证。

少阴病,已经六七日之久,而息高者,为喘促危候。呼出心肺,吸入肝肾,肾为生气之源,呼吸之根,息高者,为生气已绝于下而不复纳,呼多吸少,属于肾气已绝,故死。然而病已六七日之久,医何不予以救之,憾哉! 于未发病前,当先事防之。

【原文】少阴病,脉微细沉,但欲卧,汗出不烦①,自欲吐②,至五六日自利③,复烦躁不得卧寐④者死。(300)

[词注] ①汗出不烦:此指阳从外越,无力与阴邪抗争,阳气欲绝。

②自欲吐:此指阴邪上逆,阴气盛于里,亦阳气欲脱之兆。

③至五六日自利:阴气将欲下竭。

④烦躁不得卧寐:真阳上脱,此时已阳亡阴竭。

[逢原] 本条提示:少阴病,迁延失治,形成了阴阳离决的死证。

少阴病,脉微细沉,但欲卧,自欲吐,乃阴盛阳衰之形证,寒气上逆,汗出不烦,乃阳气外越,以上诸多之症,足以说明病情严重了,此时应当急用四逆汤急温之。此时一旦失治,病到六七日之后,又出现了下利不止,乃是阴从下脱的危险症状,而又由不烦转化为烦躁,由但欲卧又转化为不得卧寐,这样,就形成了阴阳离决的险恶证候,预后多为不良。

第六篇

辨厥阴病脉证并治

一、厥阴病证候大纲

【原文】厥阴之为病，消渴①，气上撞心②，心中疼热③，饥而不欲食，食则吐蛔④，下之利不止⑤。（326）

[词注] ①消渴：此处之消渴，指虽饮水多，而渴仍不得解除。

②气上冲心：肝为将军之官，属木，木少滋养，肝则横逆莫制，故而气上冲心。

③心中疼热：肝之经脉挟胃上贯膈，其气太甚，即化为火，循经上扰，故心中感到灼热疼痛。

④饥而不欲食，食则吐蛔：肝气乘脾，脾胃受伤，故而胸腔嘈杂似饥不欲食，胃中空虚，若内有蛔虫则易吐蛔，无蛔虫则呕吐清水。

⑤下之利不止：本证上热下寒，若误用攻下之法，会发生下利不止的变证。

[逄原] 本条提示：厥阴病上热下寒证的一个提纲。

厥阴之经，为阴尽阳生之经，与少阳经为表里，并从其所化，邪入厥阴，随人之虚实，而化生寒热。所以见证为阴阳错杂，厥热互变，寒热胜复之证候。《医宗金鉴》说："少阳不解，传变厥阴而病危，厥阴病衰，转属少阳为欲愈。"这说明厥阴病的胜复之理和六经病的转归，有两种不同的结果。一是厥与热的互相胜复，正气如能胜邪，则厥冷转变为发热；若正气不足，不能胜邪，则会转归厥冷，这就是阴阳消长，正邪相互进退的表现。二是上热下寒，既有热证又有寒证，病邪深入，阴阳错乱，人体失却正常调节，形成了上热下寒的局面，即前贤所谓："阳并于上则上热，阴并于下则下冷。"本条就属于这第二种情况。如消渴，气上冲心，心中疼热，属于上热；饥而不欲食，食则吐蛔，下之利不止，属于下寒。

消渴，乃因水亏不足涵木，木火鸱张，津液被其耗散，故时欲饮水自救，而消渴亦不能解除。肝为将军之官,其质属木,木少津液之滋,则横逆莫制,故气上撞心。厥阴之经脉挟胃贯膈,其气化火太甚,循经上扰,故而心中疼热,木气横逆伤脾胃,故而引发胸脘嘈杂饥而不欲食,或不能食,这胃中空虚了,若内有蛔虫,则蛔闻食臭而窜动,上出于口,即为食则吐蛔,若内无蛔虫,则呕吐清涎。

本证属于上热下寒,临床如果把消渴,气逆,心中疼热,当作实证,不顾下寒,而误用苦寒攻下之药,不但上热不能解除,相反地更伤害了胃气,下寒更加严重,因而又形成了下利不止的变证。

本条作为提纲,仅是上热下寒,寒热错杂,并不包括厥热胜复及寒厥、热厥的全部病证。

二、厥阴病欲解时

【原文】厥阴病,欲解时,从丑至卯上①。(328)

［词注］①从丑至卯上:此指夜半 1 时起至明晨之 5 时之间,为厥阴经虚证欲解之时。

［逢原］本条提示了厥阴虚证欲解的时间。

一昼夜十二时辰,24 小时,六经都不同的欲解时,历代注家大都认为在本经当旺之时,因经气盛,邪气却,故病欲解,这就是根据天人相应的道理来说明的,如少阳旺于寅卯,从丑至卯,阴尽而阳生,厥阴经所以解于此时者,因为中见少阳之化。

三、厥阴病厥热胜复辨

【原文】凡厥者,阴阳气不相顺接①,便为厥;厥者,手足厥冷②者是也。(337)

［词注］①阴阳气不相顺接:阴与阳当互相协调为正常,今反而偏胜偏衰了,也就是不相顺接了,就必然产生病态。

②厥者,手足厥冷:寒厥与热厥,同样是四肢厥冷,但其病理截然不同,不可不知。

［逢原］本条又近一步阐述了发厥的病理及其症状。

本条致厥的缘故,首先揭一“凡”字,可知不专指阴证的寒厥而言,又必赅寒热二厥在内。若阴气偏胜,阳气偏衰,阳气不能通达于四肢,则为寒厥。若阳气偏胜,邪热入内深伏,而致阳气郁结于里,而阴反格于外,也可发生厥逆,这种厥逆,是因内热,所以则为热厥。这样说来,无论寒厥与热厥,都有手足厥冷的症状,寒厥与热厥,病理截然不同,临证医者,又必结合四诊,详审患者全身症状表现,作出确切的区别,才可能不致误治,简言之:

$$厥 \begin{cases} 寒厥——寒胜阳衰 \\ 热厥——热极阳郁 \end{cases} 阴阳不相顺接,手足逆冷。$$

四逆——手、足、臂、胫以上冷,至肘,至膝。(重)

厥——手足冷。手冷至腕,足冷至踝。(轻)

【原文】伤寒病,厥五日,热亦五日[①],设六日,当复厥,不厥者自愈[②],厥终不过五日,以热五日,故知自愈。(336)

[词注]①厥五日热亦五日:五日为一候,三候为一气,这是自然的规律。厥热均五日,阴阳有趋于平衡之势。

②设六日,当复厥,不厥者自愈:按热五厥五,第六当厥不厥了,其病则将愈了。

[逢原]本条提示:发热与厥冷日数相等,其为自愈的症状。

病入厥阴经,如阴寒胜,则必厥冷;如阳气胜,则必发热,然而胜极必反,这是一切事物的发展规律。阴极则生阳,阳气来复,正气胜邪,阳气向外扩张,故必发热。如果正气不足,发热又复厥冷,为阳退阴进,这就是阴阳胜复的规律。本条依照这一规律的发热与厥冷时间长短而测病的进退。发热与厥冷五日一循环,第六日当再厥冷,反而不发厥冷了,是为阴阳平衡,故知病愈。

【原文】伤寒,厥四日,热反三日,复厥五日,其病为进,寒多热少,阳气退[①],故为进也。(342)

[词注]①寒多热少,阳气退:厥阴病,寒热交替不平衡,寒的日子长,热的日子短,阴胜阳衰,故为阴气偏胜,其病为甚了。

[逢原]本条提示厥多于热,是阳复不足,厥多热少,病情趋向于严重。

此条只能说是阳复不足以胜厥,阴寒之气偏胜了,故说是病又发展了。本来先厥而后发热,是阳气复而阴厥退的局面,但发热只有三日,就又厥逆了,而且厥冷的时间大大地多于发热的时间,可见阳气不能振作而更加衰减了,在这种局面下,阳气再也不能胜过寒冷了,最后必形成阳亡的局面,故断言"阳气退,故为病进"。

【原文】伤寒发热四日,厥反三日,复热四日,厥少热多者,其病当愈。四日至七日,热不除者[①],必便脓血[②]。(341)

[词注]①热不除者:厥阴病热多,是阳复阴退,其病当愈;但是热不除,乃阳复太过,由寒化为热证了。

②必便脓血：热向下迫，伤害了下焦血络，血不循经而外溢，为邪热所蒸腐，所以便脓血矣。

[逢原]本条提示：热多于厥冷为病愈，热复太过，血外溢，必便脓血。

厥阴病发热多于厥冷，是为阳气复而胜过于阴，其病则吉。若阳气来复太过，反而偏亢鸱张不已，其病不但不能愈却要发生病变，所言四日至七日，热不除者，热向下迫伤及血络，邪热蒸腐，必便脓血，这就是阳复太甚，热伤阴络的变证。万密斋说："凡阳厥，热不除，在表者，必发痈脓，在里者，必便脓血。"其理通达可从。至于治疗，恽铁樵认为便脓血即是痢，为转属病，当用白头翁汤。甚为卓识，可作参考。

【原文】伤寒先厥，后发热而利者，必自止①，见厥复利②。（331）

[词注]①后发热而利者必自止：阳气来复，厥回利止发热是阳气运行的表现。

②见厥复利：阳气不足，四肢又见厥冷，阴霾四合，寒从内生，所以见到厥冷就知道要下利了。

[逢原]本条提示了厥热与下利的关系。

伤寒病深入厥阴，病愈的机转全凭阳气的来复，阳长阴退，即是生机；阴胜阳消，就是病进。患者先厥冷，阴寒胜，阳气衰，其阳不能达于四末，故手足厥冷。后来发热，乃阳气回复，手足由厥冷变为温热，体内阳气增强了而利亦止，这都是阳气回复的良好现象。若阳气回复了又见到手足厥冷，下利的症状重复发生，又为寒邪复胜的病进现象。厥阴病的厥热胜复，是阴阳消长的重要原因。

【原文】伤寒，先厥后发热，下利必自止①，而反汗出，咽中痛者，其喉为痹②，发热无汗，而利必自止③。若不止，必便脓血④。便脓血者，其喉不痹⑤。（334）

[词注]①先厥后发热，下利必自止：由厥冷转化为发热的，属阳气用事，故下利必自止。

②其喉为痹：阳气回复，阳热亢盛，熏灼咽喉，故咽喉红肿作痛，闭塞不通，形成喉痹。

③发热无汗，而利必自止：热势向内向下，虽然发热无汗，而下利必自止。

④若不止，必便脓血：阳复太过，热邪向内向下，伤及下焦血络，故利不止且便脓血矣。

⑤便脓血者其喉不痹：热邪下趋，下便脓血，热不上逆故知其喉不痹。

[逢原]本条提示：先厥后热，阳复太过的两种转归，一为热邪向上向外，一为热邪向内向下。

阳气回复,发热利止,从阴阳胜复看,确为良机。但阳复太过,必然发生病变。

1. 热邪向上向外 阳气回复利止,本不汗出,但阳复偏胜,津液为其蒸发,从皮肤而出,故曰而反汗出,津液受伤,阳热亢盛,熏灼咽喉红肿而痛,气闭难通,而形成喉痹。

2. 热邪向内向下 阳复太过,热邪向内向下,虽发热而不汗,腹泻虽然不止,而反形成大便脓血,这种现象,是热伤了下焦血络的原因。

热邪已经下趋了,不至再向上熏灼,所以发生便脓血的,也就不会再发生喉痹了。

至于治疗,历代先贤,提供了一些方法,治疗喉痹可采用桔梗汤,治疗便脓血可采用黄芩汤与白头翁汤等,可供参考。

四、厥阴病寒热错杂证治

（一）干姜黄芩黄连人参汤证

【原文】伤寒本自寒下①,医复吐下之②,寒格③更逆吐下④,若食入口即吐⑤,干姜黄芩黄连人参汤主之。(359)

[词注]①伤寒本自寒下:厥阴伤寒,本来就有内寒下利的证候。

②医复吐下之:厥阴病寒热错杂,医必借上有热而吐之,吐之不已,又错误地用了下法。

③寒格:指上热被下寒所格拒,故饮食都不可入口,入口即会再次吐出。

④更逆吐下:从更字上推之,上热被阴寒所格,上焦之热可能有"消渴、气上撞心、心中疼热、郁闷等症状,医又错误作胸中实邪而用吐法,吐之不去,更下之,这就是复误吐、下之了"。

⑤食入口即吐:因为上焦有热,不欲纳谷,热逆而上,故食入口即吐,亦"食入即吐,是有火也"。

[逢原]本条提示:由于误治,形成寒格的变证与治疗方法。

厥阴伤寒,中阳素体不足,脾气下陷,形成太阳腹满自利,医者不审虚实,径用吐法、下法,寒盛于下,阳被格拒而不得入,不但下利甚,更增加了吐逆,这上热下寒,则食入口即吐,王太仆云"食入即吐,是有火也"。说明了此证不但是下焦有寒,而且是上焦有热,所以采用干姜黄芩黄连人参汤治之。

干姜黄芩黄连人参汤方:

干姜　黄芩　黄连　人参各三两

上四味,以水六升,煮取二升,去滓,分温再服。

[**方义**]本方之功能即辛温以通阳,苦寒以降泄。主治上热下寒,食入即吐,腹痛泄泻之寒格证。胃热气逆,故食入即吐。脾阳不足,肠寒腹痛泄泻。寒格乃以上热剧吐为主,方用芩连苦寒清热,干姜辛温通达阳气,人参补中益气,调升降,和阴阳,寒热并用,调和中气以祛邪,吐利便可自止。

(二)麻黄升麻汤证

【**原文**】伤寒六七日,大下后①,寸脉沉而迟②,手足厥逆,下部脉不至③,喉咽不利④,唾脓血,泄利不止者⑤,为难治⑥,麻黄升麻汤主之。(357)

[**词注**]①伤寒六七日大下后:厥阴伤寒不先解表,而径用下法,这是错误的治疗方法。

②寸脉沉而迟:寸为阳脉,由于大下后,阳气损伤,故见沉而迟,手足厥冷。

③下部脉不至:阳气下陷于里,郁而不得伸,并不是阳虚所致,当别。下部指尺脉不至。

④喉咽不利:下之后阴阳俱伤,阳气并于上,灼伤咽喉,故而不利,甚则咯吐脓血。

⑤泄利不止者:阳气并于上,而阴气奔于下,故而形成下利不止的虚寒症状。

⑥为难治:阴阳之气不相顺接,手足厥冷,寒热错杂,虚实互见,故为难治。

[**逢原**]本条提示:厥阴病,误用攻下,造成阴阳错杂的变证,以及治疗方法。

厥阴经之伤寒,当以辛温和之,而医生错误地用了攻下法,引发正气虚弱,邪气内陷于厥阴,形成上热下寒,虚实互见的复杂症状,脉象寸部沉而迟,下部尺脉不至,这是阳陷于里,郁而不伸之象征,此亦不属阳虚。大下后阴阳两伤,阳气并于上,阴气趋于下,上为喉咽不利,甚则咯吐脓血,下则泄利不止,成为虚寒证。上下阴阳之气不相顺接,寒热错杂,虚实并见,即为难治。

麻黄升麻汤方

麻黄二两半(去节)　升麻一两一分　当归一两一分　知母十八铢　黄芩十八铢　萎蕤十八铢(一作菖蒲)　芍药六铢　天门冬六铢(去心)　桂枝六铢(去皮)　茯苓六铢　甘草六铢(炙)　石膏六铢(碎,绵包)　白术六铢　干姜六铢

上十四味,以水一升,先煮麻黄一两沸,去上沫,内诸药,煮取三升,去滓,分温三服,相去如炊三斗米顷,令尽,汗出愈。

[**方义**]本方为大方,药物十四味,包括了桂枝汤、麻杏甘石汤、越婢汤、黄芩汤、甘草干姜汤……前贤多有分析,今抠要录之,分析于下:

治疗:滋阴养血、清上温下、调和营卫、发越郁阳、补泻寒热之法冶于一炉,相助不悖,发挥疗效。

1. 麻黄、石膏、甘草——越婢汤主药,发越内郁之阳。
2. 桂枝、白芍——桂枝汤主药,调和营卫。
3. 升麻、黄芩、知母、麦冬——升阳解毒,清上热利咽喉。
4. 茯苓、白术、干姜——补脾利水,温暖下寒。
5. 当归、萎蕤——滋阴养血,防止发越之弊。

启发:本方对于后世方剂学的启发很广泛:"如后世之阳和汤主治流注阴疽,补中益气汤治疗阳虚外盛,升麻葛根汤治时疫痘疹,普济消毒饮治疗大头天行,升麻鳖甲汤治疗阳毒,皆出此方。"

五、厥阴病热证治法

(一)白虎汤证

【原文】伤寒,脉滑而厥者[1],里有热,白虎汤主之。(350)

[词注] [1]脉滑而厥者:脉滑必兼沉而有力,为里热郁伏,阻绝阳气,不得畅达四肢,故厥。

[逢原] 本条提示:热厥的脉象与证治。

厥证有寒厥与热厥之分。本条厥冷而见脉滑为里热,热邪深伏于里,阳气不伸达于四肢,因而手足厥冷,除了脉滑之外,还当有胸腹必然灼热、口舌干燥、烦渴引饮、小便短赤等症,所以应用清解里热的白虎汤。

附:寒厥、热厥辨证简表

病名	寒　厥	热　厥
原因	阴寒独胜,阳气衰微,不能通达四肢	邪气深入,阳气郁结,不得通达四肢
传变	初病四肢厥冷,也有热病转虚,为阴证而厥,或大汗大下误治而致	初身头痛,热甚内攻,才发厥冷,里热减轻,即厥回转热
症状	厥冷,身无热,恶寒,神安,引衣自复,小便清,下利,口不渴	肢厥,胸腹依然灼热,口渴烦躁,谵语,去衣被,小便赤涩,腹满硬痛
舌苔	舌苔滑嫩	舌干,苔黄燥,或焦黑起刺
脉象	脉微细欲绝,或沉迟	脉沉,按之而滑,有实邪者多实大或沉迟有力
治禁	宜温、补,禁汗、下	宜清宜下,禁发汗

（二）白头翁汤证

【原文】热利下重者,白头翁汤主之。（371）

【原文】下利欲饮水者①,以有热故也,白头翁汤主之。（373）

[词注] 欲饮水者:胃有热,故欲饮水。

[逢原] 本条提示厥阴热利的主证,以及渴欲饮水的另一辨证要点。

厥阴病热利下重,所下赤白粘腻,带有脓血。这种下痢,是热邪下迫,所以必觉下重,下重滞下是热利的特征。《内经》云:"暴注下迫,皆属于热"。

附:下利的辨证与治疗

下利 ┤ 下利清谷,里寒下虚——大便如水,洞泄而不禁——宜四逆汤。

协热下利:表热入里,下迫大肠,爽利如泄,有表热证——宜葛根芩连汤。

热利,厥阴热入大肠,大便带黏腻之脓血,里急后重——宜白头翁汤。

白头翁汤方

白头翁二两　黄柏三两　黄连三两　秦皮三两

上四味,以水七升,煮取三升,去滓,温服一升,不愈更服一升。

[方义] 白头翁汤一方,所治不是一般的湿热痢,当为热毒深陷血分,热毒熏灼肠胃,化为脓血之变而为赤痢,其热毒既结于肠中,气滞不通,则里急后重,至于渴饮、舌红、苔黄,均为里热炽盛之象。治疗以清热解毒凉血为主,使热毒排除。方中白头翁清热解毒,凉血治痢,为治热毒痢疾之主药,黄连、黄柏、秦皮,协助主药以清热解毒,燥湿治痢为使药,药只四味,具有清热解毒,凉血治痢之效。

（三）小柴胡汤证

【原文】呕而发热者①,小柴胡汤主之。（379）

[词注] ①呕而发热者:此指厥阴病转出少阳,文虽简,而已突出了少阳的主证。

[逢原] 本条提示厥阴病转出少阳的症状与治疗。

厥阴肝经与少阳胆经,互为表里,经络所属,少阳病可以转化为厥阴病,厥阴病也可转化为少阳病。本条所述就是厥阴病还出于少阳的证候,虽然经文叙述很简单,而少阳的主要症状已经具备了,治疗自当以小柴胡汤。因为呕而发热是少阳主证之一。

如149条"伤寒五六日,呕而发热者,柴胡汤证具……"就是一个例证。

本证只是呕而发热,别无其他表证,为厥阴之邪转出少阳无疑,故仍用小柴胡汤。

关于呕逆,见下表:

$$呕逆\begin{cases}\begin{array}{l}麻黄汤——恶寒无汗,体痛呕逆,脉阴阳俱紧(3条)\\桂枝汤——恶风、发热、汗出、鼻鸣干呕者(12条)\end{cases}有表证\\\\小柴胡证\begin{cases}伤寒五六日,呕而发热者\\柴胡汤证具(149条)\\呕而发热者(397条)\end{cases}无表证\end{cases}$$

(四)小承气汤证

【原文】下利谵语者[1],有燥屎也,宜小承气汤。(374)

[词注] ①下利谵语者:下利谵语,为里有实,而下利又为热结旁流。

[逢原] 本条提示:燥屎内结,热结旁流的症状与治疗。

下利复有燥屎谵语,此乃为热结旁流之证,泻下不是清谷,而是清水,气味必也秽臭难闻,至于其他见症,必有里实脉症,如脉沉实或滑疾、腹部胀痛、潮热、舌苔黄燥、小便黄赤等。虽有燥屎而无绕脐痛,所以用小承气汤治之。

谵语一证,也是诊断为里实的一个主要证候,若里实去,则谵语下利也就自止了。

用小承气汤的原因:①不是泻厥阴之热,而是泻阳明之实。②病变源于厥阴,而转为阳明实证,又因燥屎的程度还不太甚,还没有"绕脐痛"。所以用小承气汤,而不采用大承气汤。

(五)栀子豉汤证

【原文】下利后更烦[1],按之心下濡者[2],为虚烦也,宜栀子豉汤。(375)

[词注] ①下利后更烦:从烦字看,可知下利之前已烦,下利之后更烦,是余热未尽之形,为虚烦。

②按之心下濡者:内无实邪,心腹下按之濡软。

[逢原] 本条提示:下之后虚烦在胸脘,搅扰不安的辨证与治疗。

本条言下之后更烦,说明在下之前,厥阴阳气回复太过,既然用了下法,而更烦,烦不为下而减,热邪仍扰胸膈而烦,又按之心下濡,可知热邪是在膈脘,恶心欲吐而又无物可吐的烦称为虚烦,这与太阳经汗吐下后,心中懊侬,虚烦不眠及阳明下早以致虚烦的病机相同,所以也用栀子豉汤轻轻宣散,以清余热。

六、厥阴病寒证治法

(一)冷结关元证

【原文】病者手足厥冷,言我不结胸,小腹满,按之痛者①,此冷结在膀胱关元②也。(340)

[词注]①小腹满,按之痛者:此指阴邪结于下焦,仲景恐人疑为五苓、蓄血,故指此为冷结,采用灸法。

②此冷结在膀胱关元:此膀胱关元,实指部位言。关元穴连脐下三寸,足三阴任脉之会,主治脐下疼痛,灸之良,可百壮。

[逢原]本条提示:寒邪冷结于关元而致的手足厥冷证。

厥阴病手足厥冷,有阴阳虚实不同,如阳微阴盛,阳亢阴虚,都能引发阴阳之气不相顺接而产生四肢厥冷的证候,言不结胸,小腹满痛,便指出了病不在胸膈而在下焦部位。

本条的小腹满,按之痛,乃是因为寒邪郁结于关元膀胱部位,痛在小腹,小腹乃厥阴经脉所属。足厥阴之脉,起于足大趾丛毛之际,上循足跗,交出太阴之后,循股阴,入毛中,过阴器,抵小腹,由此论之这手足厥冷乃厥阴阴邪独盛所为。

如膀胱蓄血证:证见小腹满,按之痛,小便利,病在血分,必兼有发狂,谵语等症。

如膀胱蓄水证:证见小便不利,少腹不痛,病在气分,津气不布,必兼口渴等症。

如热结膀胱:证见小便赤涩,手足热等症。

冷结膀胱关元:则手足厥冷,小便清白,小腹满、按之痛,所以采用灸法,灸关元促使热力直达病所。

(二)下虚戴阳证

【原文】下利,脉沉而迟①,其人面少赤,身有微热②,下利清谷者,必郁冒③,汗出而解,病人必微厥,所以然者,其面戴阳④,下虚⑤故也。(366)

[词注]①下利,脉沉而迟:厥阴里寒证,故下利脉沉迟并下利清谷,说明里阳不能腐熟水谷。

②其人面少赤,身有微热:阴寒之气盛于内,虚微的阳气被格拒于外的现象。

③郁冒:指眩冒昏晕,一时眼发暗黑,看不到东西。

④戴阳：面部潮热，乃寒邪盛之于下，虚阳上浮的一种现象。

⑤下虚：此指下焦虚寒，指出了微厥的原因。

[逢原] 本条提示戴阳轻证可能发生郁冒汗解的证候。

下利并脉沉迟，及其下利清谷，证明里阳已虚，无力腐熟水谷，实为厥阴病中的一个虚寒证。而其人面色少赤，身有微热，乃寒盛之于内，阳气被格拒于外的一种虚热现象。此与少阴篇317条的病理机制大体相同，但病的程度有所不同。

317条所谓："少阴病，下利清谷，里寒外热，手足厥逆，脉微欲绝，身反不恶寒，其人面色赤……通脉四逆汤主之。"少阴篇此条，下利肢厥，脉微欲绝，身热面赤，乃阴盛阳虚已达极点，虚阳已经完全发露于外，浮越于上，病的情况已是十分危笃。

本条仅是微厥、微热，面色少少发赤，虽然脉沉迟，而真阳发露未尽，藏之于里，还有奋起与阴邪相争的能力，在相争之时发生郁冒，正气最终得胜则汗出而解。

（三）哕逆腹满证

【原文】伤寒哕而腹满①，视其前后②，知何部不利，利之即愈③。（381）

[词注] ①伤寒哕而腹满：伤寒呃逆有虚实两种，此证属于邪气之实，声音响亮，连续发作。

②视其前后：本病在于腹满，这腹满是由于二便不利，追其本源，当审视二便情况。

③利之则愈：知何部不利，若小便不利则利小便，若大便不利则利大便，利之则胃气降和，胃气和降了，则呃逆自止，腹满自消。

[逢原] 本条提示：实证的哕（呃逆）的治疗原则。

伤寒呃逆有虚实之分。虚证为正气虚，呃逆声低，良久复作，《内经》云"病深者，其声哕"。可知为胃败危候。"阳明病，不能食，攻其热必哕"及"胃中虚冷，不能食者，饮水必哕"乃胃中虚冷，此类皆为虚证。实证之病候，由于邪气之实，其声响亮，连续发作。

本条的呃逆，在于腹满又由于二便不利，治疗时，当审其前后二便，何部不利，不利者通之，通之则胃气和降，和降则呃逆自止。这在临床时，主要在于鉴别诊断。

附：呃逆证虚实的鉴别情况

1. 呃逆虚证（呃）
- 误治阳明中寒——"阳明病，不能食，攻其热必哕"。（194）
- 胃中虚冷——"若胃中虚冷，不能食者，饮水则哕"。（226）
- 胃气败绝——"若不尿，腹满加哕者，不治"。（232）

2. 呃逆实证（哕）
- 邪热壅塞不通——"一身及目悉黄，小便难，有潮热，时时哕。"（221）
- 脾气败绝者——"柴胡汤不中与之也，食谷则哕"（98）
- 津伤胃燥——"口干咽烂，或不大便，久则谵语，甚者必哕"。（111）
- 腹满不利——"伤寒哕而腹满，知何部不利，利之则愈"。（381）

（四）除中证

【原文】伤寒脉迟六七日，而反与黄芩汤彻其热①，脉迟为寒，今与黄芩汤，复除其热。腹中应冷，当不能食②，今反能食，此名除中③，必死。（333）

［词注］①彻其热：伤寒六七日，厥阴寒证，可能有阳浮于上的现象，医误之而彻其热。

②当不能食：腹中应冷，肝脾气寒，均失疏泄与运化之力，故不能食。

③此名除中：腹中冷，当不能食，今反能食，此乃胃败能食的反常现象，所谓除中，除其中气也，能食乃是引食以自救的征象。

［逢原］本条提示：误治而转化为除中的逆证。

厥阴伤寒六七日，乃厥阴经受病之时，在治疗时，应当采用扶阳抑阴之法治之。但是病情有所变化，特别是厥阴病的证候，尤为复杂，正气与邪气阴阳胜复的转化，每每往复出现，在这样情况下，最容易使人莫能辨其寒热真象，又每每把厥寒阳浮，当作太阳少阳合病治之，错误地采用了黄芩汤以苦寒清热，形成了阴寒更加严重，寒邪充斥，阳气将绝。造成这种寒邪盛极，当不能饮食，但是患者却能食，并且超过了平常的饭量，尽管能食，但患者的精神和脉证并无好转，虽然能食，但时间短暂，后即胃败而不能食了，对于这胃败欲饮食以自救的样子，就为"除中"了。

【原文】伤寒始发热六日，厥反九日而利，凡厥利①者，当不能食，今反能食者，恐为除中②。食以索饼③，不发热者，知胃气尚在，必愈，恐暴热来出而复去也。后日脉之④,其热续在者,期之旦日夜半愈⑤。所以然者,本发热六日,厥反九日,复发热三日,并前六日,亦为九日,与厥相应,故期之旦日夜半愈。后三日脉之,而脉数,其热不罢者,此为热气有余,必发痈脓也。(332)

[词注]①凡厥利:此处指手足厥冷,而又患有腹泻的患者。

②恐为除中:恐怕有胃气将败绝的反常现象,这其中的恐字,还在除与不除之间。

③食以索饼:食读为饲,索饼即今之面条,由面粉作成,这里应用索饼,意在试探胃气的存在与否。

④后日脉之:等第二天或第三天再来诊其脉象,以诊断其预后的病变的情况。

⑤期之旦日夜半愈:此指第二天的夜半可愈。夜半后子丑寅之时,乃肾与肝欲解之时,凡肝肾虚证,又必借欲解时,阳气萌动发展时而愈。

[逢原]本条提示:寒热胜复,当以胃气为本,以及除中与否的辨证。

本节经文可分恐为除中、索饼试探、愈期推测、阳复太过四节来认识。

1. 恐为除中 伤寒发热六日,厥反九日,乃是阴盛阳衰的厥利证。先热后厥,在热少厥多之际,皆是阴寒气盛,阳气衰微,不但四肢厥冷,而且发生下利。厥利而能食,恐为有形成除中之虑,阴寒偏胜,脾胃阳气受损,阳气不达四肢,故而四肢厥冷,厥利者,当不能食,今反有能食之趋向,因此当考虑有将发生除中的可能性。

2. 索饼试探 食以索饼,这是仲景对于除中证的一个探测方法,如果服了索饼,精神安然而不发热,或是微微发热,则是胃气来复,食欲复苏,故而断其病愈。假若食索饼后,突然发生暴热,乃是真阳外脱,阳气不久,又厥利了,那必然是除中死证。

3. 愈期推测 自所以然者至旦日夜半愈,补充说明了阴阳宜乎平衡,病热六日,厥反九日,为阴盛阳衰,但厥后又复发热三日,合并以前的六日,共九日,则热与厥时间相等,阴阳达到了平衡。故知病可向愈。这里只是用阴阳相等来说明其平衡。至于愈期的推测,在临床辨证治疗时,还应当根据具体情况,加以活看,不可把日数等与不等,看作是固定之词。

4. 阳复太过 自后三日脉之至必发痈脓,这一段落是说阳复太过的变证。热与厥时间相等,才是病愈的现象。若数日后仍见数脉,发热仍然不退,则是阳复太过,必然伤其营血,营血受到了阳气的熏灼,就可能发生痈脓的变证。上则喉痹,下则便脓血,或血痢等等。

233

附：寒热胜复及恐除中简表

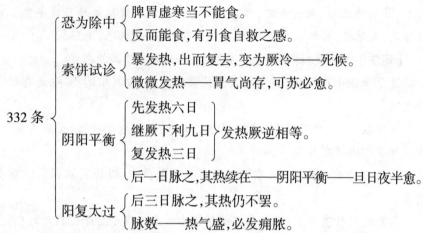

332条
- 恐为除中
  - 脾胃虚寒当不能食。
  - 反而能食，有引食自救之感。
- 索饼试诊
  - 暴发热，出而复去，变为厥冷——死候。
  - 微微发热——胃气尚存，可苏必愈。
- 阴阳平衡
  - 先发热六日
  - 继厥下利九日 } 发热厥逆相等。
  - 复发热三日
  - 后一日脉之，其热续在——阴阳平衡——旦日夜半愈。
- 阳复太过
  - 后三日脉之，其热仍不罢。
  - 脉数——热气盛，必发痈脓。

（五）蛔厥证治

【原文】伤寒脉微而厥，至七八日肤冷，其人躁无暂安时者，此为脏厥[1]。非蛔厥[2]也，蛔厥者，其人当吐蛔，令病者静，而复时烦者，此为脏寒[3]，蛔上入其膈故烦[4]，须臾复止，得食而呕又烦者，蛔闻食臭出，其人常自吐蛔，蛔厥者，乌梅丸主之，又主久利[5]。（338）

[词注]①脏厥：此指内脏真阳极其虚弱而引起的四肢厥冷，病情十分危急。

②蛔厥：蛔厥是指因蛔虫而引起的四肢厥冷。可见蛔厥有似脏厥症状。

③脏寒：指内脏虚寒而言，这里所说的脏寒，可以作为胃气虚寒领会。魏荔彤说："此脏字即指胃。《内经》云：十二脏并腑以言脏也"。

④蛔上入其膈故烦：烦属阳，本意为蛔虫上扰，而使人的情绪不得安宁所致。

⑤又主久利：因乌梅丸为辛温祛寒苦寒清热之剂，于寒热错杂之久利，亦有其治疗效果。

[逢原]本条提示：脏厥与蛔厥的关系，以及蛔厥的治疗方法。

1. 脏厥　阴盛阳虚，阴寒盛则手足厥冷，阳气虚则脉搏微，微则肢厥。病已七八日，四肢及周身皆冷，加之躁扰不安刻不可缓，病已十分危重，实属阴盛格阳，阴躁若无阳则为死候。与蛔厥不同，则仲景断言：此为脏厥，非蛔厥也。但从"非蛔厥也"句，可以看出蛔厥证也有脏厥的类似症状。

2. 蛔厥　因蛔虫干扰也有四肢厥冷，蛔动则心中烦扰，蛔静则烦扰止，蛔闻气味，则又上窜，心烦又作，并兼呕吐，甚则吐蛔。乌梅丸为苦酸辛寒热的复方,功能温脏安蛔。

乌梅丸方

乌梅三百枚 细辛六两 干姜十两 黄连十六两 当归四两 附子六两（炮、去皮） 蜀椒四两（出汗①） 桂枝六两（去皮） 人参六两 黄柏六两

上十味,异捣筛,合治之②,以苦酒渍乌梅一宿③,去核④,蒸之五斗米下,饭熟捣成泥,和药令相得⑤,内臼中,与蜜杵二千下,丸如梧桐子大,先食饮服十丸⑥,日三服,稍加之二十丸⑦,禁生冷滑物臭食等。

[词注] ①出汗:蜀椒之果实为球状蒴果,内有黑色种子,又名椒目,此药肉厚皮皱开口者良,种子微炒使"汗出",乘热捣去黄壳,用其种仁,大热有毒,以温中止痛杀虫见长。

②上十味,异捣筛,合治之:诸药各别轧成末后,然后再调合配剂。

③以苦酒渍乌梅一宿:立夏前采收未成熟的青梅果实,熏制成乌梅,外皮黑褐,皮紧皱,用时以苦酒(醋)必渍泡一宿,使其皮肉膨胀,方可取用,其味酸平,有敛肺、涩肠、生津、安蛔之功。

④去核:乌梅的核如木如骨,无药物效力,故去之。

⑤饭熟捣成泥,和药令相得:米熟捣烂如泥,纳诸药调和均匀,采用白米饭作熬料,目的在于固护胃气。

⑥先食饮服十丸:饭前服药十丸,必以白米汤送下。

⑦稍加至二十丸:病若不瘥,逐渐加至二十丸,此仲景示人以斟酌之意。

[方义] 乌梅丸一方,所治蛔厥,是因上热下寒,蛔虫扰动不安所为,蛔虫生之于肠道,喜温和,恶寒冷,如中、下二焦虚寒,即是脏寒,不宜于虫存,蛔虫为避下寒而就上热,故上窜入胃,或入胆道,发生蛔厥腹痛,胃受到蛔虫之扰,故而烦闷,恶心、呕吐或吐蛔。脏寒则蛔虫扰动则不时腹痛,痛剧则阴阳之气不相顺接而四肢厥冷,临床治疗,宜安蛔、温脏、补虚,兼以清热。方中用乌梅,以其味酸,可以抑制蛔虫扰动,使蛔虫静而痛止,为方中之主药,佐细辛、椒目味辛可以驱除蛔虫,又因性温可以温其脏寒,桂枝、附子可加强温脏祛寒之力,人参、当归以调养气血,黄连、黄柏其味极苦,可下驱蛔虫,性寒又可清热。方中之黄连、黄柏之寒,又能缓和方中诸药之过于温热,以防伤其阴液,本方蜂蜜为丸、调和诸药。柯韵伯说:"蛔得酸则静,得辛则伏,得苦则下。"本方辛酸苦甘俱全,其效重在安蛔止痛,驱除蛔虫,其虫去则痛止,厥逆可回。本方亦治久利,因乌梅涩肠止泻,凡属寒热错杂者,均可治之。

临床应用时,蛔虫扰动,若无上热可去连柏,若无寒证可去姜附,身体壮实

者可去参归。为加强本方效力,可加入苦楝皮、使君子、榧子、大黄等以加大排蛔力度。

(六)当归四逆汤证、当归四逆加吴茱萸生姜汤证

【原文】手足厥寒,脉细欲绝①者,当归四逆汤主之。(351)

[词注] ①脉细欲绝:细主血少,脉细欲绝,乃血虚寒气郁之,血不能充养于脉中。

[逢原] 本条提示:本为血虚营寒所引发厥逆证,可用当归四逆温脉散寒。

伤寒邪传阴经而为厥逆,属于虚寒者治以四逆汤,属于热郁者治以四逆散,热郁深重者治以白虎承气,在临床各有脉证可辨。本证的手足厥寒,既不同于阳微阴盛的四逆汤证,亦不同于热深厥深的白虎汤证。

本条文之手足厥寒,既不同阳微阴盛之四逆汤证,更不同热深厥深的白虎汤证。它的主要辨证是手足厥寒,脉细欲绝的血虚寒证。脉细为血少,血虚寒郁,气血不能荣养于血脉,所以要用散寒、补血、温通血脉的当归四逆汤。倘若是脉微欲绝,又必须要用通脉四逆汤,着重回阳救逆了。本条之证只是平素血虚,外感寒邪,气血郁遏,血行不畅,所以要益其营气,温通血脉。

当归四逆汤方

当归三两　桂枝三两(去皮)　芍药三两　细辛三两　甘草二两(炙)通草二两　大枣二十五枚(一法十二枚)

上七味,以水八升,煮取三升,去滓,温服一升,日三服。

[方义] 通脉四逆汤一方,为治厥阴伤寒,手足厥寒,脉细欲绝之证。厥阴肝主藏血,其血温润,肝血充足,内营脏腑,外注经络,四肢经脉充盈温养,故四肢温和。若是血虚受寒,寒伤肝经,阳虚血亏,不能温养四肢,血虚凝滞,则血行不畅,故而手足厥寒,脉细欲绝,此时必以温经散寒养血通脉为法。本方以桂枝汤去生姜,倍大枣,加当归、木通(一名通草)、细辛组方,用当归甘温为主药,当归又为补肝血要药,桂枝温通经脉,白芍养血和营气,细辛通血脉,散寒邪,大枣、甘草补脾气调和诸药,而成温补通脉之良剂。

【原文】若其人内有久寒者①,宜当归四逆加吴茱萸生姜汤。(352)

[词注] ①内有久寒者:内有寒饮宿疾者。

[逢原] 本条提示:血虚营气内寒兼有寒饮的治疗方法。

上条经文用当归四逆汤治疗,而本证又兼有内宿寒饮,故仍用前方加散寒涤饮降逆温中之吴茱萸、生姜以治其久寒,并佐以清酒以散寒凝,本方散寒而不助火,养血而不滞邪,经方组方严密,于此可见也。

当归四逆加吴茱萸生姜汤方

当归三两　芍药三两　甘草二两（炙）　通草二两　桂枝三两（去皮）细辛三两　生姜半斤（切）　吴茱萸二升　大枣十五枚（擘）

上九味,以水六升,清酒①六升合,煮取五升,去滓,分温五服②。

[词注]①清酒:仲景亦称美清酒,无灰清酒,考之即今之米酒,由黄米酿成之黄酒。

②分温五服:即频服方法,亦即日夜兼服之法。

[方义]当归四逆加吴茱萸生姜汤一方,细审之,内寓桂枝汤,因倍加大枣,有建中汤之意,即补虚温中,和里止痛。今病在厥阴,四肢厥冷,更加内有久寒,故方内又当归为主药,当归甘温,厥阴肝经之本药,有治一切风、一切气、一切劳之功,主养血补血。吴茱萸亦厥阴经之药,其性辛温,主温中开郁,所主治之证为呕吐、吞酸、肝寒腹痛、泄利、寒疝等。细辛可启发肾阳升腾,通草可通利九窍血脉关节,生姜辛散,以除内外之寒,清酒慓悍之性,扶阳气温达周身,阳气通透周身内外,厥阴内有久寒者,不愈者何。

（七）四逆汤证

【原文】大汗出,热不去①,内拘急②,四肢疼,又下利厥逆而恶寒③者,四逆汤主之。（353）

[词注]①大汗出,热不去:此条此意是指真寒假热,大汗出是亡阳,热不去是阳被阴格之意。

②内拘急:内之阴液亏虚,腹内挛急滞郁而痛的一种厥寒现象。

③下利厥逆而恶寒:此皆阴盛亡阳之征,故而四肢痛,下利而恶寒。

[逢原]本条提示阳亡于表,寒盛于里的辨治。

大汗出而热不去,这既不是表证的发热,也不是阳明病的里热,阳明之热必口渴,大便燥实。现在的腹内拘急,下利厥逆,乃属真寒假热,大汗出乃亡阳之证,热不去又是阴盛格阳,腹内之拘急挛痛,是阴液亏损,筋脉失养。总而言之,阳亡于外,津亏于内,故四肢作痛、厥逆。对于这阴盛亡阳之证,必须采用四逆汤以急救回阳为治疗方法。

【原文】大汗,若大下利,而厥冷①者,四逆汤主之。（354）

[词注]①若大下利,而厥冷:言大汗亡阳,又下大利,形成阴盛阳微,故而厥冷。

[逢原]本条提示:误治而导致了阳虚而厥冷的治疗方法。

大汗大下,阴液亏虚,阳气亦微,重则亡阳。厥阴病,阴盛阳浮,过汗,阳虚脱液,过下,又阳虚下陷。《伤寒论》20条云:"太阳病发汗,遂漏不止,其人恶风,小便难,四肢微急,难于屈伸者,桂枝加附子汤主之",此乃因汗而亡阳伤津。91条云:"伤寒医下之,续得下利,清谷不止,……救里宜四逆汤",此乃因下亡液。

本条因大汗以亡其阳,过下又使阳虚下陷,治疗当急救回阳,方宜四逆汤。

【原文】呕而脉弱①,小便复利②,身有微热,见厥③者,难治,四逆汤主之。(377)

[词注]①呕而脉弱:呕是胃气上逆,胃中无阳气,阴寒之气上逆所为。

②小便复利:此处之小便复利是虚寒内盛,阳气不固,泉源不守之征。

③身有微热,见厥:身有微热,是阳虚外越之形,见厥乃是阴盛于内。

[逢原]本条提示:厥阴病阴盛阳虚为难治的依据。

本条所谓呕,乃胃中无阳,胃气上逆,脉弱更是正气不足,病在阴经,阳气衰微,而小便复利,乃是虚寒内盛,阳气不能固摄,泉源失守。身有微热亦虚阳外越之形。仍见四肢厥冷,所以采用四逆汤治疗,急温其里,以救垂危之阳气。

(八)吴茱萸汤证

【原文】干呕,吐涎沫①,头痛②者,吴茱萸汤主之。(378)

[词注]①干呕,吐涎沫:下焦浊阴之气,上越于胸脘,寒气上逆故干呕,吐涎沫。

②头痛:厥阴经与督脉会于颠顶,阴寒之气随经上逆,而引发头痛,即所谓厥阴头痛。

[逢原]本条提示:肝胃虚寒,阴浊之气上逆的证治。

本条是由于寒伤厥阴,而下焦的浊阴之气尤为盛实,上乘于胸中的清阳之位,寒气上逆,而产生干呕,呕涎沫,这里的干呕即恶心,亦胃寒泛泛欲呕。这里的呕涎沫是清涎冷沫,不是正常的唾沫,而是清长连绵的黏沫,与痰饮不同,当以鉴别。头痛多在人之头顶部位,这是因为厥阴经的经络与督脉会于颠顶,厥阴之寒气循经上至于头顶,而又为厥阴头痛,太阴与少阴均无此症,独厥阴有之,治疗以吴茱萸汤,温肝暖胃,降逆止呕。

在《伤寒论》中,吴茱萸汤曾三见,主治证候有别:

阳明胃寒——243条:"食谷欲呕,属阳明也,吴茱萸汤主之"。

胃虚肝逆——309条:"少阴病吐利,手足逆冷,烦躁欲死者,吴茱萸汤主之"。

肝胃虚寒,浊气上逆——378 条:"干呕,吐涎沫,头痛者,吴茱萸汤主之"。

(九)瓜蒂散证

【原文】病人手足厥冷^①,脉乍紧^②者,邪^③结在胸中^④,心下满而烦^⑤,饥不能食^⑥者,病在胸中,当须吐之,宜瓜蒂散。(355)

[词注]①病人手足厥冷:胸中之阳被阴寒所遏郁,阳气不能达于四肢。

②脉乍紧:痰食之邪,阻滞于里,即痰凝络阻,血脉通行受阻之形。

③邪:这里是指停痰食积等致病因素。

④结在胸中:此概指胸部胃脘部而言。

⑤心下满而烦:邪气实于胸部及胃脘,阳气被邪气所阻遏,故而心下满而烦。

⑥饥不能食:胃若无病则饥,今痰气阻塞于胃脘,故而饥不能食。

[逢原]本条提示:痰饮与食之积滞,在胸下胃脘部位而厥逆的证治。

邪气结实于胸中,即胃之上脘,阳气被邪气郁遏,不能达于四肢,故心下满而烦及手足厥冷,病在上焦及胃上脘,故饥而不能食,应用瓜蒂散涌吐实邪,亦即《内经》所谓"其高者因而越之"的治则。

(十)茯苓甘草汤证

【原文】伤寒厥而心下悸,宜先治水^①,当服茯苓甘草汤,却治其厥。不尔,水渍于胃^②,必作利也。(356)

[词注]①宜先治水:水邪得以克化则心下悸可平,其厥自回,甚至下利可以免除。

②水渍于胃:水气下渍于胃肠,必然会引起下利,若下利不止,还会引起厥逆。

[逢原]本条提示:水停心下而厥逆的辨证治疗。

本条引发厥逆的原因,乃水停心下,水停心下则动荡不安,同时也会心悸,水饮内停,阳气被遏,不能达于四肢,即所厥冷,治疗当以温阳化水,方用茯苓甘草汤,待水饮宣化,则胸阳得展,达于四末而手足自温。仲景言"先治水"实寓有治病求本的积极意义。若不治水,水停心下动荡不已,久必下渍胃肠,又必作利也。

本条与上条同为胸阳不展的四肢厥冷,但病因、症状、趋势、治疗各不相同:

病因:本条为水停心下,阳遏致厥;上条为实邪阻塞胸阳致厥。

症状:本条为厥逆,心下悸;上条为心下满,而烦。

趋势:本条为有下趋之势;上条为有上涌之势。

治法:本条为温化水气;上条为涌吐痰实。

(十一)厥逆灸法

【原文】伤寒脉促,手足厥逆①,可灸之。(349)

[词注]①手足厥逆:手足厥逆寒冷得很严重。

[逢原]本条提示:寒厥者,可用灸法回复阳气。

本条之所以四肢厥冷的严重,主要还是因为阳虚不能温养的缘故,脉促似有紧弦之象,是阴盛阳虚,其脉气不相顺接者,所以要用灸法以扶助阳气。本条经文,历代医家多所争论,惟刘渡舟言之成理,其云:"但统观《伤寒论》所用灸法者,皆属虚寒而无一热证,故本证断为阳虚为宜。"

七、厥阴病禁例

(一)不可下例

【原文】诸四逆厥者①,不可下之,虚家②亦然。(330)

[词注]①诸四逆厥者:四肢为诸阳之本,病变为厥冷,形成阴盛阳虚,所以不可用下法。

②虚家:体质虚弱的阴盛阳虚,亦不可应用攻下之法,下之则更虚其虚。

[逢原]本条提示虚寒厥逆的治疗禁忌。

四肢为诸阳之本,清阳实四肢,都说明了阳气与四肢的关系。如平时阳虚,病寒邪太甚,四肢由温暖变为厥冷,本条所言厥者,是对虚寒言,也对虚家言,这里的"下之"并不是指一下法,凡属于攻伐之法,都应列为禁忌之例。阴寒厥逆的机理,主要以阳气消长为进退,所以在辨证治疗之时,必须维护阳气为主,前贤曾说过,保得一分阳气,即保得一分生机。对于本证,扶阳抑阴犹恐不及,若投寒凉攻下,势必一蹶不振,却离生机则远矣,所谓治病求本,至言也。

【原文】伤寒五六日,不结胸,腹濡①,脉虚复厥者②,不可下,此亡血③,下之死。(347)

[词注]①腹濡:腹部按之柔软,可以知道里无实邪结聚。

②脉虚复厥者:此指脉搏虚弱无力,而又厥逆肢冷,这是由于血虚阴亏,不能煦暖四肢。

③此亡血:脉虚而又厥寒,此句上又有不可下,统观之,腹濡,无硬满,虽不大便,乃血枯,故为亡血、不可下。

［逢原］本条提示由于血虚致厥的脉证及禁忌。

伤寒五六日,如果邪热传里痰水互结则成结胸,心下必硬满,痛不可近,脉当沉紧。今无结胸证,腹部按之柔软,脉虚肢厥,是由于阴血亏虚,荣养不达于四肢而厥逆,此厥大便秘结,乃由肠胃血枯而失濡润,而无腹满硬痛,故不可攻下,当采用养血润燥的方法治疗,若妄用攻下,则必犯虚虚之戒,故仲景指出"下之死"以告后人。

（二）不可攻表例

【原文】下利清谷,不可攻表[①],汗出必胀满[②]（364）

［词注］①下利清谷,不可攻表:下利圊谷,虽然有所表证,亦不可采用发汗解表。

②汗出必胀满:发汗则阳外越,里阳益虚,脾阳虚失却温运,必气滞胀满。

［逢原］本条提示:里阳虚则下利,虽有表证,亦不可发表,妄用发汗,必寒滞腹满。

下利清谷,说明脾胃阳虚,亦易病"肠鸣泻泄"。从经文之"不可攻表",可知本条必兼有表证。91条云:"续得下利,清谷不止,身疼痛者,急当救里,后身疼痛,清便自调者,急当救表。"可与本条互参。汗出必胀满,乃误汗变证。汗出阳气越于外,则脾胃阳气更加虚弱,气滞更甚而必胀满。

【原文】伤寒一二日至四五日,厥者必发热。前热者后必厥[①],厥深者热亦深,厥微者热亦微[②],厥应下之[③],而反发汗者,必口伤烂赤[④]。（335）

［词注］①前热者后必厥:在厥冷的先前,必然有发热的症状,与厥者必发热同。

②厥深者热亦深,厥微者热亦微:此指热厥的机转,以及热厥的轻重。热邪深伏,阳气内郁不能外达,因而四肢厥冷,这与热伏的程度轻重有关。

③厥应下之:指出热厥的治则与禁忌。热厥必应用下法以清涤郁热。

④必口伤烂赤:热厥阳邪内郁,热在内,如果误与发汗,却伤津液,热邪更炽,就会产生口伤烂赤的不良变证。

［逢原］本条提示:热厥的病理机转与病势轻重有关,并指出治疗的禁例。本条可分热伏阳郁、误发汗出两个重点。

1. 热伏阳郁　热厥的形成与机转,重点是热邪深伏于内,阳气内郁不能外达,因而四肢厥冷,就是内真热而外假寒,对于这种热邪深伏重者,四肢厥冷亦愈重,热伏郁热较轻者,四肢厥冷也就比较轻微。所谓"热深厥亦深,热微厥亦微"也就是这个意思。对于这个热伏阳郁,仲景指出:厥应下之,必用清下法治之。

2. 误发汗出 "厥应下之,而反发汗者,必口伤烂赤"。仲景已经指出了对于热厥,阳伏于内者的治疗方法与禁忌,所谓厥应下之,含有清涤蕴热之意,下之亦当有所轻重,包括清下、宣通等。如阳明腑实可用下法,腑未结实可用清法。假若热微厥微者,亦可用四逆散宣而泄之。粗工不知此法,见有表寒不顾内热,辄用发汗,却夺其津液,使热邪内外更加热炽,就会发生口伤烂赤、目赤鼻衄等症了。

（三）呕家有痈脓不可治呕例

【原文】呕家①有痈脓者,不可治呕,脓尽自愈②。(376)

[词注]①呕家:此一"呕家"二字,包括了呕、吐、哕、呃逆等症。

②不可治呕,脓尽自愈:内有痈脓者,必假呕吐而出,若治其呕则悖也,当用清热排脓之法治之。

[逢原]本条提示:由痈脓以致呕,当知因势利导之。

内热酿成痈脓而引发之呕吐,这呕吐是痈脓的出路,不可治呕,痈脓尽出,呕吐自止。条文说得简单,只是规矩,在临床上遇到这种现象,还应积极予以治疗为宜,宜参考《金匮要略》桔梗汤或苇茎汤加减用之。

八、厥阴病辨证

（一）厥阴病欲愈脉候

【原文】厥阴中风,脉微浮为欲愈①,不浮为未愈②。(327)

[词注]①脉微浮为欲愈:"凡阴病见阳脉者生,阳病见阴脉者死",凡阴病见阳脉,乃阴消阳长,正气渐复,病机向外可生,为欲愈。

②不浮为未愈:凡阳病见阴脉,阳退阴进,而邪气向内,故为未愈,或为危候。

[逢原]本条提示:厥阴病,从脉象上来诊断疾病的预后吉凶。

三阴病之脉,大多是沉迟细弱,如果病变为浮脉,则表示阳气来复,为正气胜之佳象,其脉微浮柔和应指,说明病邪已衰,虽然正气还未有完全恢复,见到了这一微浮之脉,也就多为欲愈之候了。

然而,若脉搏不是微浮而是但浮,按之无根,或脉暴出,属于虚阳外越的危候。对于以上愈与未愈,都必须有个深刻的认识,临床要综合其他症状进行分析,才可以作出正确的诊断。

下列表可参考：

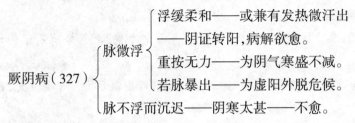

厥阴病（327）
脉微浮
　浮缓柔和——或兼有发热微汗出
　——阴证转阳，病解欲愈。
　重按无力——为阴气寒盛不减。
　若脉暴出——为虚阳外脱危候。
脉不浮而沉迟——阴寒太甚——不愈。

（二）热除愈不愈辨

【**原文**】伤寒，热少微厥，指头寒①，嘿嘿不欲食，烦躁②，数日小便利，色白者，此热除也③。欲得食，其病为愈④。若厥而呕，胸胁烦满者，其后必便血⑤。（339）

[**词注**] ①热少微厥，指头寒：此指热厥轻证，仅仅是手指指头不温而寒凉。

②烦躁：厥冷虽轻微，但仍是阳热内遏，阳不得伸展，所以仍有烦躁不安的证候。

③此热除也：此为欲愈证候，小便通利而色白，证明热已排除，阴液已复为病欲愈。

④欲得食其病为愈：不但热除阴复，胃气已趋平和，也说明了有胃气则生矣。

⑤必便血：此转危之候矣，厥热虽轻，热未外解，厥阴之经挟热上膈窜胃，一为呕吐，一为胸胁烦满，热久阴络必伤，阴络伤则便血也。

[**逢原**] 本条提示：热厥轻证的转归，一为病愈，一为病危，临床必详加辨证。本条可分厥轻、转愈、转剧三个部分加以理解。

1. 厥轻 病之初，厥微热亦微，属于厥阴病轻证，仅仅表现于指头寒冷，尽管是厥阴病指头寒冷为轻，但是阳热遏郁于里而未能透发于外，还是值得重视的。

2. 转愈 病人数日以后，小便通利，可喜的是尿的颜色是清白的，这就充分说明了热邪已经排出了，而阴液得到了恢复，胃阴亦得到了恢复，所以病人由不欲食而转化为欲得食，这些证候的出现，为其病必愈的根据。

3. 转剧 尽管原来的厥热是轻微的，但是其热未能外解，或者为治疗不当，阳邪愈郁愈深，手足厥冷的厥证就会加重，郁热不能透达于外，证为胸胁烦满，或呕或吐，此时如因循失治，热郁久之，阴络必然伤害，络即伤，就会出现便血的变证了。

（三）渴欲饮水自愈证

【原文】厥阴病,渴欲饮水者①,少少与之愈②。（329）

［词注］①渴欲饮水者:渴欲,说明渴得不太严重,而不是消渴证的大渴引饮。

②少少与之愈:渴欲既不太重,少少与水,以滋其津液,阴津得充,故病可愈。

［逢原］本条提示:阳复口渴宜少少与之,济阴以清热病即可愈。

统观全文之本义,为什么这厥阴病,少少与水饮之即愈,乃厥阴病在发展转化中,病势已趋向愈,而上热下寒及消渴已经逐渐消失了。只留下余热未清,尚且渴欲饮水,而不是大渴引饮,所以要少少与饮之,以微和其胃气,病即可愈。

但是,病在向愈的转化之时,胃气尚弱,津气有所不足,若多与之饮,水停胃中不化,就又会引发喘满,甚之水渍于肠而下利,发生变证,所以要少少与之以滋助其津液,阴津得充,阳自不亢,阴阳平衡,则病自可向愈也。

口渴给水方法:①口渴欲饮水,乃是病人内有热,津气不足,要求喝水,以清内热,这是一种自然趋势,当内热渴不太严重,即是给水,亦不可太多。②病至七八日,内热炽盛,病人欲大渴引饮时,也要斟酌病情,"言能饮一斗与五升"。③若不分病之轻重,连杯频饮,往往会水渍于胃肠,形成水气停蓄引发变证,如喘满、呕哕、腹胀、小便不利等。

（四）下利愈不愈辨

【原文】下利有微热而渴①,脉弱者②,今自愈。（360）

［词注］①微热而渴:厥阴病下利,身体见有微热并且还有口渴的现象,象征着阳气来复,断之为自愈。

②脉弱者:脉弱,说明邪气已衰。若下利脉沉实的,就是危候了。

［逢原］本条提示:厥阴病有下利者,脉弱是病将愈。

厥阴病下利脉绝者乃阳气衰竭之象,下利脉沉实者是正虚邪实,皆可诊断为危候。而今脉象弱,是邪气已衰,胃气尚存,身体有微热而无厥冷,有口渴而不过甚,尤为阳气来复的确据,所以预测为自愈。

【原文】下利脉数①,有微热汗出②,今自愈。设复紧为未解③。（361）

［词注］①下利脉数:厥阴病,脉多沉实或迟,今脉数,为阳复之征。

②有微热汗出:厥阴病退之时,身有微热而无厥逆,并见汗出,说明邪气有了出路。

③复紧为未解：紧为寒脉，说明里寒仍在，邪气仍逗留阴经，正气不复还不能驱邪外出。

[逢原] 本条提示：阴盛下利将愈的脉证，以及未解的脉象。

本条虽然有下利，而身感微热，一般讲来，数脉为阳复，阴证见阳脉，则病有向愈的趋势，但热轻微，不同于高热，并且又有汗出，说明邪热已经有了外出之路，综合所有脉证，证明了该病是为阳复，而不是阳复太过，虽有邪热亦随汗出而解，所以知为自愈。

如果见有紧脉，紧脉主寒，说明里寒依然盘踞，邪气仍在，正气无力驱邪外出，虽然有微热汗出的阳复之象，而病势尚不能自己转愈。下附以两条表解可参考：

$$
360、361\ 下利
\begin{cases}
好转
\begin{cases}
微热而渴——阳气来复 \\
脉弱——邪气已经衰减 \\
脉数——此专指阳气复 \\
汗出——邪有外达出路
\end{cases}
利止病愈。 \\
未解——阴寒脉紧——邪气尚在。
\end{cases}
$$

【原文】下利脉数而渴者，今自愈。设不差，必清脓血①，以有热故也。（367）

[词注] ①必清脓血：清乃圊字，指大便下脓血。所以大便脓血，是为阳复太过，伤及血络。

[逢原] 本条提示：阳复太过大便脓血的脉证。

厥阴病本自下利，在病的发展过程中，见到脉数兼口渴的征象，是为阳气渐渐回复，所以有自愈的可能。下利而阳气渐复，固然就是向愈的征兆，《伤寒论》如此之例尚多，如：

360 条："下利有微热而渴，脉弱者，今自愈。"

361 条："下利脉数，有微热汗出，今自愈。"

365 条："下利……，脉微弱数者，为欲自止。"

本条下利脉数而渴者，今自愈。与上三条综合分析，可知下利自愈证，都是属于阳复的。

若是阳气回复太过，这种阳邪亢盛，又会形成伤及阴血与津液，酿成下便脓血的变证。临床医生，不可不知。

【原文】下利，寸脉反浮数①，尺中自涩者②，必清脓血。（363）

[词注] ①寸脉反浮数：浮为表脉，数为热脉，阴病反见阳脉，是阳气来复之形。

②尺中自涩者:涩脉主血少血虚,脉涩是血不流利,是下焦伤血的缘故。

[逢原] 本条提示:阳气回复太过,而形成下便脓血的脉证。

厥阴虚寒的下利证,所下者多为清谷,其脉也必然是沉迟的。而今寸脉反浮数,浮为表脉,数为热脉,是阴病转阳,这种阳气来复之形,证明了疾病的机转是向愈。而尺中脉涩又是下焦血少,本条阳复太过,邪气未有出路,热邪不得发泄,酿成内伤阴络,血为热所蒸,腐化为脓,因此大便就会下脓血了。

【原文】下利脉沉弦①者,下重也。脉大②者,为未止。脉微弱数③者,为欲自止,虽发热不死。(365)

[词注] ①下利脉沉弦:沉脉主里,弦脉主痛,下利脉沉弦是邪结在里,气机不利,所以感到下重。

②脉大:大脉主病进,乃邪气鸱张。

③脉微弱数:此处之微弱之脉是邪气衰退,不是阳气衰微,此之数脉,含有滑数流利之象。

[逢原] 本条提示:从脉象上辨别下利的预后。

本条下利,即是痢疾,下利而后重,是痢疾的特征。仲景书中一再提到"下利脓血、热利下重"就是这个意思。沉脉主里,弦脉主痛,下利脉沉弦,为邪结在里,大肠壅滞,气机不利,所以说下重。脉大是邪气旺盛于里,所以说:脉大者为未止。脉微弱数,体现为邪气衰退,数脉有滑利之意,即《内经》"脉弱以滑是有胃气"为正胜阳回之象,虽有发热而欲自止,发热亦是微热矣。下附表解:

$$
痢疾之脉\begin{cases}沉弦——主里急,木郁,里急后重。\\ 脉大——邪热尚盛,利不止,病不愈。\\ 脉微弱数——即微弱微数之意,是邪气已衰,正气尚未全复\\ \qquad\qquad\qquad 的现象——不死。\end{cases}
$$

【原文】发热而厥,七日下利者,为难治(348)

[逢原] 本条提示:热厥,邪热下陷为难治。

发热而厥,是为热厥。病在发热之中出现肢厥,属里热郁闭,热邪滞郁肠道,则里急后重,七日为无定之数,热甚肠道腐化,或可下利脓血,亦即今之湿热血痢。

九、厥阴病死候

【原文】伤寒六七日,脉微,手足厥冷①,烦躁②,灸厥阴③,厥不还者,死。(343)

[词注]①脉微,手足厥冷:此乃阴寒充斥于里,阳气衰微已极之形象。

②烦躁:阳虚上扰生烦,阴邪极盛而生躁,虽云烦属阳躁属阴,但躁的程度大于烦。

③灸厥阴:指灸厥阴经的主穴,张令韶主张灸厥阴经的行间穴与章门穴。

[逢原]本条提示:阴盛阳衰,虚阳上扰,采用灸法以求阳回,阳不回为死候。

伤寒六七天,脉微手足厥冷,乃阴寒充斥于里,阳气极微,虚阳上扰而生烦,阴寒盛极而生躁,如此之险证,属于脏厥。病已极危,汤药缓不济急,故速以灸法急救回阳。阳气来复则吉,阳气不回则凶。

关于灸法应采用的穴位,历代医者,众说纷纭,见仁见智,根据当代伤寒名家刘渡舟的看法,当灸之穴为关元、气海二穴。

【原文】伤寒发热,下利厥逆①,躁不得卧者②,死。(344)

[词注]①发热,下利厥逆:下利不止而厥冷,虽有发热,而是阴寒内盛、格阳于外的假热。

②躁不得卧者:此乃阴极,虚阳迫外将绝,躁是躁扰不安的一个表现,即是死候。

[逢原]本条提示:阴极阳脱者属于死候。

厥阴病,先厥后发热而利者,如属阳回,下利当止。此条虽有发热,但下利不止,四肢仍厥,非阳回也,而是阴寒内盛,格阳于外,与通脉四逆汤证里寒外热的病理机转相同,唯躁不得卧,又比通脉四逆汤证更加严重。阴极阳脱,躁扰不得安宁,即是死候。本条与338条"其人躁无暂安时"同属于阳亡死候。与干姜附子汤及茯苓四逆汤似乎相同,其实亦不同,上二方为阳与阴争,烦躁并见。此条为纯阴无阳,但躁不烦,故而断为死候。

【原文】伤寒发热,下利至甚①,厥不止者,死。(345)

[词注]①下利至甚:纯阴无阳,亦属危候。

[逢原]本条提示:阴阳俱已竭绝,亦属死候。

本条虽然没有"躁不得卧",但下利至甚,比上条更加严重,发热也不是阳回,而是阴盛格阳。如果阴证转阳,下利当止。今虽有发热,但厥利不止,反而病情加重,已经发展到虚阳发越无余的地步,所以亦为死候。

【原文】伤寒六七日不利,便发热而利①,其人汗出不止者②,死,有阴无阳③故也。(346)

[词注]①便发热而利:六七日无下利,忽然发热下利,病势趋于严重。

②汗出不止者:阳气外脱,腠理失于固密,厥利不减亦为危候。

③有阴无阳:下利是阴寒之证,汗出不止是亡阳,故名有阴无阳,无阳即无生机。

[逢原] 本条提示:发热下利汗出,阳气外脱为死候。

伤寒六七日不下利,似有欲解。反而忽然发热下利并且发汗不止,又似为阳复,实乃阳气外脱之形,阴邪太甚,故称为有阴无阳,这都是虚阳不能固护于外,所以汗出不止,汗出不止,阳气尽脱矣,故为死候。附上三节发热死候分辨于下:

死候 {
虚阳外越——汗出不止,厥冷下利。
阴躁偏胜——厥冷下利不止,阳气脱。
纯阴无阳——厥冷下利不止,急救无效。
厥温利不止——复厥,亦主病危。
利止厥不还——复厥利,阴液竭。
}

阳复 {
阳回——汗出不多,厥温利止。
阳烦——厥温利止,阳回之先兆。
利止,不久厥温——有向愈之机。
厥温,不久利止——亦有向愈之机。
}

【原文】下利手足厥冷,无脉①者,灸②之不温,若脉不还,反微喘者③死,少阴负趺阳④者为顺也。(362)

[词注] ①无脉:厥阴下利,手足厥冷而无脉,说明本身的阳气已经衰微欲绝,故而无脉动。

②灸:病濒于危急,汤药缓而不济,采用灸法急救,常器之说:"当灸关元、气海二穴。"

③反微喘者:此指阳气已经竭绝于下,真阳飞越于上,阳气脱绝,故为死候矣。

④少阴负趺阳:少阴指太溪穴,趺阳指冲阳穴,少阴负趺阳,谓太溪脉小于趺阳脉的意思。

[逢原] 本条提示:厥阴危证,从脉象上来候吉凶。

厥利无脉,病情危急,阳气衰弱欲绝,阴寒之气充斥内外,如此时刻,用汤药来挽回阳气为时已晚,所以只能采用灸法予以挽之,常器之说:"当灸关元、气海二穴"。如果灸后厥仍不回,仍无脉,更加微喘症状,说明阳气已经竭绝于下,真气飞越于上,阴阳离决,所以断为死候。

此时手部无脉,更须诊察足部之脉,以决吉凶,少阴负跌阳者为顺,少阴肾经主水,其脉旺于太溪,跌阳为胃经主土,少阴负于跌阳,说明了脾胃的谷气旺盛,其病虽然危急,而正气仍可抗邪,所以为顺。假如跌阳负于少阴,说明脾胃谷气已败,也就无法救治了。诊跌阳之脉以决吉凶,在临床上是有其重要意义的。

有阳气则生,无阳气则死,是诸阴经决诊吉凶的规律,胃为后天之本气,所以后人又有"有胃气则生,无胃气则死"的说法。而胃脉未绝,则必有生机,本条少阴负于跌阳为顺就是充实的根据。

本条灸后,如果有脉微微出者,可与服通脉四逆汤或白通加猪胆汁汤。

【原文】下利后脉绝,手足厥冷,晬时脉还[1],手足温者生,脉不还者死。(368)

[词注] [1]晬时脉还:晬时为一昼夜。通过一昼夜的时间,其脉出现,实乃吉象。

[逢原] 本条提示:下利后脉绝,肢冷,诊断其生死的时间,在于晬时之后。

急剧性的暴泻脉绝,大多由于津液突然损伤,阳气一时脱绝,伏而不见,以致手足逆冷,经过周时之后,阳气还有来复之渐,如果阳气来复,便可逐渐肢温脉还,这种现象也就有了生机。

另一种情况是,这种厥利经过了一段较长病程,真阳消耗殆尽,脉绝经过一日夜仍然不能复还的,厥冷仍在,亦多为死候。

【原文】伤寒下利,日十余行,脉反实[1]者死。(369)

[词注] [1]脉反实:实脉是长大而有力,多见于大实大热的证候,虚证而见实脉,所以说反,此专指胃气已绝,真脏脉见。

[逢原] 本条提示:下利厥冷,脉证不符之死候。

虚寒下利,若脉证相符,其脉搏应是微弱沉迟的,治疗也会比较容易。而今虚证见实脉,下利又不减,则脉证不符,说明胃气已经败绝,"真脏脉独见",所以诊断为死候。

第七篇

辨霍乱病脉证并治

【原文】问曰：病有霍乱①者何？答曰：呕吐而利②，此名霍乱。（382）

[词注]①霍乱：病名，形容病势急骤，即是挥霍撩乱的意思。

②呕吐而利：病来暴急，主证是呕、吐、下泻。病变在肠胃，病机为清浊混淆，上下混乱。

[逄原]本条提示：霍乱病的主要症状。

霍乱病的意义，乃上吐下泻，病情急剧，挥霍撩乱。它不同于一般的呕吐下利。

引起本病的主要原因，是饮食不节，冷热不调，以致内伤肠胃，或外感病邪，邪伤中焦，清浊相干，上下混乱。后世又有干霍乱、湿霍乱之分。干霍乱者，为冷气搏于肠胃，饮食不消化，腹满烦乱，绞痛气短，肠胃挟实而不吐利。湿霍乱者为上吐下利，挥霍撩乱。

【原文】问曰：病发热头痛，身疼恶寒，吐利者，此属何病？答曰：此名霍乱，霍乱自吐下，又利止①，复更发热也②。（383）

[词注]①又利止：阳气有日见来复之机，津液得以恢复。

②复更发热也：利止津气回，阳气来复，病从身疼恶寒变为发热，故云：复更发热也。

[逄原]本条提示：霍乱不但吐利交作，还兼有表证，而又利止，才有了阳气来复之渐。

本条之发热头痛而又上吐下泻，似属于太阳阳明合病。而霍乱以急剧上吐下泻为特点。也不能见有发热头痛就认为不是霍乱，这种表证可与呕吐共存，即是吐泻停止，表证也可能存在，所以说："利止，复更发热。"就是里气和而表证仍在。

【原文】伤寒，其脉微涩者，本是霍乱①，今是伤寒②，却四五日，至阴经上③，转入阴必利；本呕下利者，不可治也。欲似大便，而反失气，仍不利者，此属阳明也,便必硬④,十三日愈,所以然者,经尽故也⑤。下利后当便硬,硬则能食者愈⑥。今反不能食,到后经中,颇能食,复过一经能食,过之一日当愈⑦,不愈者,不属阳明也⑧。(384)

[词注] ①本是霍乱:先病霍乱故其脉象为微涩。

②今是伤寒:霍乱病后,正气虚,继感寒邪而发热,头痛身疼等,伤寒脉当浮紧,今微涩,是指吐泻后,正气虚弱,其脉不鼓,故云"今是伤寒"。

③至阴经上:邪将要传到阴经之时故说至阴经上。

④此属阳明也,便必硬:此指胃气来复,正气已盛,邪气已却的良好转归。

⑤十三日愈,所以然者,经尽故也:经气六日一周、二周十二日,十三日经又始,故曰"十三日愈,经尽故也"。

⑥硬则能食者愈:硬是对利下溏薄而言的,并不是指大便坚硬或大便燥结。这是肠胃阳气回复的征象。

⑦过之一日当愈:是对上文十三日而言的。

⑧不愈者:不属阳明也:前言能食则愈,今能食不愈者,病不属于阳明,必另有其他原因,知犯何逆,随证治之可也。

[逢原] 本条提示:霍乱病后,又病伤寒的病理变化和转归,本条可分三段理解。

1. 霍乱后的伤寒　第一段自首至不可治也。先病霍乱后,由于正气已虚,又感外邪,而发热恶寒,头痛身疼,仲景指出"今是伤寒"。伤寒脉应浮紧,今见微涩,是指吐泻后,正气虚弱,脉出不鼓之故,过了四五日,邪传阴经,显下利症状,人身正气再受虚损,所以说病已难治。

2. 良好的转归　第二段自欲似大便至经尽故也。说明病已经过了十三日,阳明胃气来复,人身之正气已经胜过邪气,邪气已经退却,所以说这是一个良好的转归。

3. 预后的辨证　第三段自下利后至不属阳明也。说明下利后大便硬,硬是对下利而言的,并非坚硬、燥结之谓,此指胃气和缓,如果不能食,这只是胃气尚未恢复正常,过几日胃气充实了而就能食了,即所谓病当痊愈。如果能食而病不愈的,也就不属于阳明了。

【原文】恶寒,脉微①而复利②,利止,亡血也,四逆加人参汤主之。(385)

[词注] ①恶寒,脉微:此指亡阳。

②复利:此指亡阴。

[逢原] 本条提示:霍乱病导致亡阳脱液的脉证治法。

霍乱病见到恶寒脉微,此乃亡阳,利不止更伤津,至津液耗尽而利自止,这可不是阳气复而利止的愈象。由此可知此病不但阳亡,而且阴液已竭,所以应用四逆加人参汤以回阳固脱,加人参以生津益血。

四逆加人参汤方

甘草二两(炙)　附子一枚(生、去皮、破八片)　干姜一两半　人参一两

上四味,以水三升,煮取一升二合,去滓,分温再服。

[**方义**] 四逆加人参汤一方,乃温经回阳,加人参以生津益血,此属回阳复阴之方,治疗阴阳两虚证候,最为合宜,凡病阳气不足,兼有阴血津枯者,皆可用之,并非局限于霍乱也。

【**原文**】霍乱,头痛发热,身疼痛①,热多欲饮水者②,五苓散主之。寒多不用水③者,理中丸主之。(386)

[**词注**] ①霍乱,头痛发热,身疼痛:霍乱吐利为主,头痛等为表证。此乃表里同病。

②热多欲饮水者:阳热见证多而口渴欲饮水者,可用五苓散温阳化水解表。

③寒多不用水:里寒见证多,口和不渴,虽有表证,宜先温其里,故用理中丸,温补中气,阳复寒蠲,吐利可除。

[**逢原**] 本条提示:霍乱病有表里寒热之异。

霍乱病以上吐下泻为主要症状,若兼有头痛发热,身体疼痛,为表里俱病,阳热偏胜而口渴欲饮者,小便不利脉数,可与五苓散以温阳化水而兼解表。如里寒偏胜,口和不渴,虽有表证,亦当先温其里,以理中丸或理中汤温其中阳,阳气复寒气自消,则吐利必除。

理中丸(汤)方

人参　干姜　甘草(炙)　白术各三两

上四味,捣筛,蜜和为丸,如鸡子黄许大①,以沸汤数合,和一丸研碎,温服之,日三四,夜二服,腹中未热,益之三四丸②,然不及汤③,依四物依两数切,用水八升,煮取三升,去滓,温服一升,日三服,若脐上筑者,肾气动也,去术加桂四两④,吐多者去术加生姜三两⑤,下多者,还用术⑥,悸者加茯苓二两⑦,渴欲得水者加术足前成四两半⑧,腹中痛者加人参足前四两半⑨,寒者加干姜足前成四两半⑩,腹满者去术加附子一枚⑪,服汤后如食顷饮热粥一升许,微自温,勿发揭衣被。

[**词注**] ①如鸡子黄许大:相当于今之9g。

②腹中未热益之三四丸：先一丸，日三四，夜二服，丸者缓也，腹中未热益之三四丸，当知服一丸，腹中未有温煦的感觉，证明病重药轻，再加至三四丸服之。

③然不及汤：汤者荡也，其效亦速，该证吐利腹痛，病势较甚，故用汤急温其中，故云：丸不及汤。

④若脐上筑者，肾气动也，去术加桂四两：脐上悸动，是说肾气虚寒，水气已有上凌之象，所以去掉白术之腻滞，而加入桂枝，以温肾通阳，降逆安神，并行水气。

⑤吐多者去术加生姜三两：白术有升发脾胃的作用，升之太多而吐多，故去之，加生姜以和胃降逆。

⑥下多者还用术：若过于下利，则为脾胃之卑下也，因而还须用白术以升发脾阳，脾阳得振，故而下多者，必愈。

⑦悸者加茯苓二两：此种心悸，是为水气凌心，故加茯苓甘淡渗湿利水，补益心脾。

⑧渴欲得水者加术足前成四两半：此处之湿，是水气停蓄的缘故，与津伤的渴是截然不同的，加重白术，温运脾阳，运化水湿，脾阳振作而津散，津液散布而湿必止。

⑨腹中痛者加人参足前成四两半：虚寒之腹痛，其气本虚，必喜温喜按，所以加重人参，乃温补中焦之气血也，若加白芍以止腹痛则悖也。

⑩寒者加干姜足前成四两半：中气虚寒太甚，故加重温中散寒之干姜。

⑪腹满者去术加附子一枚：中焦阳气不充，不充则运迟，运迟故腹满，腹满到寒湿壅滞，故去白术之壅补而加附子助阳气以胜寒邪。

[方义] 理中丸及汤一方，乃健运脾阳之主方，凡上吐下泻腹痛，属虚寒者，均可应用。仲景所云"理中者，理中焦"，中焦为脾胃之区，脾实主升，胃实主降，脾胃皆虚而升降无权，清浊不分，吐利并作。方中以甘草、人参补中益气，坐镇中州，干姜温散寒邪，白术运补脾阳，中气立，清升而浊降，此"治以专顾其中也"，上吐得降，泻下自止，"则阴阳自然和顺也"。药丸的配制方法，服药方法，对丸药疗效的观察（腹中热否），以及汤方的煮服方法，方药的灵活加减方法，服药后的啜粥方法，以及勿揭发衣被的注意事项，均当细心玩味，幸勿胶柱，庶为得之。

【原文】吐利止，而身痛不休者，当消息①和解其外，宜桂枝汤小和②之。（387）

[词注] ①消息：含有斟酌的意思。

②小和：犹微和之意。

[逢原] 本条提示里气已和，而表证未解的，当以微和表气的治法。

本条承上条而言，即霍乱有表里之证而偏寒的，用理中丸或理中汤先温其里，如果里和吐利止，而表证仍在者，可酌用桂枝汤和之以解肌表，但不可啜热稀粥和温覆取汗，但吐利已伤津液，不可再发汗重伤津液，只求缓调营卫而已。

"消息"二字，寓有灵活变通的含义，如吐利止，身痛不休，还当有脉浮头痛，发热恶寒，才可与桂枝汤。

【原文】吐利汗出①，发热恶寒四肢拘急②，手足厥冷者，四逆汤主之。（388）

[词注] ①吐利汗出：霍乱上吐下泻乃中阳失守，汗出是阳气不能固外。

②发热恶寒四肢拘急：阴盛于内而恶寒，阳浮于外则发热，津液不养筋脉故四肢挛急，阳气式微，故手足逆冷。

[逢原] 本条提示：霍乱病亡阳液脱的治法。

霍乱病，上吐下泻，脾胃中阳不固，并汗出亡阳，阳虚无权运化津液，筋脉失养，故而四肢挛急，阳气式微不伸，故手足厥冷，病已形成了亡阳液脱。治法急当固护散亡的阳气，阳气得以存固，阴液才能资生，这就是阳生阴长的道理。采用四逆汤逐寒回阳，阳回津液自生。

【原文】既吐且利，小便复利①，而大汗出②，下利清谷，内寒外热，脉微欲绝者③，四逆汤主之。（389）

[词注] ①既吐且利，小便复利：霍乱吐利，津液耗甚，小便不该下利，今反清利，说明元阳大虚，肾气不固，阴将下脱。

②大汗出：卫气不固，大汗不止，阳气浮越于外，将欲外亡。

③脉微欲绝：外显假热而内真寒，脉微欲绝者，病情十分危笃。

[逢原] 本条提示：霍乱病里寒外热，阳气外亡的证治。

本条所言既呕吐又下泻，体液已损失太甚，而小便应当不利，而今小便反而清利，为肾气不能固摄，元阳大虚，而阴将下脱之征。阴寒内盛，下利清谷。而大汗不止，阳气乃浮越于外亦将外亡，外显假热，内为真寒，脉微而欲绝，病情已十分危笃矣。故急以四逆汤急救回阳，若四逆不足挽救，可与通脉四逆汤更为适应，读者不可不知。

【原文】吐已下断，汗出而厥①，四肢拘急不解，脉微欲绝者②，通脉四逆加猪胆汁汤主之。（390）

[词注] ①吐已下断，汗出而厥：吐下虽止，而有汗出逆冷，并非病愈，吐已

下断是指无物可以吐下,汗出是阳脱于外之象。

②脉微欲绝:阴无退散之期,阳有散亡之象,病情已十分危急之形矣。

[逢原]本条提示:阳亡阴竭,阴寒内格的症状与治疗。

本条吐下已经停止,若要是脉复肢温,是为阳气来复之兆。而今吐下虽止,而又四逆汗出,手足挛急,脉微欲绝,绝非阳回,而是阳气阴津俱竭的危候,已经吐无可吐、下无可下,对于这种危险证候,急用通脉四逆汤以回阳复脉已十分必要。加猪胆汁,用以救阴,可起反佐之用,亦即反佐从治之法,因为这类阳虚阴盛之证发展到了极端,大多有格阳上逆之形证,如果用了热药,更易发生格拒呕吐,加了一味猪胆,能起诱导之用。

通脉四逆加猪胆汁汤方

甘草二两(炙)　干姜三两(强人可四两)　附子大者一枚(生、去皮、破八片)　猪胆汁半合

上四味,以水三升,煮取一升二合,去滓,纳猪胆汁,分温再服,其脉即来,无猪胆,以羊胆代之。

[方义]通脉四逆汤即以四逆汤倍加干姜,以助其复阳驱阴的动用,本方之功能比四逆汤效力更大,更急,惟恐辛热太甚,反为阴寒之气所格拒,故配猪胆汁以为向导。

【原文】吐利发汗,脉平①,小烦②者,以新虚不胜谷气③故也。(391)

[词注]①脉平:其脉象和平人一样。

②小烦:略感烦闷。

③谷气:此指食物。

[逢原]霍乱病,上吐下泻汗出等症都愈了,脉搏也正常了,仅仅感到略有烦闷,这是由于病体初愈,胃气略觉薄弱,还不能消化过量饮食的缘故,渐渐就会好起来。

第八篇

辨阴阳易差后劳复病脉证并治

【原文】伤寒阴阳①易②之为病,其人身体重③,少气,少腹里急④,或引阴中拘挛⑤,热上冲胸,头重不欲举,眼中生花⑥,膝胫拘急者⑦,烧裈散主之。(392)

[词注] ①阴阳:指男女。

②易:作交易或变易。

③其人身体重:肾气收纳无权,为阴气下重之意。

④少腹里急:此指少腹拘急痛苦之状。

⑤引阴中拘挛:筋脉失却滋养而拘急之状。

⑥眼中生花:以上诸多之证,均为虚火上炎之势,余热未尽,元气未复,精竭火动之证。

⑦膝胫拘急者:津气亏虚,筋脉失养而拘挛之形。

[逢原] 本条提示:阴阳易的症状与治疗方法。

本条之阴阳指男人女人,病伤寒病,将愈之时,男女即行交接,因而又产生了一系列的病理变证,其主要症状为身重,少气,少腹迫急,牵及阴部,热上冲胸,头重眼花等。这一系列证候,全为津亏火炽之形。津亏甚筋脉失却营养,故而又膝胫拘挛。可见大病将瘥,宜颐养精气的重要性,若余邪未尽,真气未充,耗精动火,故会见有如此之症状了。

对于阴阳易的看法:此有其名,亦有其实。仲景于六经病后,附有如此一条,因述之太简,以致后人多生猜疑,在"易"字上大书己说,愈说愈乱。

烧裈散方

妇人中裈近隐处,取烧作灰。

上一味,水服方寸匕,日三服,小便即利,阴头微肿,此为愈矣。妇人病,取男子裈烧服。

[方义] 烧裈散一方,男病取妇人裈裆烧灰服之,女病取男子裈裆烧灰服之,即"从阳引阴,从阴引阳"意,况阴浊之物,烧灰亦入血分矣。

【原文】大病①差后劳复②者,枳实栀子豉汤主之。(393)

[词注] ①大病:《巢氏病源》云:大病者中风、伤寒、热劳、湿疟之类是也。

②劳复:其病将愈,可愈后,因劳累过甚,原病再发,故云劳复。

[逢原] 本条提示:对于劳复的治法以及预后注意事宜。

患有中风伤寒等外感热病,在新愈之时,人身正气还未有恢复之时,而劳动过甚,或饮食不节,七情伤感,房劳饮酒,或逆行、久坐、久立等,都可导致前病复发,本条述之不详,以药测证,当有胸腹胀满,发热心烦,而或劳复之外,还可能有食复。

枳实栀子豉汤方

枳实三枚①(炙)　栀子十四个②(擘)　豉一升(绵包)

上三味,以清浆水③七升,空煮取四升④,内枳实、栀子,煮取二升,下豉,更煮五六沸,去滓,分温再服,覆令微似汗⑤,若有宿食者⑥,内大黄如博棋子之大⑦五六枚,服之愈。

[词注] ①枳实三枚:枳实大约1~2g,三枚也不过六七克许。

②栀子十四个:栀子大者一枚约1g,十四个约15g。

③清浆水:亦名浆水,《本草纲目》名酸浆,《本草蒙筌》云:炊粟米熟,按冷水中,浸五六日,生白花色类浆。徐灵胎云:浆水即淘米泔水,久贮味酸为佳。

④空煮取四升:如半夏散法,以水一升,煎七沸,"其气化为轻扬而向上,以利咽痛。此方空煮清浆水,使水先升后降以清上泄下"。

⑤覆令微似汗:服药后,被覆使温,以微微汗出为度,以散怫郁之结热。

⑥若有宿食者:若有食积以碍气机调达者,可加大黄以清热化积,不尔可重加枳实。

⑦内大黄如博棋子大:《千金方》羊脂煎方后云:棋子大小如方寸匕。又服食门,一棋子长二寸,方一寸。

[方义] 枳实栀子豉汤一方,乃泄热除烦,解表和中之剂,适应于体弱劳复,热气浮泛之证。方中枳实破坚利膈,开胃宽肠以下气,栀子清泄虚热除烦,豆豉宣以透表。酸浆水有开胃、清火、调中之功。但应用之时,应特别注意淘米泔水一物,以酸而不苦,泛花而不腐为宜。

【原文】伤寒差以后,更发热①,小柴胡汤主之。脉浮者,以汗解之②,脉沉实③者,以下解之。(394)

[词注] ①更发热:伤寒病愈之后,正未全复,调护失宜,引起再度发热,可用扶正祛邪法治疗。

②以汗解之：若再度感寒，脉来浮者，并头痛、恶寒，仍可用解表轻剂治疗。若口苦咽干目眩者，可与小柴胡汤。

③脉沉实：如果有饮食不调，而有宿食者，脉来沉实的，可以下解之，但也不可过下。

[逢原] 本条提示：处理病后发热，一定要掌握病理机制和病的发展趋势来辨证治疗。

根据本条的精神，面对病后所致的各种证候，要认真辨证施治。仲景在此只是举了几个例子，若病后，调护失宜而又发热、恶寒、头痛者，可以发汗解之；若病后发热，口苦、咽干、目眩者，可用小柴胡汤和而解之；若饮食失节而或有宿食者，可以用下法，但又不可过下，这都是由于病后，正气而未全复，而又患有诸多虚实兼夹之病者，所以治疗又当在扶正的基础上，作出治疗为宜。

【原文】大病差后，从腰以下有水气者①，牡蛎泽泻散主之。（395）

[词注] ①腰以下有水气者：大病愈后，下焦气化无权，湿热壅之，水气不行作肿胀，腰以下为重，其病在下焦，或兼小便不利者。

[逢原] 本条提示：病后，水气壅积于腰下，当决逐利水，不可因虚不治。

大病瘥后，调养失宜，引发水肿的原因不一，这要从虚实两个方面对比，才可治之。浮肿属实者，肿在上部，可用汗发治之。肿在腰以下者，水渍浸于下，腰、膝、胫、足、跗肿胀而坚硬，脉沉实则有力者，法当攻利水邪，可用牡蛎泽泻散，峻逐水气。

若病后气虚者，肿而虚浮，按之即起，不可用上方，当选用实脾利水、温肾利水，或补气利水等法治之。肾脾两虚，脘腹胀满，跗肿少气，脉象沉细，可用济生肾气汤。气虚，面目虚浮，胸腹胀满，腰下肿甚，大便溏，小便不利，脉沉细，可用实脾饮。

牡蛎泽泻散方

牡蛎（熬）　泽泻　蜀漆（暖水洗腥）　葶苈子（熬）　商陆根（熬）　海藻（洗去咸）　瓜蒌根各等分

上七味，异捣，下筛为散，更于臼中治之，白饮和服方寸匕，日三服，小便利，止后服。

[方义] 钱天来指出："牡蛎咸而走肾，同渗药则下走水道，泽泻利水入肾，泻膀胱之火，渗湿热之要药，瓜蒌根解烦渴而行津液，导肿气，蜀漆能破其癖，为祛痰逐水必用之药，葶苈泄气导肿，去十种水气，商陆苦寒，专于行水，治肿满小便不利，海藻咸能润下，使邪气自小便出也。"

【原文】大病差后,喜唾①,久不了了②,胸上有寒,当以丸药温之,宜理中丸。(396)

[词注] ①喜唾:即经常吐唾沫的意思。

②久不了了:病后脾胃阳虚,虚寒上逆,津液不得收摄的缘故。

[逄原] 本条提示:病后脾胃阳虚,不能收摄津液而吐唾沫,久不了了的治疗方法。

大病瘥后,喜唾的原因,也有种种不同,这条所说的胸上有寒,就是辨别此证的大眼目,由于脾胃阳气衰弱,内寒,水停不化而上逆,故喜唾,久不了了。除此之外,还当有口不渴、小便清长、喜温、喜热饮等症状,所以应用理中丸,温理中焦,胃阳得复,清升浊降,病当愈矣。

【原文】伤寒解后,虚羸少气①,气逆欲吐②,竹叶石膏汤主之。(397)

[词注] ①虚羸少气:此指大病后,身体虚弱消瘦,呼吸气促之形证。

②气逆欲吐:虚热之气上逆,实以余热未尽,虚热生痰之形证。

[逄原] 本条提示:久病伤津,余热未尽。

大病已瘥之后,但由于久病已伤人之气阴,正气还未完全恢复,所以形体消瘦,中气不足又气短而促,不足以息,余热又生痰热,热气上逆,则气逆欲吐,在这主证之外,还可能有口渴、脉虚数及虚烦等症。故以竹叶石膏汤生津益气,清热养阴。

竹叶石膏汤方

竹叶二把①　石膏一斤　半夏半斤(洗)　麦门冬一升(去心)　人参二两　甘草二两(炙)粳米半斤

上七味,以水一斗,煮取六升,去滓,内粳米,煮米熟,汤成去米,温服一升,日二服。

[词注] ①竹叶二把:《备急千金要方》云:"云某草一束者重三两为正,一把者重二两为正"。如此比例,竹叶之量比人参、甘草均增加一倍。

[方义] 竹叶石膏汤一方,乃白虎加人参汤加减而成,为生津益气、清热养阴之名方。方中以竹叶、石膏清虚热,除虚烦。麦冬、粳米以养肺胃之津,更有人参、甘草益气。津气斡旋于中州,营卫敷布于形骸,佐半夏半斤,一以调诸药以散滞,一以降逆气以和中,凡病后气阴两虚余热烦渴,气逆欲呕者,无不尽疗。徐灵胎曰:"此仲景先生治伤寒愈后调养之方也,其法专于滋养肺胃之阴气,以复津液。"洵为有得之言。

【原文】病人脉已解①,而日暮微烦②,以病新差,人强与谷③,脾胃气尚弱,

不能消谷,故今微烦,损谷则④愈。(398)

[词注] ①病人脉已解:病人病脉已除,指脉与诸症均以解除,气阴平和之意。

②日暮微烦:病人每到日向西沉的时间,就微感烦闷,这是病刚愈强食多餐而不消化的缘故。

③人强与谷:家人强迫其多加饮食。

④损谷:病才愈,要减少饮食,以使胃气渐渐恢复正常了,再按平时之饮食为宜。

[逢原] 本条提示:病解微烦的机转和愈后的调养所宜忌。

本条指出脉搏已经平和,因为病后脾胃的功能尚虚弱,若强令多食,食不得消化而感到微烦,等到完全消化了,微烦必除,即仲景所谓"损谷则愈",此与宿食之证不同,充其量也就是个小小食复而已,不可妄用攻克之药,减其饮食,待期而愈矣。

57检